临床中医心血管疾病诊疗思维

吕志达 著

吉林科学技术出版社

图书在版编目（CIP）数据

临床中医心血管疾病诊疗思维 / 吕志达著. -- 长春：
吉林科学技术出版社，2020.10
ISBN 978-7-5578-7853-5

Ⅰ. ①临… Ⅱ. ①吕… Ⅲ. ①心脏血管疾病－中医治
疗法 Ⅳ. ①R259.4

中国版本图书馆CIP数据核字(2020)第213712号

临床中医心血管疾病诊疗思维
LINCHUANG ZHONGYI XINXUEGUAN JIBING ZHENLIAO SIWEI

著　　　　吕志达
出 版 人　宛　霞
责任编辑　王聪会　穆思蒙
幅面尺寸　185 mm×260 mm
字　　数　317千字
印　　张　16.5
印　　数　1-1500
版　　次　2020年10月第1版
印　　次　2021年5月第2次印刷
出　　版　吉林科学技术出版社
发　　行　吉林科学技术出版社
地　　址　长春市福祉大路5788号出版大厦A座
邮　　编　130118
发行部电话/传真　0431-81629529　81629530　81629531
　　　　　　　　　　81629532　81629533　81629534
储运部电话　0431-86059116
编辑部电话　0431-81629517
印　　刷　保定市铭泰达印刷有限公司
书　　号　ISBN 978-7-5578-7853-5
定　　价　65.00元

作者简介

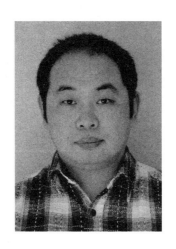

　　吕志达，毕业于山东中医药大学，医学硕士学位。山东省医学会心律失常专业委员会委员、山东中西医结合学会介入心脏病专业委员会委员、山东省中医药学会活血化瘀专业委员会委员、淄博市中医药学会五运六气专业委员会委员、山东省中医五级师承第二批继承人。

　　现任职于淄博市中医医院心血管病科副主任，主治医师。从事心内科临床工作18年，进修于北京安贞医院、山东省千佛山医院，擅长冠心病、稳定性心绞痛、不稳定性心绞痛、心律失常、心力衰竭、高血压的内科及介入治疗。从事冠脉造影及支架术多年，针对每一位病患合理安排治疗方案，使内科保守治疗与介入治疗相辅相成，最大程度的让患者获益。曾在国家级、省级刊物上发表论文10余篇。获科研成果2项：益肾通心丸治疗冠心病心绞痛的临床研究、参附增率颗粒治疗缓慢性心律失常疗效及其机理的研究，均获得淄博市科技成果三等奖。开展国家十五攻关课题"芪参益气滴丸对心肌梗死二级预防的临床试验研究"科研协作。

前　言

随着人口老龄化的不断增加、经济的快速发展以及受人们不良生活方式的影响,心血管疾病及其并发症已经成为危害人们身体健康的主要原因,并且心血管疾病在我国已占死亡原因的第一位。近几年以来,我国心血管病学领域发展迅速,各项诊疗方法和临床研究成果不断涌现,人们对各种心血管疾病及其并发症的认识明显提高,特别是中医药治疗心血管疾病愈来愈受推崇。鉴于此,编者在参阅大量文献的基础上,结合自身多年来的临床经验,特编写本书。

本书在理论知识的基础上对中医心血管内科疾病的分类、命名、特点,及相关疾病的病因、病机、辨证与治疗的一般规律,进行了详细的介绍。本书力求做到系统、全面、重点突出,以利于医务工作者学习和掌握中医心血管疾病知识,正确诊治心血管内科疾病,提高临床疗效。

本书在编撰过程中,参阅了大量相关专业文献书籍,由于编写经验不足,加之编写时间有限,本书难免存在疏漏之处,恳请广大读者及同行提出宝贵意见,以供今后修改完善。

目　录

第一章　总论

第一节　理论基础

一、心的解剖形态

（一）心的解剖位置

关于心的解剖部位，在《内经》《难经》《医贯》等中医文献中已有较为明确的记载，心是隐藏在脊柱之前，胸腔之左侧，横膈之上，两肺之间的重要脏器。

《灵枢·胀论》第三十五说："膻中者，心主之宫城也"，这说明心位于胸部中间或位于心包内。《灵枢·五阅五使》第四十八中说："五脏六腑，心为之主，缺盆为之道，骷骨有余，以候髑骺"，这说明从胸骨上部、胸骨和剑突的外部形状可反映心的状况。《素问·平人气象论》第十八说："胃之大络，名曰虚里，贯鬲络肺，出于左乳下，其动应衣，脉宗气也。"这说明左乳下方胸壁搏动处是脉宗气的表现，换句话说，即脉搏动的起源点，也就是心尖搏动的部位。《难经·三十二难》指出"心肺独在膈上"。《针灸大成·脏腑图说》指出"心……居肺下膈上"。《类经图翼》指出"心居肺管之下，膈膜之上"。从以上引述的中医古典著作中可以看出古人关于心位置、心尖搏动部位已有较细致的观察和较正确的认识。

（二）心的形态结构

心脏的外形呈尖圆形，色红，形如未开倒垂的莲花；内有孔窍，外有心包络围护。《素问·五运行大论》说："其色为赤。"《难经·四十二难》说："心重十二两，中有七孔三毛，盛精汁三合。"《针灸大成·五脏六腑》说："心重十二两，中有七孔三毛，形如未敷莲花。"《类经图翼·经络》更具体地说："心象尖圆，形如莲蕊……心外有赤黄裹脂，是为心包络。"《东医宝鉴》对心图的注释中说："心形如未敷莲花，中有九空以导引天真之气，神之宇也。"这些记载表明，中医对心形态的描述也是经过实地解剖和观察的。

二、生理功能

心为一身的君主，脏腑百骸均遵从其号令，人的聪明智慧也是从心而出，如《素问·灵兰秘典论》所言："心者君主之官也，神明出焉"。心为神之舍，血之主，脉之宗，在五行属火，以阳藏而通于夏气，为阳中之太阳，起着主宰人体生命活动的作用。心在体合脉、其华在面、开窍于舌、在液为汗、在志为喜。心脏与小肠腑相合，手少阴心经与手太阳小肠经相为表里经。

（一）心主血脉

心主血脉指心具有推动血液在脉管中运行的功能，如《素问·痿论》说："心主身之血脉"，《素问·五脏生成篇》中"诸血者，皆属于心"，《读医随笔》中"凡人周身百脉之血，发源于心，亦归宿于心，循环不已"。心主血脉包括主血和主脉两个方面。所谓"心主血"，是指心气推动血液在脉管内运行，除此之外，还指水谷精微"奉心化赤"，因此心有生血的作用；所谓"心主脉"，是指心和脉管直接相连，形成了一个密闭循环的管道系统，心气调控心脏的搏动和脉管的舒缩。《素问·六节藏象论》所说"心者……其充在血脉"，即是针对心、脉和血液所构成的一个相对独立系统而言。心为血液循行的动力，脉是血液循行的道路，血在心的推动下循行于脉管之中。心脏、脉管和血液构成了一个相对独立的系统。心主血脉，心气是维持心的正常搏动、推动血液运行的根本动力。全身的血液，依赖心气的推动，通过经脉而输送至全身，发挥其濡养作用。心脏的正常搏动，主要依赖于心气，心气旺盛，才能维持血液在脉内正常地运行，周流不息，营养全身。心血充足，则面容光彩，脉络满盈，故曰其华在面，其充在血脉。

（二）心藏神

心藏神指心有主宰人体生命活动及精神、意识、思维活动的功能。藏象学说认为，在以五脏为中心的人体生命活动中，神志活动由"心"主宰。《素问·灵兰秘典论》谓"心者，君主之官，神明出焉"，"主明则下安"，"主不明则十二官危"。《灵枢·本神》谓"心怵惕思虑则伤神，心气虚则悲，实则笑不休。所以任物者谓之心，心有所忆谓之意。"心在五脏整体系统中居统治地位，是人体的调控中枢，故《灵枢·邪客》云："心者，五脏六腑之大主，精神之所舍也，其脏坚固，邪弗能容也；容之则心伤，心伤则神去，神去则死矣。故诸邪之在于心者，皆在于心之包络。"《素问·灵兰秘典论》谓："故主明则下安……主不明则十二官危。"《素问·六节藏象论》谓："心者，生之本，神之变也。"这些不仅说明心主宰人整体的生命活动，而且把人的精神活动，包括感知、记忆、思维、决断、情感、想象等也归属于心所主管，表现于外则精神饱满、意识清楚、思维敏捷，所以明代张景岳《类经·藏象类》中对此解释为："心为一身之君主，禀虚灵而含造化。具一理而应万机，脏腑百骸，唯所是命，聪明智慧，莫不由之，故曰神明出焉。"由此可知，心主神明指心在人体生命活动过程中的主宰作用，其使整个机体内外处于平衡协调、互相配合的和谐状态，是保持健康和预防疾病的一个极其重要的环节。因此，心藏神包括广义之神和狭义之神。广义之"神"是指人体生命活动的外在体现,狭义之"神"则指人的精神情志思维活动。自《黄帝内经》提出"心主神明",千百年来,该理论历代医家视为准绳并加以运用,体现在理、法、方、药各个方面,指导着祖国医学的理论和临床。

《内经》还将精神情志活动分属于五脏,即《素问·宣明五气》所云:"心藏神,肝藏魂,脾藏意,肺藏魄,肾藏志。"《素问·阴阳应象大论》亦云:"肝在志为怒,心在志为喜,脾在志为思,肺在志为忧,肾在志为恐。"可见精神情志活动是在心的调控下共同完成。

1.心与五神脏

人的精神、意识、思维活动虽然主要由心所主,但《内经》同时又认为与其他内脏也有密切关系。《素问·宣明五气篇》说:"心藏神,肺藏魄,肝藏魂,脾藏意,肾藏志。"名虽不同,但皆属人身之神的范畴,只不过具体分工不同罢了。因此,五脏又有"五神脏"之名。《素问·灵兰秘典论》采用了比拟的手法,形象地用"君相臣使"分别列举了脏腑的职能。心为"君主之官,神明出焉";肺为"相傅之官,治节出焉";肝为"将军之官,谋虑出焉";脾胃为"仓廪之官,五味出焉";肾为"作强之官,伎巧出焉"。其五脏既有生理活动,也主管人的精神、意识、思维活动。尽管五神脏功用概括得尚不全面,而其主要意义在于说明脏腑职能分工虽然不同,但必须相互协调。只有这样,才能保证人体生命活动的正常状态。否则脏腑功能紊乱,气化失常,百病随之而生,甚则死亡。主导这个重要调节作用的便是心神,所以心才成为诸神之主——即"君主之官"。

2.心神主导

人类生命活动的两大方面,即生理活动和心理活动,都具有脏腑生理基础。心神主导脏腑功能活动,因而心主神明也就具有了总管人体生理活动和心理活动这两重含义。机体的生理性活动是如何在心神主导下协调进行的,这是中医基础学所研究的内容。中医心理学则侧重研究在心神主导下,人如何认识客观世界,对客观世界的态度,以及由此而产生的有意义、有目的行为的心理过程。

人类的意识、思维活动,是最高级的生命活动。从广义上,它可概括为对客观世界的全部认识过程,以及学习、记忆、观察、想象、思考、判断等能力,和由此而产生的有目的的意识行为,如情感、意志、语言、随意运动等。因此它是和动物有着本质区别的人类特有的心理活动。

《内经》对人的思维活动的论述,集中在《灵枢·本神》中。它指出:"所以任物者谓之心,心有所忆谓之意,意之所存谓之志,因志而存变谓之思,因思而远慕谓之虑,因虑而处物谓之智。""心之任物",是指客观存在通过感官而反映于心神的过程(感知阶段);"心有所忆",是指心神将所接收的映像保留下来的记忆(印象阶段);"意之所存",是指把多次接收的客观事物的映像所保留下来的记忆材料贮存起来

（经验的积累阶段）；"因志存变"，是指对存贮的材料进行思维加工、抽象概括，形成"概念"，即由感性认识上升到理性认识，由量变发展到质变的阶段；"因思远慕"，是指利用已形成的"概念"，对眼前未及的客观事物进行判断、推理的创造性思维阶段；"因虑处物"，是指经反复思虑，周密思考，从而做到"心中有数"地去处理事物，即理论指导实践的阶段。再结合《素问·气交变大论》中"善言天者，必应于人；善言古者，必验于今；善言气者，必彰于物"的通过实践再检验理论的观点，这就全面地论述了从感性认识发展到理性认识，从认识的低级阶段发展到高级阶段的全部认识过程。这段经文，不仅阐明了心神是人类意识，思维活动的中枢，记忆、存记、理性思维等都是心主神志的功能，而且也阐明了意识、思维活动的物质性。

3.元神之府

神到底由何脏所藏，何脏所主？关于这个问题，中医学目前尚存有两种不同学说的争论。以《内经》为代表的"心神说"，认为"心者君主之官，神明出焉"，受其影响，《内经》以后的正统提法都是如此。这种学说的产生，有人认为可能和当时人们对脑的认识不足有关。然而据《内经》记载，那时就已认识到了神与脑的关系，《素问·脉要精微论》说"头者精明之府，头倾视深，精神将夺矣。"《灵枢·海论》说："脑为髓之海，……髓海不足，则脑转耳鸣，胫疫眩冒，目无所见，懈怠安卧。"这里不仅明确地提出了脑髓，而且也认为视觉、听觉、平衡觉等人身之神的功能活动，均与脑髓有直接关系。

《内经》以后，随着社会实践、医疗实践的发展，人们对神，尤其是对精神、意识、思维活动的心理之神与脑的关系的认识也不断深化。唐代医学家孙思邈《备急千金要方》说："头者，人之元首，人神之所注"。至明代，李时珍则明确地提出了"脑为元神之府"的见解；到清代，汇通学派诸家在西方医学的影响之下，汪昂更进一步地提出了"脑主记忆说"、王学权提出"强记健忘由脑说"、王清任提出"灵机记性在脑说"、赵彦辉提出"脑散动觉之气说"等。

（三）在体合脉

在体合脉指心与血脉相连，心气推动血液在血脉中运行，心气强弱可从脉中反映出来。脉的生理功能可概括为两个方面：一是气血运行的通道，即血脉对血的运行有一定的约束力，使之循着一定方向、一定路径而循环贯注，流行不止。二是运载水谷精微，以布散周身，滋养脏腑组织器官。这些功能全赖于心主血脉的生理功能。例如，心气不足则脉细软无力；心气不匀则出现促、结、代脉等。

（四）其华在面

其华在面是指心的生理功能是否正常，以及气血的盛衰，可以从面部色泽的变化而显露出来。例如，心气充则面红润光泽，心气虚血少则面淡白，心血瘀则面青紫，如《灵枢·经脉》说："手少阴气绝则脉不通，脉不通则血不流，血不流则髦色不泽,故面黑如漆柴者,血先死。"

(五)开窍于舌

舌为心之苗,心经的别络联系于舌,舌的色泽、味觉、舌体运动、语言与心相关,如《灵枢·脉度》说:"心气通于舌,心和则舌能知五味"。舌的功能是主司味觉,表达语言。而味觉的功能和语言的表达,则有赖于心主血脉和心主神志功能的正常。例如,心的功能正常,则舌质红润,舌体柔软,语言清晰,味觉灵敏;若心神志功能异常,则见舌强语謇,或失语等。心的病变可从舌上反映出,如《外台秘要》说:"舌主心,脏热即应舌生疮裂破",心火旺则舌尖红赤或口舌生疮;痰迷心窍则可见舌强不语。

(六)在液为汗

血液与津液的生成都来源于水谷精气,由水谷精气所化生。津液注之于脉内,便成为血液的一部分;血液渗出脉外,可成为津液。因此,汗、血都与津液有关,有"汗血同源"的说法。而血为心所主,有"汗为心之液"之说。心血是心神的物质基础,出汗过多,易耗伤心血,可表现在心慌、心悸等心神的变化;汗多不仅伤津耗血,并会进一步耗伤心气。反之,心气虚生成心血的功能不足,控制津液的能力下降,也可引起汗出。病理上,若患者因故大汗出,或用药发汗过度,则可损伤心阳,出现心慌、心悸,甚至出现大汗亡阳的危证。

(七)在志为喜

喜有益于心主血脉、心藏神的功能,如《素问·举痛论》说:"喜则气和志达,营卫通利"。但喜乐过度可使心神涣散,如《灵枢·本神》说:"喜乐者,神惮散而不藏",《素问·阴阳应象大论》说:"喜伤心",过喜的异常情志可损伤心,常出现心慌,心悸,失眠,多梦,健忘,多汗出,胸闷,头晕,头痛,心前区疼痛,甚至神志错乱,喜笑不休,悲伤欲哭,多疑善虑,惊恐不安等症状,可导致一些精神、心血管方面的疾病发生,严重者还可危及人的生命,如大喜时造成中风或突然死亡,中医称之为"喜中"。惊则气乱,心神不宁也容易受惊,如《素问·举痛论》说:"惊则心无所依,神无所归,虑无所定,故气乱",《小儿药证直诀》指出:"惊为心病"。

三、心的生理特性

(一)心为阳脏而主阳气

心位于胸中,在五行属火,为阳中之太阳,所以称为阳脏,又称"火脏"。心以阳气为用,乃一身阳气之要。心之阳气推动心脏搏动,温通全身血脉,兴奋精神,使生机不息。所以,中国古代医家把心比喻为人身之"日":"盖人与天地相合,天有日,人亦有日,君父之阳,日也。"故凡脾胃之腐熟运化,肾阳之温煦蒸腾,以及全身的水液代谢、汗液的调节等,心阳皆起着重要作用。若心的阳气不足,失于温煦鼓动,既可导致血液运行迟缓,也可造成精神萎靡。

(二)心气与夏气相通

"通"即相互通应的意思。人与自然是统一的整体,自然界的四时阴阳消长变化,与人体五脏的功能活动是通应联系着的。心为阳脏而主阳气。天人相应,自然界在夏季以火热为主,与阳中之太阳的心相通应,心气与夏气相通应,也就是说心阳在夏季最为旺盛,则在夏季功能最强。了解心的这一生理特性,有助于理解心的生理病理,特别是病理与季节气候的关系。

四、心脏和其他脏腑的关系

(一)心与肺的关系

心肺同居上焦。心主血,肺主气;心主行血,肺主呼吸。心与肺之间的关系主要是血液运行与呼吸吐纳之间的协作关系。

1.心肺相互协调,保证气血的正常运行

气为血之帅,气行则血行;血为气之母,血至气亦至。血液的正常运行,有赖于心气的推动,也有赖于肺气的辅助,肺朝百脉,助心行血,是血液正常运行的必要条件。由于宗气具有贯心脉而司呼吸的生理功能,宗气是联结心之搏动和肺之呼吸两者之间的中心环节,加强了血液循行和呼吸之间的协调平衡。因此,在病理上,肺的宣肃功能失调,可影响心主行血的功能,而致血液运行失常。反之,心的功能失调,导致血行异常时,也会影响肺的宣发和肃降,出现胸闷、咳嗽等症。

2.心肺相关的内在机制

心与肺的解剖位置关系奠定了心肺相关的基础。气血是心肺相关的信息单元;经络是心肺相关的信息通路;心血肺气互为体用;形神关系是心肺相关的最高概念;心肺功能失调与气血痰瘀相关;心肺偶联实现人体的开放性。心肺相关理论对肺心病、冠心病治疗有指导性的意义。可早期补养肺气,防治肺心病;同样预防冠心病,益肺固表为先;治疗肺心病重视祛痰清肺,益气活血;调气血的同时调心神,形神同调;调心肺气血贯穿于肺心病治疗的始终。

(二)心与脾的关系

心与脾的关系,主要表现在血液的生成、运行方面的相互协同。

1.血液的生成方面

心主血脉而又生血,心主一身之血,供养与脾;脾主生血又统血,脾主运化为气血生化之源。心血赖于脾气转输的水谷精微以化生,而脾的运化功能又有赖于心血的不断滋养和心阳的推动,并在心神的统率下维持其正常的生理活动。脾气健运,化源充足,则心血充盈;若脾失健运,则可导致血虚心失所养。心血旺盛,脾得濡养,则脾气健运。

2.血液运行方面

血液的运行,依赖于心主行血与脾主统血的协调,血液在脉内循行,既依赖于心气的推动,又靠脾气的统摄,才使血行于脉内而不溢于脉外。《张聿青医案》曰:"血所以利气,气所以统血,非血不足以利气也,营血所到之处,则气无不利焉,非气不足以统血也,卫气所到之处,则血无不统焉,气为血帅故也"。心脾气虚均可导致血行失常,或气虚血瘀,或气虚统摄无权,血溢脉外。

3.心脾相关理论研究

早在秦汉时期就有心脾相关理论的记载,《内经》就详细论述了心脾两脏关系的重要性。《素问·阴阳应象大论》就有"心生血,血生脾"的记载。而《灵枢·经脉》载:"脾足太阴之脉,……其支者,复从胃,别上膈,注心中。"心脾两脏母子相依、气血互济、经脉相贯、阴阳相承。从"火生土"的角度出发,以阴阳五行学说、藏象学说、经络学说为理论依据,全面辨析心脾两脏之间的关系。从五行关系来看,心属火,脾属土,火生土,二者相生,母子相及。在生理上两者相互促进,在病理方面也互相影响。心的气血阴阳对脾土具有促进和滋生作用。如若心气、心阳不足,火不暖土,必致脾阳、脾气的虚损不足,此即母病及子。若脾失健运,无力化生气血,则导致心血亏耗,此即子盗母气。从气血角度来看,"脾为后天之本,气血化生之源",但脾胃功能的健运又依赖于心气、心阳的气化温煦。经络学说认为,手少阴心经和足太阴脾经有密切联系,二者经络相贯,气血阴阳互通。在治疗疾病方面,邓铁涛教授在胸痹心痛的论治上,提出心脾相关学说,认为冠心病的发生与脾相关;学者认为,饮食不节、过食肥甘,则损伤脾胃、内生痰浊、痰浊阻滞、滞血成瘀、痰瘀互结、塞阻心脉,提出脾虚痰浊内生,因痰致瘀,痰瘀互结,血脉痹阻是冠心病发病的必然趋势。

(三)心与肝的关系

心主血,肝藏血;心主神志,肝主疏泄,调节精神情志。所以,心与肝的关系,主要表现为二者在血液运行和精神情志活动方面的相互依存、相互协调的关系。

1.血液运行方面

心主行血,肝藏血,调节血量。两者相互配合,共同维持血液的运行。所以说"肝藏血,心行之"(王冰注《素问》)。心血充足,心气旺盛,则血行正常,肝有所藏;肝藏血充足、疏泄有度,以利于心行血功能的正常。

2.神志方面

心主神志,心主宰精神、意识、思维及情志活动。肝主疏泄,调畅气机,维护精神情志的舒畅。人的精神、意识和思维活动,虽然主要由心主宰,但与肝的疏泄功能亦密切相关。两脏共同维持正常的精神情志活动。病理上,心神不安与肝气郁结,心火亢盛与肝火亢逆,均可并存或互相引动。

3.心肝相关的理论研究

对于心肝相关的理论研究,现代医家主要探讨心肝相关的生理基础:经脉相连、五行相关、七情相系、功能相济,也有从气血、神志等方面论述心肝相关。病理上则多从肝病导致心病,心肝同病等方面研究。现代实验研究也进一步证明了心肝相关理论。如肝脏对脂质代谢的调节作用对心主血脉的生理功能有极其重要影响。当人体摄入过多脂肪与胆固醇时,肝脏就会减少胆固醇的合成,提高胆固醇的排出。如果肝脏脂质代谢异常,胆固醇便会沉积引起动脉硬化,进而导致心血管疾病。

(四)心与肾的关系

心与肾的联系,主要体现在以下 4 个方面。

1.心肾相交

心位居于上焦而属阳,五行属火,其性主动;肾位居于下焦而属阴,五行属水,其性主静。心火必须下降于肾,与肾阳共同温煦肾阴,使肾水不寒。肾水必须上济于心,与心阴共同涵养心阳,使心火不亢。肾无心之火则水寒,心无肾之水则火炽。心肾之间水火升降互济,共同维持两脏功能的平衡协调。

2.精血互生

心主血,肾藏精,精和血都是维持人体生命活动的必要物质。精血之间相互转化,相互滋生,血可以化而为精,精亦可化而为血。

3.精神互用

心藏神,肾藏精,神全可以益精,精能化气生神。精为神气之本;神能驭精役气,为精气之主。人的神志活动,不仅为心所主,而且与肾也密切相关。《推求师意》曰:“心以神为主,阳为用;肾以志为主,阴为用。阳则气也、火也。阴则精也、水也。凡乎水火既济,全在阴精上承,以安其神;阳气上藏,以安其志。”

4.君相安位

心为君火,肾为相火。君火以明,君火在上,如日照当空,为一身之主宰。相火以位,相火在下,系阳气之根,为神明之基础。命火秘藏,则心阳充足,心阳充盛,则相火亦旺。君火相火,各安其位,则心肾上下交济。所以心与肾的关系也表现为心阳与肾阳之间的关系。

5.心肾相关理论研究

心肾相关理论基于中医学阴阳五行学说及藏象学说,是对心肾两脏密切关系的高度概括。心肾的关系,主要表现在心肾相交、精血互生及精神互用及君相安位等方面。中医学的心、肾不仅包括现代解剖学上的心血管和肾脏,同时还包括了神经、内分泌、生殖、造血、免疫等系统的功能。心、肾两脏之间通过神经、内分泌、生殖等多个系统功能的反馈调节相互联系,相互影响。2005 年初,荷兰学者

Bongartz 等针对心力衰竭合并慢性肾功能不全发病率显著增加,两种疾病共存时预后显著恶化的临床及病理生理学改变的特点,首次提出了"严重心肾综合征"(SCRS)的概念,也称心肾综合征(CRS)。心肾综合征(CRS)的提出强调了心、肾双向作用的本质。心肾综合征是心肾相交理论在临床中最为直接的证据。

第二节　病因病机

心病既往多涵盖于内科学当中,其病因病机认识是基于心的生理病理而形成的。心为五脏之一,居胸腔偏左,两肺之间,膈膜之上,有心包卫护于外。《灵枢·邪客》曰:"心者,五脏六腑之大主也,精神之所舍也。"《素问·痿论》曰:"心主身之血脉",《素问·阴阳应象大论》曰:"心生血""心之合脉",《素问·五藏生成》曰:"诸血者,皆属于心",这些论述奠定了心脏的生理功能及心病辨证的基础,引出心为神之居,血之主,脉之宗。此外,在五行属火,为阳中之太阳。心的生理功能主要有两方面,一是主血脉,二是主神明。《素问·灵兰秘典论》云:"心者,君主之官,神明出焉……凡此十二官者,不得相失也,故主名则下安。以此养生则寿,殁世不殆,以为天下则大昌。主不明,则十二官危。"可知心为十二官之主,在人体脏腑中,心居首要地位,各脏腑的功能活动依赖于心之统领和调节作用。

心合于脉,其华在面,开窍于舌,在液为汗,在志为喜,与小肠相表里。外与夏天之气、赤色、苦味相应。心的阴阳气血是心进行生理活动的基础。心气心阳主要推动血液运行,心阴心血则可濡养心神。

综上,心藏神,主血脉而司血液的运行,故神明失主和血脉不利是心的基本病理变化。任何病因导致心主血脉、藏神功能出现障碍即可导致心病的发生。外感于六淫或其他秽气毒邪,或内伤于情志、饮食、劳逸失度,或由于禀赋不足、年老体衰,以及创伤、药物影响等因素均导致心脏气、血、阴、阳的不足或失调,加之气滞、血瘀、寒凝、热结、痰饮等病邪的影响,最终造成血脉不畅或闭阻、心神被扰或失守而出现心病诸证。

心病审因候机需注意以下原则。

一、全面分析病情

全面搜集符合实际的四诊资料,参考近代物理和实验室检查,既要参考化验检查结果,更应重视中医辨证的依据。运用中医的整体观念全面分析病情,因人、因时、因地制宜。

二、病因

（一）禀赋不足

先天禀赋是指未出生前子母体内所禀受的一切。《灵枢·寿夭刚柔篇》曰："人之生也，有刚有柔，有弱有强，有短有长，有阳有阴。"《景岳全书》曰："以人之禀赋言，则先天强厚者多寿，先天薄弱者多夭"，又曰："先天之强不可恃，恃则并发其强矣，后天之弱当知慎，慎则人能胜天矣。"汉代王充《论衡·气寿》曰："禀气渥则其体强，体强则命长；气薄则体弱，体弱则命短，命短则多病短寿。"说明不同的人，先天禀赋有强弱之别。母体妊娠多病，服药不当，损及胎儿，所谓"病从胎气而得之"；若先天之精失充，则禀赋虚弱，可影响身体素质和心理素质。《素问·奇病论》云："帝曰：人生而有病癫疾者，病名曰何？安所得之？岐伯曰：病名为胎病，此得之在母腹中时，其母有所大惊，气上而不下，精气并居，故令子发为癫疾也。"其指出心疾可得之于母体。常因先天不足之体，心之本脏功能低下，本身即为心疾，又抵御外邪能力不足，一旦受袭，更易发为心病，可见禀赋不足，是心病发病的常见因素。

（二）体虚劳倦

《黄帝内经》即有劳倦相关的描述，如"倦""懈怠""身疲乏力""身重""体重""四肢劳倦"。《素问·本病论》曰："人饮食、劳倦即伤脾。"《素问·调经论》曰："帝曰：阴虚生内热奈何？岐伯曰：有所劳倦，形气衰少，谷气不盛，上焦不行，下脘不通，胃气热，热气熏胸中，故内热。"《素问·举痛论》曰："劳则喘息汗出，外内皆越，故气耗矣。"《素问·宣明五气篇》云："久视伤血，久卧伤气，久坐伤肉，久立伤骨，久行伤筋，是为五劳所伤。"《圣济总录·虚劳门》云："劳伤之甚，身体疲极。"《景岳全书·虚损》指出"劳倦不顾者多成劳损"等。常因劳逸失调，或多逸少动，或思虑过度，均可伤脾，脾运不健，则食少、纳呆，气血生化乏源，营血亏虚，不能上奉于心，致心神失养；亦有禀赋不足，素体虚弱，或久病伤正，失治误治，耗损心阴；或年老肾精渐衰，肾阳不鼓，致心气不足、心阳不振。诸此本虚之上又可形成标实，导致寒凝、血瘀、气滞、痰浊等阻滞心脉而发病。

（三）药食不当

《灵枢·五味》云："谷始入于胃，其精微者，先出于胃之两焦，以溉五脏，别出两行，营卫之道。"精微物质过口入胃，滋养五脏。《素问·脏气法时论》曰："五谷为养，五果为助、五畜为益、五菜为充，气味合而服之，以补精益气。"提出通过各类食物的合理配制，以达补益精气之效。《素问·五常政大论》曰："谷肉果菜，食养尽之，无使过之，伤其正也。"此谷肉果菜泛指各类食物，说明古代医家已注意到饮食需要控制摄入量。《格致余论》首篇即《饮食箴》认为，人之所以生病，一个重要原因乃是"因纵口味，五味之过，疾病蜂起"。《伤寒杂病论·序》指出"凡饮食滋味，以养于身,食之有妨,反能为害",即饮食得宜则益体,害则成疾。《养生要集》中更强调饮食的重要:"百病横生,年命横夭,多由饮食。饮食之患,过于声色。"常因暴饮暴食,嗜食肥甘厚味,烟酒成癖,致脾胃损伤,运化失健,聚湿生痰,郁而化热,上犯心胸,心神不宁,胸阳失展,气机不畅,心脉闭阻;亦有因药物过量或毒性较剧,如中药附子、乌头、蟾酥、麻黄等,西药洋地黄、奎尼丁、阿托品、肾上腺素等,或补液过快、过多等,耗伤心气,损伤心阴而致病。

(四)情志所伤

《素问·阴阳应象大论》说:"人有五脏化五气,以生喜怒悲忧恐。"五脏藏精,外在环境因素作用于人体脏腑精气,产生了人的情志活动。而七情是人体对外界环境刺激所产生的心理及生理的不同反应,人人皆有,一般情况下通过自我调节可以缓和,并不会导致或诱发疾病。但外在环境的变化过于强烈,致使情志过激或持续不解,超越了人体的生理和心理承受能力,导致脏腑精气受损,功能失常,气血运行失调发生疾病;或人体正气衰弱,脏腑精气本虚,则对情志刺激的适应调节能力低下,也可诱发疾病。《灵枢·口问》曰:"悲哀愁忧则心动,心动则五脏六腑皆摇。"脏腑之气的升降出入运动,受心神的调控,心神受损,随之影响脏腑气机,而七情过激伤人发病,首先作用于心神,产生异常的心理反应和精神状态。《杂病源流犀烛·心病源流》曰:"心痛之不同如此,总之七情之由作心痛。"其说明情志失调可致心痛。《灵枢·本神》曰:"是故怵惕思虑者则伤神……喜乐者,神惮散而不藏;愁忧者,气闭塞而不行;盛怒者,迷惑而不治;恐惧者,神荡惮而不收。"《类经·疾病类·情志九气》曰:"情志之伤,虽五脏各有所属,然求其所由,则无不从心而发。"清代费伯雄《医醇賸义》曰:"然七情之伤,虽分五脏而必归本于心。"常因郁怒伤肝,怒则气逆,肝失疏泄,胆气不平,气郁化火,邪火扰动心神,火热灼津成痰,阻塞心窍;或喜笑无度,心神激动不安;或长期忧思不解,脾运失健,津液不布,耗伤心脾,心阴心血暗耗,致心失所养;或平素心虚胆怯,突遇大惊大恐,忤犯心神,神魂不安,气机逆乱,致心神动摇;或大恐伤肾,恐则精却,阴虚于下,火逆于上,动撼心神而发病。

(五)感受外邪

六淫邪气侵犯,常可诱发心病。风邪犯心,可单独致病,如心主令之时,感受外风引起心风,《素问·风论》曰:"以夏丙丁伤于风者为心风。"亦常与它邪兼挟,如风热乘心,心肝脾经皆可受损,舌目口唇肿胀。风寒夹湿闭阻经络,不通则痛。《辨证录·心痛门》有论:"血受寒则凝结成块,血受热则煎熬成块。"《素问·举痛论》曰:"寒气入经而稽迟,泣而不行,客于脉外则血少,客于脉中则不通,故卒然而痛。"《素问·痹论》曰:"脉痹不已,复感于邪,内舍于心","心痹者,脉不通,烦则心下鼓,暴上气而喘,嗌干善噫,厥气上则恐"。《素问·调经论》曰:"寒气积于胸中而不泻,不泻则温气去,寒独留则血凝泣,凝则脉不道。"其指出寒邪犯心,心病患者心阳不足,寒邪入侵,凝于脉中,胸阳不展,心脉痹阻而发为心病。湿属阴邪,易伤人阳气,阻遏气机。湿邪可入乘心,导致心病。《类经》载:"心为湿乘,故心痛。"若湿从热化,湿热化火,可以进一步深入营血,灼伤心包。《景岳全书》云:"火热受邪,心病生焉。"而暑为火热所化,心为火脏,同气相求,故暑热之邪最易直犯于心。《素问·刺热篇》曰:"心热病者,先不乐,数日乃热,热争则卒心痛。"火热乘心,心火上炎,逼灼心营,火燥邪热内迫,耗气伤津,或痰瘀相搏,壅郁成热,热灼心明,耗损心气。火极又可生风,内闭心窍,致心主神明功能失常。《伤寒明理论》曰:"夫心藏神而主火,病则热气归焉,伤寒胃中热盛,上乘于心,心为热冒,则神昏乱而语言多出,识昏不知所以然,遂言无次而成谵妄之语。"《素问·评热病》曰:"是则腠理开,荣卫通,汗大泄,故气泄矣。"炎热大汗,精气耗伤,心之阴血阳气随之而泄,致心病发生。

三、病机

(一)气血阴阳失调

气血是人体的两大基本物质,在人体生命活动中占有重要地位,如《素问·调经论》曰:"人之所有者,血与气耳。"《景岳全书·血证》又说:"人有阴阳,即为血气。阳主气,故气全则神旺;阴主血,故血盛则形强。人生所赖,唯斯而已。"气有推动、激发、固摄等作用,血有营养、滋润等作用。气是血液生成和运行的动力,血是气的化生基础和载体。《素问·痿论》指出"心主身之血脉"。《血证论·阴阳水火气血论》曰:"运血者,即是气。"气行则血行,心气充沛,加上脾气的固摄,则可使血液循行脉中,营养四肢百骸,反之,气血亏虚,则固摄推动无力,血脉运行失常。阴阳气血之来源,由水谷之精微所化,上奉于心,则心神得养。若心之气血不足,心失所养,则血脉亦有失充盈,血不养心,可致心悸、不寐等心系疾病。心气不足,不能助心行血,引起血行闭阻心脉。而心主血脉,其运行离不开阴液滋养,体虚劳倦,肾阴不济,火热毒邪,均可灼伤心阴,阴液亏损,不能制阳,虚热内生,影响心神;心阳受损,不能温煦肢体,影响五脏功能,上焦心肺阳气不足,中、下焦脾、肾阳气亏虚,亦可发为心病。

(二)脏腑虚损

心为五脏六腑之大主,其主血脉,主神志,对各脏腑的生理功能与病理变化均有重要的调节作用。反之,五脏六腑功能失常也常常波及心脉,进而引发心病。

肺与心同位于胸腔之内,位置相邻而经络相连。心脏或肺脏发生病变时,两者可相互影响,症状互见或兼见。《素问·五脏生成篇》曰:"诸血者,皆属于心","诸气者,皆属于肺","人之一身,皆气血之所循行,气非血不和,血非气不运"。可见心血与肺气相互依存。《素问·平人气象论》曰:"出于左乳下,其动应衣,脉宗气也。"宗气联结心之搏动和肺之呼吸。唯有宗气贯通心脉,才能强化血液循环与呼吸之间的协调平衡,维持并加强心主血脉和肺主气的生理功能,故肺气虚弱,宗气生成不足,可致心气虚弱,发为心病。

肾为先天之本,水火之宅,内藏真阴,心血依赖肾之阴精的补充,肾阴亏虚则心阴失养。肾又内寄元阳,为一身阳气之源,肾气隆盛,则心阳振奋,鼓动有力,血行畅通,若肾气亏虚,不能蒸腾,则心之运血无力,久而致气滞血瘀;肾气亏虚,亦可致脾土失温,气血化源不足,营亏血少,脉道不充,血行不畅,发为胸痹心痛。《景岳全书》认为:"心本乎肾,所以上不宁者,未由不因乎下,心气虚者,未由不因乎精。"心居上焦,主气属阳,肾居下焦,属阴主水,二脏同居少阴,以经络相连,肾水上济于心,滋心阴以使水火不亢;心火下交于肾,温肾阳以使肾水不寒。若久病体虚,或房劳过度,伤及肾阴,或肾水素亏,水不济心,则虚火妄动,上扰心神而致心病。

脾胃为后天之本,气血生化之源,心主血,脾胃之气旺盛,其纳磨、运化如常,则血之来源充足,心血也随之盈满。心主血脉,须赖脾气统摄,方使血于脉道中正常运行不致溢出脉外。脾升清胃降浊,宗气才能贯心脉,行呼吸。若脾气亏虚,中气不足不能升清,则宗气虚,不能贯心脉则血行无力而致心血瘀阻,胸痛隐隐。脾虚则痰湿停滞,胃气失和,不降反逆,循经上逆胸中,壅塞气机,痹阻胸阳,致胸痹发作。思虑过度,劳伤心脾,不但耗伤心血,又能影响脾胃生化之源,渐至气血两亏,不能上奉于心者,亦能致心脉失养。

肝主疏泄和藏血,其功能协调是心主血脉的根本保证。肝血不藏,血脉不充,不能濡养筋脉,血脉拘挛可致心病。清代陈士铎《薛氏医案·求脏病》中说:"肝旺则心亦旺","肝气通于心,肝气滞则心气乏,肝气通,则心气和"。如果疏泄失常则气机紊乱,血行不畅,闭阻于胸,发为胸痹心痛。唐容川《血证论》也指出:"以肝属木,木气冲和调达,不致遏郁则血脉通畅。"清代沈金鳌《杂病源流犀烛·心病源流》云:"心痛之不同如此,总之七情之由作心痛。"肝脏除调畅气机外,亦可调畅情志,情志不畅,可诱发或加重冠心病或心绞痛症状。郁怒伤肝,肝失疏泄,肝郁气滞,甚则气郁化火,灼津成痰,气滞或痰阻,均可使血行失畅,脉络不利,而发为胸痹、心悸等。

(三)风寒湿痹

《素问·至真要大论》云:"太阳司天,寒淫所胜,则寒气反至……民病厥心痛……心澹澹大动。"《素问·调经论》云:"寒独留,则血凝泣,凝则脉不通。"《素问·举痛论》谓:"心痹者,脉不通,烦则心下鼓,暴上气而喘。寒凝、气滞、血瘀、痰饮阻痹胸中,终致经脉闭阻,血行不畅所致。"素体阳虚,阴寒凝滞,可致气血痹阻,心阳不振;风湿热邪痹阻经络,久则由脉舍心,致使心血耗伤,心脉失运;六淫、病毒之邪直接侵袭心脏,引起血运失常而发为心病。

（四）痰浊闭阻

痰随气流行，无处不至，为证变化百端，错综复杂，可致心系各种病证。仲景认为上焦阳虚，痰浊痹阻心脉可致心痛，杨士瀛《仁斋直指方附遗·方论》中说真心痛乃由"气血痰水所犯"，龚信《古今医鉴》言"心脾痛者，亦有顽痰死血……种种不同"。《金匮要略》提出水饮停聚心下可致心悸怔忡，《丹溪心法·惊悸怔忡》曰："惊悸者血虚……时作时止者，痰因火动""肥人属痰，寻常者多是痰"。《血证论·怔忡》更指出："心中有痰者，痰入心中，阻其心气，是以心跳不安。"《素问·生气通天论》曰："味过甘，心气喘满。"过食肥甘厚腻，既可助阳化气，亦可生阴化浊。助阳气而化火，则灼津成痰；化阴浊过盛，则留储成饮，常见过食膏粱厚味者浓厚滋腻脂质过多，沉积血脉中而成心病。痰饮可致心病，然心病也可生痰。《金匮要略》论及上焦阳虚，心阳不振，遂致痰饮痹阻心脉而为"胸痹"，后世尤在泾释曰："阳痹之处，必有痰浊阻其间。"心阳虚衰，不能推动血津运行，血津瘀阻，久瘀则聚而生痰。唐容川《血证论·瘀血》有"瘀血既久，亦能化为痰水"。心阳虚弱，肾气不化，水气上凌心脉，阻于心胸清旷之区，闭阻心之阳气，痰聚心位，心阳不振，心气不畅，心脉闭阻，致心病而作。李梴《医学入门·痰分内外》曰："痰乃津化而成，随气升降，气血调和则流行不聚，内外感伤则壅逆为患。"李用粹在《证治汇补·惊悸怔忡》中言："人之所主者心，心之所养者血，心血一虚，神气失守，神去则舍空，舍空则郁而停痰，痰聚心位，此惊悸之所以肇端也。"痰饮是心病产生、发展的重要因素，心病生痰更可使心病加重。

（五）瘀血内阻

《素问·五脏生成》曰："是故多食咸，则脉凝泣而变色。"《灵枢·五味论》中有云："血与咸相得，则凝。"水谷入于胃，五味各走其脏，咸味入于肾，心属火，血脉为心所主，饮食偏嗜，咸味过度，可伤及血脉导致血瘀；《素问·血气形志》云："形数惊恐，经络不通。"《灵枢·贼风》云："卒然喜怒不节……则血气凝结。"《灵枢·百病始生》曰："内伤于忧怒，则气上逆，气上逆则六俞不通，温气不行，凝血蕴里而不散，津液涩渗，著而不去。"情志失调，引起气机逆乱，气为血帅，气滞而致血瘀；《灵枢·痈疽》曰："寒邪客于经络之中，则血泣，血泣则不通。"《灵枢·刺节真邪》曰："虚邪之中人也……搏于脉中，则为血闭不通，则为痈"，"寒气积于胸中而不泻，不泻则温气去，寒独留，则血凝泣，凝则脉不通。"外感六淫之邪，邪正相搏，气机阻滞，血行不畅，其中以寒邪为重，人体阳气受损，失去温煦推动作用，血流不畅，停而为瘀；《素问·刺腰痛篇》曰："得之举重伤腰，衡络绝，恶血归之。"外伤致血溢脉外，离经之血蓄积成瘀；《素问·痹论》曰："病久入深，营卫之行涩，经络时疏，故不通。"《灵枢·天年》曰："血气虚，脉不通"。病久气血虚衰，气虚无力推动血液，血虚则脉道不容不利，血行滞缓成瘀。《灵枢·口问》言："忧思心系急，心系急则气道灼，灼则不利。"因脾在志为思,思虑劳伤心脾,致心脾气虚,无力推动血行,血流滞涩化瘀闭阻心脉;肝郁气滞,气血郁结,瘀阻脉络;过食膏粱厚味,或体胖多痰,痰浊内阻,日久化热,煎灼成瘀,心脉受阻,均可导致心病的发生。

总之,气滞、痰浊、血瘀之间可以相互转化,或相兼为病,终致痰瘀交结,使病情缠绵难愈。

第三节 辨证思路

辨证的过程,就是检查、分析和处理疾病的诊断治疗过程。在完成这一过程中,医生除了要熟练地掌握中医的系统理论和诊疗方法外,还须掌握和运用辨证的一般原则,才能达到辨证确切,处理得当的目的。这些原则,概括起来就是分主次、辨真假、审标本、别虚实。

心居胸中,心包络卫护其外。其经脉下络小肠,与小肠互为表里。心主血脉,其华在面,又主神明,开窍于舌。心病以心主血脉功能紊乱与心主神志的功能异常为主要病理变化,所以心病常见症状为心悸、怔忡、失眠多梦、心烦、心痛、狂乱、神昏谵语、脉结代等。心病有虚实之分。虚证分气、血、阴、阳亏虚,实证有火邪、痰浊、寒凝、气滞以及血瘀。心病常见证候有心气虚证、心阳虚证、心阳暴脱证、心血虚证、心阴虚证、心火亢盛证、心脉痹阻证、痰蒙心神证、痰火扰神证等。

一、心气虚证

指由于心气不足,鼓动乏力所表现的证候。

临床表现:心悸怔忡,气短乏力,胸闷气短,精神疲惫。活动后诸症加重,面色淡白,或自汗,舌质淡,苔薄白,脉虚弱无力。

证候浅析:本证多由于久病体虚,或先天不足,或久病失养,或年老气虚脏器衰弱所致。心气不足,鼓动无力,故见心悸、怔忡、胸闷;心神失养,故气短、神疲乏力,动则气耗,活动劳累后诸症加剧;气虚卫外不固,故自汗;气虚运血无力,气血不足,血失充养,故面色淡白、舌淡、脉弱。

辨证要点:以心悸及气虚证为辨证要点。

二、心血虚证

指由于心血不足,不能濡养心及心神所表现的证候。

临床表现:心悸怔忡,头晕眼花,失眠,健忘,面色淡白或萎黄,唇、舌色淡,脉细弱。

证候浅析:本证多由于久病劳神过度耗伤阴血,或失血过多,或久病伤及营血等引起；也可由于脾失健运或肾精亏损，导致生化之源不足而得；也可由于情志不遂，气郁化火耗伤阴血所致。血液不足，心失所养，心动不安，故见心悸怔忡；血虚心神失养，神不守舍，则见失眠、健忘；血虚不能上荣于头、面，故见头晕眼花、面色淡白或萎黄，唇、甲、舌色淡；血虚脉道失于充盈，故脉象细弱无力。

辨证要点：以心悸、失眠兼血虚证为辨证要点。

三、心阴虚证

指由于心阴亏虚，虚热内扰所表现的证候。

临床表现：心悸心烦，失眠多梦，手足心热，潮热盗汗，两颧潮红，咽干口燥，舌红少苔少津，脉细数。

证候浅析：本证多由于思虑劳神太过，暗耗心阴，或因热邪、火邪，耗伤阴液；或由于肝肾阴虚，累及于心所致。心阴液亏少，心失濡养，心动失常，故见心悸怔忡；心神失养、虚火扰神，而心神不安、神不守舍，则见心烦不宁、失眠多梦；阴虚不能制阳，虚热内生，故口燥咽干，形体消瘦；五心烦热，午后潮热，盗汗，颧红，舌红少苔少津，脉细数等，均为阴虚内热之象。

辨证要点：以心悸、心烦不宁、失眠多梦及阴虚内热为辨证要点。

心阴虚证与心血虚证均有心失濡养的病理改变，二者在临床表现上均有心悸、失眠、多梦等症，但前者是因心阴亏损，而后者是由于心血不足，故临床见症多伴随阴虚证和血虚证的特点。

四、心阳虚证

指由于心阳虚衰，温运鼓动无力，虚寒内生所表现的证候。

临床表现：心悸怔忡，心胸憋闷或疼痛，气短，自汗，形寒肢冷，面色㿠白，或面唇青紫，舌质淡胖，苔薄白，脉沉细或迟弱或结代，甚则脉微欲绝。

证候浅析：本证常由心气虚进一步发展，心阳虚衰则推动无力，阳失温煦则虚寒内生。心阳虚衰，鼓动、温运无力，心动失常，故可见心悸怔忡；心阳虚弱，胸阳不振，故心胸憋闷，气短；温运血行无力，故可见心脉痹阻不通，则见心胸疼痛；阳虚而阴寒内生，温煦失职，故见畏寒肢冷；心阳虚弱，气血不能荣于上，故见面色㿠白或面唇青紫。舌质淡胖，苔白滑，为阳虚寒盛之象。阳虚寒凝，血行不畅，脉气不能相接，故脉沉细或迟弱或结代，甚则脉微欲绝。

辨证要点：以心悸怔忡、胸闷或胸痛以及阳虚证为辨证要点。

五、心阳虚脱证

指心阳衰极，阳气暴脱所表现的亡阳证候。

临床表现:在心阳虚证的基础上突然出现冷汗淋漓,四肢厥冷,呼吸微弱,面色苍白,或心痛剧烈,口唇青紫,脉微欲绝,甚或神志模糊,昏迷不醒。舌淡或淡紫,脉微细欲绝。

证候浅析:本证常是在心阳虚证的基础之上进一步发展的结果;亦可由寒邪暴伤心阳,或因失血亡津,气无所依,心阳随之外脱而成。心阳衰亡,不能摄津,则冷汗淋漓;不能温煦四肢,故四肢逆冷;宗气大泄,不能助肺司呼吸,故呼吸微弱;阳气外脱,无力温运血行,故面色苍白无华,舌淡或紫;阳衰寒凝,血运不利,心脉痹阻不通,则见心胸剧痛,口唇青紫;阳气外脱,心神涣散,则见神志模糊,甚则昏迷;脉微欲绝,为阳气外亡之征。

辨证要点:以心阳虚、心胸憋闷疼痛及亡阳证为辨证要点。

心气虚、心阳虚、心阳虚脱三证密切相关,而为 3 个不同病理阶段,是心功能由轻到重逐渐衰微发展的。以心气虚证为基础,进而心阳虚,心阳衰微则可导致心阳虚脱。临床辨证,以心悸及气虚证为主,为心气虚;再兼虚寒之象者为心阳虚;更兼亡阳证者为心阳虚脱,不得混淆。

六、心火亢盛证

指由于心火内炽,热扰心神所表现的实热证候。

临床表现:心烦失眠,面赤口渴,身热,便秘尿黄,甚或狂躁,神昏谵语,舌尖红,苔黄,脉数有力。

证候浅析:本证多由于火热之邪内侵,或由情志抑郁化火,或过食辛辣刺激、温补之品,久蕴化火,内炽于心所致。心火炽盛,内扰于心神,神不守舍,则为发热,心烦失眠;甚者热扰心神或热闭心神,表现为狂躁谵语,神识不清;火邪伤津,故口渴,便秘,尿黄;火热炎上,则面赤,舌尖红绛;气血运行加速,则脉数有力。

辨证要点:以神志狂躁症状及里实热证为辨证要点。

七、心脉痹阻证

指由于瘀血、痰浊、寒凝、气滞等因素阻痹心脉,而出现以心悸怔忡、胸闷心痛为主症的一类证候。

临床表现:心胸闷痛,膻中或心前区憋闷作痛,甚者痛引肩背,时作时止。或痛如针刺,舌黯或有青紫斑点,脉细涩或结代。常伴有心悸、气短、自汗;或伴体胖痰多,身重困倦,舌苔白腻,脉沉滑或沉涩;或遇寒痛增,得温痛减,形寒肢冷,舌淡苔白,脉沉迟或沉紧。

证候浅析:本证多因正气亏虚,而致气滞、血瘀、痰浊、阴寒等邪气内侵,进而使胸阳不振,血脉失于温煦,心脉痹阻。心阳不振,失于温运,或瘀血内阻,心脏搏动失常,故见心悸怔忡。阳气不宣,血行无力,心脉阻滞不通,故心胸憋闷疼痛。血瘀所致的心脉的疼痛,多以刺痛为特点,痛处固定不移,伴见舌黯,或有瘀斑;痰阻心脉的疼痛,以闷痛为特点,多伴体胖痰多,身重困倦,苔腻,脉弦滑或弦数等痰浊内盛的症状;寒凝心脏的疼痛,以病势剧烈,突然发作,遇寒加剧,得温痛减为特点,伴见形寒肢冷,舌淡苔白,脉沉迟或沉紧等寒邪内盛的症状;气滞心脉的疼痛,以胀痛为特点,闷重而痛轻,其发作往往与精神因素有关,常伴见胁胀,善太息,脉弦等气机郁滞的症状。

辨证要点:心胸闷痛,心悸怔忡为主症,伴血瘀、痰浊、寒凝、气滞的兼症为辨证要点。

八、痰蒙心神证

指由于痰浊蒙蔽心神,表现以神志异常为主症的证候。

临床表现:神志痴呆,意识模糊不清,甚至昏不识人,或精神抑郁,表情淡漠,喃喃独语,举止失常,或突然昏仆,不省人事,口吐涎沫,喉中痰声漉漉。并见面色晦滞,胸闷呕恶,舌苔白腻,脉滑。

证候浅析:本证多因湿浊酿痰,阻遏气机,或因情志不遂,气郁生痰,痰气互结蒙蔽心神,或痰浊内盛,夹肝风内扰,致痰浊蒙蔽心神所致。痰浊上蒙心神,神明失司,故见神情痴呆,意识模糊,甚则昏不知人,情志不遂,肝失疏泄,肝气郁结,气郁痰凝,痰气搏结,蒙蔽心神,则见精神抑郁,淡漠痴呆,喃喃独语,举止失常;若痰浊内盛,引动肝风,肝风夹痰,上窜蒙蔽心神,则可表现为突然昏仆,不省人事,口吐涎沫,喉中痰鸣。痰浊内阻,清阳不升,浊气上泛,故面色晦暗;痰阻胸阳,胃失和降,则胸闷,恶心呕吐。舌苔白腻,脉滑,均为痰浊内盛之征。

辨证要点:以神志异常和痰浊壅盛见症为辨证要点。

九、痰火扰神证

指由于痰火内盛,侵扰心神,表现以神志异常为主的证候。

临床表现:发热烦躁,气粗,面赤目赤,谵语狂躁,便秘尿黄,或喉间痰鸣,胸闷,心烦失眠,甚则狂躁妄动,打人毁物,胡言乱语,哭笑无常,或神昏谵语,舌质红,苔黄腻,脉滑数。

证候浅析:本证多因精神刺激而成,七情郁结,气郁化火,炼液为痰,痰火内盛;或外感温热毒邪,热邪煎熬,灼津为痰,痰火内扰所致。本证不但可以见于外感热病,亦可见于内伤杂病。在外感热病中,由于邪热内炽,里热蒸腾,则见发热,面红目赤,呼吸气粗;热盛伤津,故便秘尿黄;痰火扰乱心神,可见烦躁不宁,谵语狂躁,痰阻气道可见胸闷,痰黄。内伤杂病中,由于精神刺激,痰火内盛,扰乱心神,轻则心烦失眠,重则神志狂乱而见胡言乱语,哭笑无常,狂躁妄动,打人毁物,不避亲疏;舌红,苔黄腻,脉滑数,均为痰火内盛之象。

辨证要点:以神志异常和痰火内盛之症为辨证要点。

第四节　治则治法

中医对于心病的治疗,积累了几千年的经验,但又不同于一般的经验疗法,而是在中医心病理论的指导下,灵活运用各种治法、方药进行治疗,显示了中医学独具特色的魅力。指导心病治疗的理论,首先基于中医对心的藏象特点,心病的病因病机、症状表现等方面的认识。在心病治法方面,《黄帝内经》提出了治病求本;调整阴阳、脏腑、气血,以平为期;因时、因地、因人制宜等原则及"寒者热之""热者寒之""虚则补之""实则泻之"等不同治法。《难经》提出"损其心者,调其营卫"。汉代张仲景在继承《黄帝内经》认识的基础上,专篇对"胸痹心痛短气病"等疾病的证治进行了较全面的论述,创制和记述了许多治疗心病的有效方剂,初步确立了心病的辨证论治原则。后世医家在这一原则指导下,通过不断总结,进一步提出了清心、养心、镇心、温心、安神、开窍、凉血、活血、通脉等方法,从而展示了中医在心病治法方面丰富多彩的内容。

一、治疗原则

中医治则是指中医临床治疗应遵循的基本原则,是在整体观念和辨证论治精神指导下而制定的治疗疾病的准绳,对临床立法、处方、用药、针灸等具有普遍的指导意义,如辨证论治、治病求本、标本缓急、标本同治、因地制宜和因时制宜等概念。

中医心系病包括各种心脏及血管疾患,发病率较高,对人类的威胁极大,在人类死亡率中亦占有相当比重。心系疾病范围甚广,包括惊悸、怔忡、昏迷、心痛、不寐、多寐、健忘、昏迷、痴呆病等。中医中药是我国的传统医学,在治疗心系病上历史悠久,在运用中不断发展,不断完善,已形成较系统的理论体系。

中医心病其病位在心,涉及肺、脾、肝、肾诸脏;病理变化为脏腑气血阴阳失调,心血不足,心阳不振,导致气滞、寒凝、痰浊、瘀血等阻滞心脉,致心脉痹阻,气滞血瘀而发病。故中医心病的主要病机为本虚标实,本虚即心气、心血、心阴亏虚或心肾阳虚;标实即气滞、寒凝、痰浊、瘀血阻痹心脉等,发病过程中本虚与标实往往互为因果而使病情加重,呈现虚实夹杂、标本同现的复杂证候。治疗当分辨标本虚实,权衡缓急,调整阴阳、动态观察、三因制宜、整体用药。中医常用治疗心病的原则有以下几点。

（一）急则治标，缓则治本

"急则治标，缓则治本"是治疗心病的一般法则。心病起病急骤，症状较重，需急以治标，控制症状，待症状缓解后，为求其根治，需找出心病之根本所在，长期用药，缓治其本，撤出病根，防止再发。

治病求本，是治疗疾病最基本原则。强调治疗要抓住疾病的根本，而避免头痛医头，脚痛医脚。在临床上主要是分析病证的主次先后，轻重缓急，用来确定治疗步骤。本与标是一个相对概念，一般情况下，标根于本，病本能除，则标也随之而解。一般情况下，应采取急则治其标、缓则治其本的法则，先治其标，后治其本；若标本并重，则应标本兼治。若本重于标，不从本治，会蔓延滋生出许多"标"，故应灵活掌握"急则治其标、缓则治其本"原则。

总之，心病在急性发作时以本虚标实多见，虽有本虚的见症，但常以"风火上扰、瘀血、痰浊、气滞"等标实较为突出，此时以"急则治其标"为原则，可用清心豁痰泻火、活血化瘀通络等治法，待症状缓解后，则宜以"养心安神、补益心肺、补养气血、健运脾胃"等法"缓则治本"，使阴阳平衡，脏腑功能协调，断绝引起心病之根。但我们在临床中不能把"急则治其标、缓则治其本"绝对化，在多数大多数情况下，还需要采取标本同治的方法。标本同治并非标本双方同等对待，而是有所侧重，或重于本，或重于标，当视具体病情而定。明辨心病发病的根本，恰当运用"急则治其标、缓则治其本"的原则，是中医治疗心病的基本原则，也是确立正确治疗方法的前提。

（二）调整阴阳、注重整体

疾病的发生，从根本上说即是阴阳的相对平衡遭到破坏，出现了偏盛偏衰的结果，因此，调整阴阳，恢复阴阳的相对平衡，乃是临床治疗的根本法则之一。中医心病的病理变化特征之一，就是阴阳平衡失调。调整阴阳，使失去平衡的阴阳重新恢复和建立起来，保持心的相对平衡，是治疗心病的重要法则。调整阴阳作为治疗原则来看，不外去其有余，补其不足两方面。去有余，即去其阴阳之偏盛；补其不足，即补其阴阳之偏衰，只有坚持调整阴阳，才能使之恢复新的平衡，以撤出病根，使心病彻底治愈。

人是一个有机的整体，局部病变是整体病理反应的一部分，心病虽以心部症状为主的病证，但它也是整个机体脏腑功能失常、阴阳失衡的结果，因此，在治疗心病时，不能只把注意力集中在心，更需要重视整体，通过整体用药来调节，以促进局部功能的恢复，从而使阴阳归于相对平衡，达到治疗心病的目的。在五脏六腑的功能中，心脏特别重要，如《灵枢·邪客》说："心者，五脏六腑之大主也，精神之舍也"，指出心在人体的主导地位，心有病则可波及整体，机体其他脏腑有病也极易殃及于心，临床上均应视其兼变，辨其主次，全面考虑。从整体观念考虑，心病治疗的另一原则是协调阴阳。若心阴虚,心阳偏亢出现心悸;心阴不足,阴不制阳,虚热内生,出现低热盗汗,五心烦热,治法以滋阴清热。"整体观念"的另一方面就是心病与自然的关系。人体有适应外界环境变化、保持正常生理活动的能力,但是有一定限度的,如果气候变化过于急剧,超过人体调节功能或因人体调节功能失常,就会导致疾病的发生。特别是原有心脏病的患者,心脏病会复发或加剧。在治疗心病用药时必须注意四时气候的变化。《素问·藏气法时论》曰:"合人形以法四时五行而治",治疗心病用药也注意季节关系。因时、因地制宜在心病治疗用药上也有很大差别,如地势高的患者,多寒在外而热在内,治疗时应散外寒;地势低热地带,患者多气泄于外,寒在其中,治时宜收敛其气。因人因时因地制宜,即"三因制宜"强调人体与自然界是息息相关的整体,以及人体在内外因素影响下的个体差异,因此,治疗上必须重视气候、地理、患者三者的关系,全面的辨证施治,做到"上知天文,下知地理,中知人事",使三因制宜贯穿于预防、养生及临证治疗的全部过程。

(三)扶正祛邪

疾病过程,是正气与邪气双方相互斗争的过程,扶正祛邪就是改变双方力量对比,使之有利于疾病向痊愈转化。在一般情况下,扶正适用于正虚邪不盛的病证,而祛邪适用于邪实而正虚不显的病证,扶正祛邪并举适用于正虚邪实的病证,但具体应用时,也应分清以正虚为主,还是以邪实为主。若正虚邪实以正虚为主,正气过于虚弱而不耐攻伐,兼以攻邪反而更伤其正,则应先扶正后祛邪;若邪实而正不甚虚,或虽邪实正虚,倘兼以扶正则会助邪,则应先祛邪后扶正。总之,应以扶正不留邪,祛邪不伤正。

(四)治未病

治未病即未病先防和既病防变,是采取积极的预防和治疗,防治疾病的发生和发展,包含两种意义:一是防病于未然,强调摄生预防疾病的发生;二是既病之后防其传变,强调早期诊断和治疗,及时控制疾病的发展演变。要求饮食有节,起居有常,调摄精神,保养正气,以达到增强体质、提高抗病能力的目的;在发病的情况下,则要早期诊治,并要掌握疾病的传变规律,采取相应的措施,使疾病终止在轻浅阶段。《素问·四气调神大论》中提到:"是故圣人不治已病之未病,不治已乱治未乱……"提出预防为主,既病防变,防治结合,是中医治疗心病的又一原则。心病的发生不仅有先兆,而且多数有反复发作的特点,预防为主防止心病的发生,心病发生之后,治疗心病,减轻患者的痛苦,防止心病的再发及病情转变,是治疗心病的首要法则。在心病的治疗中,必须积极贯彻防治结合原则,重视其预防,注意饮食调理剂精神护理,消除导致心病发生的各种诱发因素,同时对心病患者要做好卫生知识的宣传教育,提高自我调养意识,采取多种手段,调动医生和患者两方面的积极性,医患结合,积极治疗,最大程度地促使患者及时康复,防止心病的再次发生。

总之,心病是临床常见的一类病证,从现代医学角度看,很多疾病都可引起心病的发生,从中医辨证角度来看,其发病原因、病理机制各不相同,同时,不同心病间又有相似之处,为了提高中医治疗心病的临床疗效,在坚持病证相结合的前提下,还应注意把辨证论治放在首位,在制订具体治疗方法时,抓住不同疾病、不同证型、不同阶段的主要矛盾,采取单治与合治相结合。

二、常用治法

治法是在一定治则指导下制订的针对疾病与证候的具体的治疗方法。中医在心系病上常用的治法有温法、补法、理气法、祛湿法、活血化瘀法、清法等。下面介绍几种心病常用治法。

(一)活血化瘀法

活血化瘀法适用于各种原因引起的血瘀证。鉴于血瘀与心系病的密切关系,活血化瘀法已成为治疗心系病的重要方法而广泛应用于临床,并取得了显著疗效。该法多用于疾病早期,不仅能缓解疼痛,且能改善供血,保护心肌。活血化瘀方药具有改善心肌供血、参与缺血心肌细胞的自身调节等作用,可贯穿于心病的整个治疗过程,并不拘泥于血瘀证。但使用该法须注意以下几点:①须佐以生地、当归、白芍等养血药,以防辛香走窜伤阴。②注意配用益气和理气药。心病血瘀证多由气虚而来,气虚为因,血瘀为果,故忌长期竣投化瘀之品,当佐参芪益气之味,益气活血时,益气药量应大于活血药,以取气行血行之效;气为血帅,气行则血行,血瘀证又当佐理气之品,理气活血时,活血药量常应大于理气药剂量,以调理气机于轻灵之中。③疼痛反复发作,瘀象明显,投水蛭、桃仁、红花、三七逐瘀散血之品,忌破血耗气之品,如三棱、莪术。④久病不愈,冠状动脉痉挛为主者,伍用通络息风药,如全蝎、地龙、白芍、葛根等,以活血通络解除痉挛。

(二)温通心阳法

温通心阳法适用于心病辨证为阳虚寒凝者。汉代张仲景认为,胸痹心痛是阴气虚于上,痰湿等阴邪上乘阳位,痹阻胸阳而致,在治疗上创立了宣痹通阳大法。该法适用于心病的痰湿上乘、胸阳不振者。中医认为,人体的气血运行正常与否与寒热关系密切。血遇寒则凝,遇热则通。心病为寒气客于心脉,脉络卷缩绌急,血气不得流通所致。温通即针对此而设。使气血流通,疼痛缓解。其证以胸痛剧烈,或绞痛,或感寒而发,或感寒痛甚,起病急剧为特点,常在夜间或感受寒邪时发作,平素畏寒肢冷,体乏无力,腰膝酸软,面色㿠白,大便溏薄,小便清长,胸闷气短,舌淡或紫暗,苔白,脉沉迟或弦紧等。究其本多为心阳亏虚,寒客胸中,气机阻痹或命门火衰,气化失司,不能温煦心脉、鼓舞心阳所致。寒则凝,温则通,治当温阳益气散寒,活血通脉止痛,尤重于温补心肾之阳,常选参附汤合桂枝甘草汤加减:人参

10g,附片 10g,生黄芪 30g,桂枝 15g,白芍 15g,川芎 10g,生甘草 12g,淫羊藿 15g,菟丝子 15g,巴戟天 12g。若见腰酸腿软、小便清长、畏寒肢冷、舌淡胖、脉沉迟等肾阳虚弱症状者,加熟地配附片以阴中求阳,附片用量为熟地的 1/4～1/3;若兼脘腹胀满、便溏纳呆等脾阳虚甚症状者,加干姜、砂仁、香附温中化滞;若以胸闷为主,感寒诱发者多为心阳不宣,气血凝滞,加瓜蒌、薤白通阳宣痹;若胸部憋闷刺痛,则为心血瘀阻,加赤芍、绛香、红花活血通络止痛。

(三)益气养阴法

临床观察,心病不同程度存在气阴不足的情况,近年来,应用益气养阴法治疗冠心病,取得了较大进展。益气养阴法适用于心病气阴两虚者,临证中可根据气虚与阴虚的程度灵活调补气药与滋阴药的比例。心病多由于素体心阴亏虚,或劳心过度,或年高耗精,或发病日久,心脉失养而致。治当益气养心,方选保元汤合生脉散加减:人参 10g(一般气虚者用党参,元气衰者用人参,气阴两虚者用太子参或西洋参),黄芪 30g,炙甘草 10g,麦冬 12g,五味子 10g,白术 12g,当归 10g,玉竹 15g,黄精 15g。胸部刺痛加郁金、丹参化瘀通脉止痛;若脉结代合炙甘草汤以益气养血,滋阴复脉;阴虚偏重可选加枸杞、沙参、生地、旱莲草、女贞子。

(四)祛痰化浊法

祛痰化浊法适用于心病辨证为痰浊内阻、心阳不宣者。此类治法在治疗上重在豁痰达邪,舒通气机,忌用重浊、阴柔、滋腻之品,而慎用补益。其证以形体肥胖、胸闷痛如窒,痰多脘闷,苔浊腻,脉滑为特征。治以通阳泄浊,豁痰开结,方取《金匮要略》瓜蒌薤白剂,即瓜蒌薤白白酒汤、瓜蒌薤白半夏汤、枳实薤白桂枝汤:全瓜蒌 30g,薤白 12g,枳实 10g,半夏 10g,桂枝 15g,茯苓 12g,绛香 12g。若胸闷甚者重用瓜蒌开胸化痰结;心痛彻背者,重用薤白通阳宣痹;阳气不宣者重加桂枝温通胸阳;痰浊明显者加石菖蒲、郁金泄浊化痰;痰热偏重加山栀、胆南星、竹茹;痰浊内阻可使血滞为瘀,瘀阻脉道,痰瘀互为因果,故常需加川芎、郁金活血化瘀。

痰证有的是由于脾虚运化失职,水湿所化的寒痰、湿痰为患。也有的是因为热邪炽盛,炼液成痰,形成热痰、燥痰所致。清代医家喻昌云"治痰之法,曰祛,曰导,曰涤,曰化,曰涌,曰理,曰降火,曰行气",可谓之治痰之法的要领。验之临床,当因患者痰邪性质不同,分别选用清热化痰、燥湿化痰、理气化痰、搜风化痰等法。患者面色萎黄、食纳不佳、痰稀色白、肠鸣泄泻,更兼上述诸症者为湿痰。可用温化的药物如半夏、制南星、白附子等药,以燥湿化痰。如果见有痰证,并有面目红赤、口渴烦急、大便干结等热象时为热痰,应选用清热化痰的瓜蒌、贝母、天竺黄、竹沥、竹茹、青礞石、海浮石之类。另外在痰热很重的时候,多伴有大便干结、肚腹胀满、舌苔厚腻等症状,可以用攻下的办法,在清化痰热的药物中加大黄、槟榔以起通腑逐痰的作用,使祛痰的效果更好。临床上心病日久,痰瘀同病者颇为多见,津凝为痰,痰瘀互结,痼结窍络,因此痰瘀同治更为治心病常法。

(五)温补心肾法

心病的发病与肾虚有密切关系,中医认为心病其位在心,其本在肾。所以,治疗心病补肾固本是十分重要的治疗之法。此法多用于心病心肾阳虚而致的阳虚水泛证。其证以心痛肢寒,下肢浮肿甚或一身悉肿的"心水症"为特征。治宜温阳强心,补肾利水,方选真武汤加减:附片12g,桂枝15g,茯苓15g,白术15g,生姜10g,白芍12g,丹参30g,黄芪30g。肿甚者加猪苓、泽泻、车前子利水消肿;瘀甚,发绀明显者加桃仁、益母草、泽兰活血利水;肢寒加肉桂、淫羊藿温运肾阳;心痛甚者加延胡索、薤白以宣通止痛。

(六)滋肾舒脉法

滋肾舒脉法适用于心病辨证为阴血亏虚者。心病心胸刺痛除"不通则痛"外,尚见阴血亏虚,血脉失荣,筋脉挛缩的"不荣则痛"证。其证以胸中隐隐灼痛,时痛时止为特点,多责于心、肝、肾三脏阴精亏虚。其症多于上午发作,或起床穿衣洗漱时发作,或亡血或经后而发,常伴见心烦不眠,五心烦热,潮热盗汗,耳鸣目涩,腰腿酸软,舌红少苔或舌有裂纹。治当滋肾养阴,柔肝解痉,活血舒脉。方用左归饮加减:生熟地各12g,山药12g,山萸肉12g,女贞子12g,旱莲草12g,麦冬12g,当归15g,白芍30g,枸杞12g,丹参20g,生甘草6g。若见心动过速则加龙齿、磁石镇心定惊;若心烦、少寐明显则加酸枣仁、五味子、柏子仁养心安神;若胸闷刺痛明显加川芎、郁金、降香活血通络;水不制火,热灼津伤者加地骨皮、丹皮、知母;潮热盗汗重者加龟板、鳖甲。滋阴之品的运用,应注意滋阴不可碍胃,滋阴不可腻湿,滋阴不可恋邪。

(七)解郁升阳法

解郁升阳法适用于心病辨证为肝气郁结者。有学者根据心主行血及肝主藏血,心藏神而肝主疏泄,提出,治疗时当从肝论治。有许多心病发作时疼痛除表现为胸前憋痛外,多向胁肋放射,连及后背肩胛以及手臂,且多由于情绪而引发,《灵枢》有"肝心痛"之称。郁怒伤肝,肝气不舒,则血脉不和,其症多在清晨5~7时(卯时为肝主之时)或情绪波动时而发,症状不典型,但发作却较频繁,常伴见胸闷重而痛轻,时作时休,善太息,两胁不舒,脉弦紧等。治当疏肝解郁,升阳解痉。常用柴胡疏肝散加减:柴胡12g,郁金12g,白芍15g,川芎10g,香附12g,川楝子12g,延胡索10g,陈皮10g,防风10g,荷叶10g,葛根15g,丹参15g。若兼湿阻加藿香、佩兰芳香化浊。疏肝药中加风药,升阳、助肝胆升发,以利气血布达,使心脉挛急得舒。

(八)宣肃肺气法

宣肃肺气法适用于心病辨证为肺失宣肃者。心肺同居胸中,主气血,两者相辅相存。宗气聚于胸中经肺气的宣发以贯心脉,推动气血的运行;肺输布津气入于心脉,则变化而赤为血,血脉得荣。若肺失宣肃,则会出现胸闷气喘,心悸乏力,甚则动则喘息、入夜不能平卧等。治宜宣肃肺气,理气宽胸,益气养心。常用自拟宣肺益心汤:党参12g,黄芪30g,杏仁10g,百部12g,前胡10g,葛根12g,桔梗12g,麦冬12g,紫菀12g,香附12g。若低热盗汗加百合、沙参、五味子;喘息不宁加桑皮、半夏、橘红;喘而汗出,戴阳于上加补骨脂、附片补肾纳气。

(九)调整脾胃法

脾胃功能失调是导致胸阳痹阻的根本,健脾胃、补中气,提高机体运化痰湿的能力,使气血充足,心脉得养为心病的治本之法。该法适用于心病症状缓解期的治疗。中医认为脾胃健旺了,湿痰也可以减少。所以在临床上应用健脾的药物后,可以看到患者面色逐渐红润、精神好转、食量增加、体质增强,从而使心病发作次数慢慢减少。常用的健脾药物有党参、黄芪、茯苓、白术、黄精、玉竹、山药、薏苡仁、甘草等。脾胃功能失调是心病的病机要点之一,临床调理脾胃非常重要,大凡临床治心病益气、行气、温阳、化痰、消积、祛瘀等法,均有赖于中焦脾胃功能的调理。

(十)补益法

补益法多用于心病的休止期和发作期以虚证为主要证候者。以益气法和温补法运用较多,且常与化痰、活血、通腑合用。如果发作期或病情发展出现脱证多以参附汤、独参汤急煎鼻饲或参附注射液、生脉注射液静脉滴注等。补虚法在心病的治疗中可贯穿整个治疗过程,且多攻补兼施,调补结合,以平补、清补为补虚常法。

纵观心病的治疗原则和治法,是临床实践的总结,心病发作时每以温通心阳、泄浊豁痰、祛瘀通脉、解郁升阳之法为主,缓解期常以益气养心、温补心肾、滋肾复脉为主。但临床常常见到虚实夹杂,标本互见,故当审证求因,详析病机,谨慎辨证,根据虚实的主次缓急灵活单独或协调运用诸法,不可守一法而图终,如此才能取得良好效果。

第五节　预防保健

一、预防与保健原则

从中医预防医学的观点来看,健康的体魄、充沛的正气,在致病因素存在而尚未发病危害人体时,能够抗御、防止邪气(致病因素)的侵害,避免疾病的发生;在疾病发生以后,正气一方面能够与邪气抗争,防止病情的发展和蔓延,另一方面又能够提高机体对疾病的承受力,防止病情的恶化;在疾病后期的康复过程中,正气能够提高机体的康复力,解除或减轻疾病对人体所造成的损害。因此,通过各种保健措施以提高身体素质、增进身体健康,是预防心系疾病、保障健康的有效方法。

以促进人体健康长寿为根本目的的中医预防医学,在长期的保健防病过程中形成了以"治未病"和"三因制宜"为核心内容的基本原则,不仅体现了中医学术特色,也是中医心病预防与保健的原则。

(一)不治已病治未病

"未病先防"作为中医预防医学的指导思想,一直为历代医家所强调和重视,《难经》即有"上工治未病"之说。中医的"治未病"主要包括"未病先防"和"既病防变""瘥后防复"等方面内容。

1.未病先防

未病先防是"治未病"的重要内容,是中医心病学一贯强调的预防思想。《素问·四气调神大论》中即着重指出,:"……夫病已成而后药之,乱已成而后治之,譬犹渴而穿井,斗而铸锥,不亦晚乎?"《丹溪心法》亦指出:"与其救疗于有疾之后,不若摄养于无疾之先。"未病先防主要通过各种"内养外防"的综合调摄措施,慎避内外邪气的侵害,调摄补养内在的精气神,从而保持正气的旺盛充沛,以抗御邪气、护卫机体并维持和促进机体生命活力的功能。这种防患于未然的"治未病"观念,是中医心病预防医学中最宝贵、最值得推崇的思想,具有临床实际应用价值。

2.既病防变

既病防变,就指在疾病发生之后,采取各种措施,预防病情的蔓延和恶化,促进疾病的痊愈和机体的康复。《素问·八正神明论》有"上工救其萌芽"之说,既是"既病防变"之端倪。此外《伤寒论》重视救护阳气和顾护胃气的学术见解;温病学说重视顾护阴精,都是源于既病防变思想而为临床防治疾病时所遵循的基本法则。

3.瘥后防复

瘥后,即指疾病初愈至完全恢复正常健康状态的一段时间。疾病初愈,机体阴阳平衡尚未稳固,正气尚未健旺,脏腑功能活动也未恢复正常,而余邪也可能稽留未清,此时若不慎为预防,则旧病容易复发,或重新感邪而再发他病。

未病先防、既病防变、瘥后防复,是"治未病"原则的三方面内容,这三方面内容贯穿于中医防病保健的整个过程之中,成为确立和采取各种预防措施和预防方法的指导原则。

(二)三因制宜

中医心病预防与保健,贯穿着中医基本学术思想,体现了中医的基本学术特色,即在整体观念指导下形成的"因人、因时、因地制宜"的三因制宜思想,也是中医心病预防与保健的基本原则之一。

1.因人制宜

根据不同个体采取适宜的防病保健方法,是中医心病学因人制宜的预防原则。不同年龄和性别的群体以至不同的个体,具有不同体质特点,抗御疾病的能力和对疾病的易感性有很大差异,这就要求在实施防病保健中采取相应的具体措施。朱丹溪《格致余论》谓:"夫老人内虚脾弱,阴亏性急。内虚胃热则易饥再思食,脾弱难化则食已而再饱,阴虚难降则气郁而成疾,至于视听言动,皆成废懒,百不如意,怒火易炽……所以物性之热者,炭火制作者,气之香辣者,味之甘腻者,其不可食也明矣。"该句指出了老年人不同于壮年人的体质特点及预防饮食致病的要点。

2.因时制宜

人类生活于自然界之中,自然界的四时阴阳寒暑,既是人类生存成长的要素,也是影响人体健康的动因。张仲景所谓"夫人禀五常,因风气而生长,风气虽能生万物,亦能害万物,譬如水能浮舟,亦能覆舟",即指此而言。不仅六淫邪气的致病具有明显的季节特点,人体内部的阴阳气血和脏腑气机活动也随自然界的四时阴阳变化而变化。例如,《素问·金匮真言论》即指出:"故春气者病在头,夏气者病在脏,秋气者病在肩背,冬气者病在四肢。"中医基于对人体生理病理的时间节律和疾病发生流行的季节特点,在防病保健方面特别强调顺应自然,因时制宜。

3.因地制宜

地域的不同,不仅导致气候环境的差异,也会导致人群的体质差异。针对不同地域所造成的人群体质差异和疾病发病情况的不同而形成的"因地制宜"原则,对中医防病保健工作具有重要指导意义。例如,西北地势高寒多风沙,水土刚强,故养生防病宜慎避风寒;由于人群体质较为壮实,肌肤致密,感寒后易郁而化热变生他病。而东南地区,则有地势卑湿、水土薄弱的地理特点,故养生防病宜慎避湿热所伤,以及时气疫疠的侵犯。此即《素问·五常政大论》所提出的"西北之气散而寒之,东南之气收而温之"的法则,这一法则在保健防病的实践过程中为后世医家所重视和运用。

"治未病"和"三因制宜"是中医心病预防与保健的两大原则,它们体现了中医的基本学术特色,是中医预防医学的具体实践。

二、预防与保健的基本内容

为了达到保健和防病的目的,在"治未病"和"三因制宜"等原则的指导下,形成了多种多样的防病保健方法。其内容可归纳为内养正气、外避邪气两个方面。

(一)内养正气

在中医学中,"气"是构成机体具有生理活性的精微物质,它既是正常生命活动的物质基础,又是正常生理功能的体现,故称为"正气"。广义的正气包括精、气(狭义的气)、神、形等人体生命活动的要素。其中神作为生命活力的体现和生命活动的主宰,以精为物质基础,由心所主。形则由精气所聚成而又为精气所充养。古人称气、精、神为人身之"三宝",它们在人体的健康和防病方面起着决定作用,所以平时要注意保护正气,适时调理脏腑气血阴阳。

(二)外避邪气

"邪气",与"正气"相对而言,在这里泛指各种能够损害正气引起疾病的因素,包括六淫及疫疠邪气、情志刺激、饮食劳倦等。这些因素或者能够损伤正气而致病,或者引致疾病而损伤正气,都是导致心病的外在因素,是中医防病保健工作的主要指标。《黄帝内经》强调预防这些邪气致病的重要性,认为"夫百病之所始生,必起于燥湿寒暑风雨,阴阳喜怒,饮食居处",防病保健必须"虚邪贼风,避之有时","避虚邪之道,如避矢石然"。

1.预防六淫外邪侵袭

风、寒、暑、湿、燥、火是自然界六种不同的气候模式,这六种气候模式在一年中有规律地推移变化,称为"六气"。"六气"是人类赖以生存的自然条件。一年四季的气候除了有春暖、夏热、秋凉、冬寒的正常变化外,尚可有"至而未至"、"未至而至"、"至而不去"、"至而太过"、"至而不及"等特殊变化情况。对此种不正常的气候,虽然因各人的体质特点而有不同的适应能力,但从整个人群总体来说,则是易于损害人体、导致疾病发生的有害因素,中医学称之为"六淫"。

鉴于六淫邪气的客观存在并能超出人体调节适应能力,从而侵害人体而致病的特点,在预防时应重视改善体质状况,提高人体的自我调节适应能力。

2.预防情志过激

中医学很早就重视人的心理活动,正常情况下七情只是精神活动的外在表现,但如果七情过激,超出人体正常的生理常度,则可以引起人体的阴阳失调,气血紊乱,经络脏腑功能失调而发生疾病,特别是心病。例如,《吕氏春秋·尽数》篇所谓:"大喜、大怒、大忧、大恐、大哀,五者接神则生害矣。"

历代医家均强调情志过激对人体健康的不良影响,并提出了很多具体的预防保健措施。这些预防措施归纳起来有两方面:一是调适情志,经常保持乐观情绪,以轻松愉快的心情解除平时郁积于心中的不良情志刺激,同时要提高对不良情志刺激的心理承受力。古人提倡通过琴棋书画、读书交友、游览名山大川以陶冶情性,都是调适情志、增进健康的良好方法。二是避免情志过激,过度强烈或持久的情志刺激,能够伤害脏腑气机,引起脏腑精气耗损或气机郁结逆乱,导致心病。

3.预防劳逸过度

劳逸过度也是影响身体健康的一大因素,"劳则气耗",过度劳累耗损人体精气,如劳作过度则耗伤脾肺之气,久行、久立或负重过度则耗伤肝肾之气,思虑过度则耗伤心脾之气,房劳过度则耗伤肾中精气等,这些都能导致脏腑精气的耗损,影响健康而致生疾病。过度安逸,也能导致气血瘀滞,不仅形体不健,心神也失清明,故《黄帝内经》有"久卧伤气,久坐伤肉"之说。预防劳逸过度,主要在于把握劳心、劳力的强度和时间,做到有劳有逸,劳逸结合,即《备急千金要方》所说的"常欲小劳,但莫大疲及强所不能堪"。

4.预防饮食起居失节

人生所赖以生存的气、血、精、津,都由所摄入的饮食水谷精微所化生,饮食和调,则化源充沛,脏腑形身得其正常滋养而健康无病。若饮食失宜,或过饥过饱,或五味偏嗜,则不仅作为"仓廪之本"的脾胃受损伤,而且还会导致脏气失衡而致病。因此历代医家都把调适饮食作为保健防病的重要内容之一。

起居失节也是危害健康、引致疾病的一种因素。若生活起居不规律,势必破坏人体内部的正常生理节律,轻则影响健康,重则引致疾病,即《黄帝内经》所指出的"以酒为浆,以妄为常,醉以入房……起居无节,故半百而衰也"。

总之,内养正气、外避邪气,是中医心病预防与保健的基本内容,两者互相协调配合,共同发挥预防疾病、保障健康的作用。

第二章　高血压

第一节　原发性高血压

　　高血压是一种以动脉血压持续升高为主要临床表现的慢性疾病,常引起心、脑、肾等重要器官的病变并出现相应的后果。高血压的诊断标准是:未用抗高血压药情况下,收缩压≥140mmHg 和(或)舒张压≥90mmHg,按血压水平将高血压分为 1、2、3 级。收缩压≥140mmHg 和舒张压<90mmHg 单列为单纯性收缩期高血压。基于目前的医学发展水平及检查手段,能够发现导致血压升高确切病因称之为继发性高血压,反之不能发现导致血压升高的确切病因称之为原发性高血压。高血压是心血管疾病公认的危险因素,在我国人群中有较高发病率。据 2002 年普查结果,我国≥18 岁人群高血压患病率高达 18.8%。血压升高还是多种疾病的导火索,会使冠心病、心力衰竭及肾脏疾患等疾病的发病风险增高。因此提高对高血压病的认识,对早期预防、及时治疗有极其重要的意义。

　　中医学没有高血压的病名,但根据其主要临床表现(头痛,头旋眼花,发作的时间短暂,平卧闭目片刻即安;重者即觉天旋地转,不能站立,有时恶心,甚至晕倒)认为属于"眩晕""头痛"范畴。

一、临床诊断要点与鉴别诊断

(一)诊断标准

1.高血压诊断标准

　　18 岁以上成年人高血压定义:在未使用降压药物的情况下,非同日 3 次测量血压,收缩压≥140mmHg 和(或)舒张压≥90mmHg。收缩压≥140mmHg 和舒张压<90mmHg 为单纯收缩期高血压。患者既往有高血压病史,目前正在使用降压药物,血压虽然低于 140/90mmHg,仍诊断为高血压。

2.高血压水平分级

　　根据血压升高水平,又进一步将高血压分为 1 级、2 级和 3 级。由于诊室血压测量的次数较少,血压又具有明显波动性,在不能进行 24 小时动态血压监测时,需要数周内多次测量来判断血压升高情况,尤其对于轻、中度血压升高者。如有条件,应进行 24 小时动态血压监测或家庭血压监测(表 2-1)。

表 2-1　血压水平的定义和分级(单位:mmHg)

分级	收缩压	舒张压
正常血压	<120	<80
正常高值血压	120～139	80～89
高血压	≥140	≥90
1 级高血压(轻度)	140～159	90～99
2 级高血压(中度)	160～179	100～109
3 级高血压(重度)	≥180	≥110
单纯收缩期高血压	≥140	<90

3.诊断性评估

对于已经明确诊断高血压的患者,诊断性评估包括:①是否有影响预后的各种心血管危险因素;②是否有靶器官损害和其他临床疾病;③有无引起高血压的其他疾病。

4.高血压的危险分层

高血压患者的预后和治疗决策不仅要考虑血压水平,还要考虑到心血管危险因素、靶器官损害和相关的临床状况,将高血压的绝对危险性分为 4 类:低危、中危、高危、很高危(表 2-2)。

表 2-2　高血压危险度分标准

其他危险因素、靶器官损害和病史	高血压		
	1 级	2 级	3 级
无	低危	中危	高危
1～2 个其他危险因素	中危	中危	很高危
≥3 个其他危险因素或靶器官损害	高危	高危	很高危
临床并发症或合并糖尿病	很高危	很高危	很高危

5.实验室及其他检查

(1)微量白蛋白尿(MAU):是高血压患者肾脏损害及全身血管内皮功能异常的早期标志,因此,应将 MAU 作为初诊高血压患者的常规检查内容之一。患者早期尿常规正常,肾浓缩功能受损时尿比重逐渐下降,可见少量尿蛋白、红细胞,偶见管型。随病情进展,尿蛋白增多,若 24 小时尿蛋白在 1 克以上时,提示预后差,此时红细胞及管型也可增多。

(2)血液生化:测定血钾、尿素氮、肌酐、尿酸、空腹血糖和血脂,包括血清总胆固醇(TC)、三酰甘油(TG)、高密度脂蛋白胆固醇(HDL-C)和低密度脂蛋白胆固醇(LDL-C)、同型半胱氨酸、血清胰岛素水平。

(3)胸部 X 线检查：可见主动脉迂曲、延长，主动脉升、弓、降部可扩张。左心室显著增大可见左心房亦增大，左心室功能不良时则出现肺瘀血。

(4)心电图：可诊断高血压患者是否合并存在左心室肥厚、心肌缺血及心律失常。

(5)超声心动图：能更为可靠地诊断左心室肥厚，评价高血压患者的心功能。

(6)颈动脉超声：为动脉粥样硬化的诊断提供一种无创、简便、重复性好的方法。颈动脉内膜中层厚度和斑块可预测脑卒中和心肌梗死的危险。

(7)动态血压监测：一般检测时间 24 小时，测压时间间隔为 15～30 分钟，动态血压监测反映各时间点的血压状况及高血压患者血压波动特点和昼夜变化规律，有助于筛选临界高血压及轻度高血压。目前尚无统一的动态血压正常值，但可参照以下正常上限标准：24 小时动态血压平均值＜130/80mmHg，白天动态血压均值＜135/85mmHg，夜间＜120/70mmHg。

(8)眼底检查：视网膜小动脉早期发生痉挛，随着病情进展出现硬化，眼底检查有助于了解高血压病程进展，目前采用 Keith-Wagener 眼底分级法。①Ⅰ级：视网膜动脉变细、反光增强。②Ⅱ级：视网膜动脉狭窄，动静脉交叉压迫。③Ⅲ级：在上述病变基础上有眼底出血及棉絮状渗出。④Ⅳ级：上述基础上出现视盘水肿。高血压眼底改变与病情严重程度和预后相关。

(二)鉴别诊断

1.原发性醛固酮增多症

原发性醛固酮增多症，是由于肾上腺皮质增生或肿瘤分泌的醛固酮过多所致，使体内潴钠、排钾、血容量增多、肾素、血管紧张素系统活性受到抑制。典型的临床表现：轻度至中度的高血压；肾脏表现：多尿尤其夜尿增多、口渴、尿比重下降、碱性尿和蛋白尿；神经肌肉功能障碍：发作性肌无力或瘫痪、手足麻木感等。凡高血压合并上述 3 项临床表现，并有低钾血症、高血钠性碱中毒而无其他原因可解释的，应考虑本病的可能。

本病国际公认的确诊的金标准是氟氢可的松抑制试验，怀疑为本病的患者可予口服氟氢可的松 0.1mg，每 6 小时 1 次，共 4 日，如果立位血浆醛固酮＜60pg/dL，且同时满足以下条件者，可以做出确定诊断：①立位血浆肾素活性＜1ng/(mL·h)；②血钾正常；③血浆皮质酮浓度上午 10 时需低于上午 8 时。也可以采用盐水负荷试验等，4 小时静脉滴注 0.9％氯化钠液，血浆醛固酮水平＜6.75ng/dL，可以诊断为醛固酮分泌腺瘤。

2.慢性肾病

慢性肾小球肾炎、慢性肾盂肾炎、糖尿病肾病、原发性高尿酸血症、肾小管间质病变及多囊肾等均可引起高血压。这些疾病早期均有明显肾脏病变的临床表现，在病程的中后期出现高血压，至终末肾病阶段高血压几乎都和肾功能不全相伴发。

慢性肾小球肾炎继发性高血压患者一般在20～30岁发病，水肿和尿异常较早于高血压的出现，尿蛋白量多，尿常规检测常见镜下红细胞。而高血压患者的年龄多在40岁以上，水肿少见，在疾病的后期，高血压未有效控制继发高血压肾病时可见轻至中度的尿蛋白，病程呈慢性发展。肾脏穿刺活检有助于本病的鉴别。

慢性肾盂肾炎表现为轻度的高血压和蛋白尿，常有反复的尿道感染史，予抗感染治疗有效。多次尿细菌培养和静脉肾盂造影对诊断慢性肾盂肾炎有价值。

糖尿病肾病早期出现微量白蛋白尿时可出现血压升高，血压随病情的进展而进展，终末肾功能衰竭阶段发展为难治性高血压。患者常有多年的糖尿病史，不难与原发性高血压相鉴别，诊断糖尿病肾病的指标是微量白蛋白尿。

3.睡眠呼吸暂停综合征

睡眠呼吸暂停综合征(SAS)是一种原因不明的睡眠呼吸疾病，指睡眠过程中反复发生咽部肌肉塌陷堵塞气道导致的呼吸紊乱，以反复出现的呼吸暂停及低通气为特征，多发生于肥胖人群和老年人，临床表现为夜间睡眠打鼾、睡眠中发生呼吸暂停、白天嗜睡、夜尿增多、头痛、性格改变等。由于呼吸暂停引起反复发作的夜间低氧和高碳酸血症，是导致高血压发作的主要原因，同时亦可导致冠心病、糖尿病和脑血管疾病等并发症。X线投影测量、多导睡眠检测、鼻咽纤维镜检查可有助于本病与高血压相鉴别。

4.皮质醇增多症

皮质醇增多症又称库欣综合征，是由多种原因导致的以高皮质醇血症为特征。典型的临床表现：高血压、满月脸、多血质外貌、向心性肥胖、痤疮等。年轻患者出现高血压、骨质疏松等与年龄不相称的临床表现时应考虑本病的可能性。辅助检查：①血浆皮质醇水平测定：24小时尿游离皮质醇升高，且高于正常的2～3倍有筛选意义；测定血皮质醇的昼夜分泌节律较清晨单次测量水平更有价值；②小剂量地塞米松抑制试验，有助于本病的诊断；③影像学检查如B型超声，CT和磁共振对本病均适用。

5.肾血管疾病

肾血管疾病是继发性高血压中最常见的一种，占高血压患者的5%～10%。肾脏单侧或者双侧肾动脉主干或分支病变均可导致高血压，病变可为先天性与后天性，常由动脉粥样硬化及纤维肌性发育不全引起，在亚洲地区还可由大动脉炎引起。临床表现：①骤发高血压并迅速进展至急进性高血压；②年龄多在35岁以下或 55 岁以上,而以年轻人发病多见;③腰部或腹部疼痛或损伤后血压急剧升高;④一般抗高血压药物效果不满意。

临床上怀疑本病,应该做影像学检查,如经皮肾动脉造影术、肾动脉多普勒超声技术、核素肾血流图检查、卡托普利、肾素激发试验、卡托普利、放射性核素、肾动脉造影、磁共振成像和 CT 扫描等有助于做出诊断。

6.嗜铬细胞瘤

嗜铬细胞瘤多位于肾上腺,且多为一侧性。交感神经节和体内其他部位的嗜铬组织也可发生此病,因肿瘤释放出大量儿茶酚胺,引起血压升高和代谢紊乱。高血压可为持续性,亦可呈阵发性。阵发性高血压发作的持续时间从 10 多分钟至数日,间歇期亦长短不等,发作频繁者一日可数次,发作时除血压骤然升高外,还有头痛、心悸、恶心、多汗、四肢冰冷和麻木感、视力减退、上腹或胸骨后疼痛等。典型的发作可由于情绪改变如兴奋、恐惧、发怒而诱发。对于有下列情况者,应疑为本病,并且需要做进一步的检查:①上述症状阵发性发作;②近期呈难治性高血压;③手术或者麻醉中血压异常波动;④有家族遗传史;⑤有肾上腺偶发瘤者。

肾上腺 CT 扫描和磁共振显像可用于解剖学定位;血儿茶酚胺及其代谢物测定、肾脏 B 超等有助于本病的诊断;[131]I-间碘苄胺闪烁扫描、生长抑素受体和 PET 显像对本病有定性和定位的意义。

7.大动脉疾病

先天性主动脉狭窄、大动脉炎可导致高血压:①先天性的大动脉局限性狭窄或闭锁,导致上肢高血压、下肢低或无血压,亦可见双上肢血压不等,常见临床症状为头晕、头痛、头胀、气短、心悸、胸闷、心前区疼痛、下肢发凉和下肢乏力;②大动脉炎症累及胸主动脉、腹主动脉甚至全主动脉时,导致上肢高血压及下肢供血不足的症状,表现为头痛、头晕、心悸、下肢发冷、间歇性跛行。红细胞沉降率、C 反应蛋白、眼底影像学检查、超声、血管造影、CTA 检查等辅助检查有助于诊断。

8.药物引起的高血压

药物性高血压属于一种继发性高血压,是指由于药物的使用导致患者的血压升高并超过正常范围,或者高血压患者在使用药物治疗的过程中使血压进一步升高或使本已经降低至正常值的血压出现反跳现象,有的甚至出现高血压危象,或者成为难治性高血压。常见的引起高血压升高的药物主要为:①皮质激素包括糖皮质激素如氢化可的松、可的松、泼尼松、泼尼松龙、地塞米松、倍他米松,盐皮质激素如去氧皮质酮,同化激素如黄体酮等;②非甾体类抗炎药如布诺芬、吲哚美辛、美洛昔康、对乙酰氨基酚、阿司匹林等;③避孕药包括炔诺酮、炔诺孕酮及其复方制剂等;④拟肾上腺素药物如肾上腺素、去甲肾上腺素、异丙肾上腺素等;⑤抗抑郁药物如三环类抗抑郁药、单胺氧化酶抑制剂等;⑥重组人促红细胞生成素。

二、辨病诊断

（一）诊断依据

眩晕是由于阴虚风动、痰浊及瘀血等引起的清窍失养、脑髓不充,临症以头晕、眼花为主症的一类病症。轻者闭目即止,重者如坐车船,旋转不定,不能站立,或伴恶心、呕吐、汗出、面色苍白等症,甚则突然晕倒。眩指眼花,晕指头晕,两者常并见,故称"眩晕"。

1.临床表现

患者自觉头晕目眩,眼前发黑,视物旋转动摇不定,轻者闭目可止,重者如坐车船,旋转不定,不能站立,严重者可突然仆倒,发作间歇长短不一。起病缓慢,逐渐加重,或反复发作,或为持续性,也可见急性起病者。

2.伴随症状

患者可伴有头痛,项强,恶心呕吐,眼球震颤,耳鸣耳聋,汗出,昏仆等症状。

3.病史

患者多有情志不遂,年高体虚,饮食不节,跌扑损伤等病史。本病常因情绪波动或饮食劳倦而诱发或加重。

（二）类证鉴别

1.中风

中风以猝然昏仆,不省人事,伴有口眼㖞斜、半身不遂、神志昏蒙、舌强语謇或失语、偏身麻木;或不经昏仆,仅以口眼㖞斜、半身不遂为特征。中风昏仆与眩晕昏仆相似,且眩晕多为中风前兆,但眩晕患者无半身不遂、昏仆不省人事、口眼㖞斜及舌强语謇等表现。

2.厥证

厥证以突然昏仆,不省人事,或伴有四肢厥冷为特点,发作后一般在短时间内逐渐苏醒,醒后无偏瘫、失语、口眼㖞斜等后遗症,严重者也可一蹶不复而死亡。眩晕发作严重者也有欲仆或眩晕扑倒的表现,与厥证相似,但一般无昏迷、不省人事的表现。

3.痫病

痫病以突然仆倒,昏不知人,口吐涎沫,两目上视,四肢抽搐,或口中如作猪羊叫声,移时苏醒,醒后一如常人的病证。发作期痫病昏仆与眩晕仆倒相似,痫病发作前多有眩晕、乏力、胸闷等先兆,发作日久常有神疲乏力、眩晕时作的表现。而眩晕是以头晕目眩,视物旋转,如坐车船,甚则仆倒等临床表现。

4.头痛

头痛常与眩晕同时出现,也可单独出现。两者对比,就其发病病因来说,头痛包括外感与内伤两方面。外感多因六淫邪气侵袭,内伤多与情志不遂、饮食劳倦、跌扑损伤、体虚久病、禀赋不足、房劳过度等因素有关。眩晕则以内伤为主,包括情志、饮食、体虚年高、跌仆外伤等方面。临床表现方面,头痛以疼痛为主,实证较多;而眩晕则以头晕目眩为主,虚证较多。

三、病因病机

(一)外邪侵袭

风邪为外感六淫之首。风邪客于肌表,循经上扰巅顶,邪遏清窍,导致清窍失养,而发为眩晕。风邪善行而数变,是故风邪致病的特点是数变而不定,性主动,故眩晕多突然发生,其症为脑转耳鸣。或由于体虚表弱,腠理不固,风邪乘虚入侵,上犯清窍,清气失和而致眩晕。

(二)情志不调

长期忧郁恼怒,肝气郁结,郁久化火,君相火旺,风阳升动,循经上冲,头目清窍不利以致眩晕。

(三)饮食不节

脾主运化水谷,又云"脾为生痰之源"。若嗜食肥甘厚味、辛辣刺激之物,或饥饱无常,或酒食太过,日久伤及于脾,使脾失去运化水谷之功能,脾失健运,则水谷不能化生为精微物质,水湿内生,聚湿生痰,痰浊中阻,以致清阳不升,浊气不降,蒙蔽清窍,从而发为眩晕。若痰浊日久不去,郁而化火,痰火上犯清窍,窍失清明,亦可使眩晕加重。

(四)久病劳倦

久病之后,气血耗伤,或失血之后,虚而不复,或久病伤肾,肾精虚少,均可导致气血两虚;或思虑劳倦、饮食不节,使脾胃虚弱而气血生化乏源,以致气血两虚。气虚则清阳不展,血虚则脑失充养,皆能导致眩晕。

(五)年老体虚

肾精不充,禀赋虚弱,而后天又失于调摄;或体虚久病,病后失养,损伤肾精,精虚髓减;或年老体虚,肾精失充,精失封藏,以致肾精亏耗,不能生髓充脑,脑失所养而发为眩晕。此外,肾精不足,肝失所养,肝阳上亢,上扰清空,发为眩晕;精血同室,血为气母,精亏亦可同时间接导致眩晕。

总之,眩晕病变与肝、脾、肾三脏关系密切,其中尤其以肝脏为主。本病多为本虚标实,实指风、火、痰、瘀之实;虚指气、血、阴、阳之虚。本证以内伤为主,其病因病机虽有肝阳上亢、风邪上扰、气血亏虚、肾精不足、痰浊中阻、瘀血阻窍之分,但相互之间往往相互转化、相互夹杂。如肾阴亏虚,日久阴损及阳,可转化为阴阳俱虚;痰浊中阻,初起多为痰湿偏盛,日久可痰郁化火,形成痰火为患;失血过多,则导致气随血脱,出现气血双亏等。

四、辨证要点

(一)辨寒热

因外感阴寒邪气,或因内伤久病,阳气损耗,或过食生冷寒凉,阴寒内盛,即表现为寒证,临床常见恶寒喜暖、肢冷蜷卧、口淡不渴、大便稀溏、舌淡苔白而润滑、脉迟等症状。

因外感火热之邪,或寒邪入里化热,或因七情过极,郁而化热,或饮食不节,积郁蕴热,或房事劳损,劫夺阴精,阴虚阳亢,即表现为热证,临床表现为恶热喜冷,口渴喜冷饮,面红目赤,大便黏腻,舌红苔黄而干燥,脉数等症状。

(二)辨虚实

眩晕虽以虚证居多,虚证以气虚、血虚、阴虚、阳虚为主;实证则因风、火、痰、瘀所致。一般新病多实,久病多虚;体壮者多实,体弱者多虚;兼见呕恶、面赤、头胀痛者多为实,兼见体倦乏力、声低息微、少气懒言、耳鸣如蝉者多为虚;发作期多为实,缓解期多为虚;舌质老、苔厚腻多实,舌质嫩、苔少或无苔多虚;脉象有力多实,脉象无力多虚;面白体肥为气虚多痰,面黑体瘦为血瘀;久病常虚中夹实,虚实夹杂。

眩晕辨虚实,首先要注意舌象和脉象。如气虚者,多见舌质淡嫩,脉细弱;肾精不足偏阴虚者,多见舌红少苔,脉弦细数;偏阳虚者,多见舌体胖大,脉沉细、迟弱;痰湿重者,多见舌苔厚腻,脉滑;内有瘀血者,可见舌质紫黯或舌有瘀斑瘀点,脉涩。

(三)辨脏腑

眩晕病在清窍,眩晕的发生与肝、脾、肾功能失常关系密切。

肝阴不足或肝郁化火,肝火炽盛,可导致肝阳上亢,发为眩晕。其临床表现为头晕目眩,头胀头痛,两目干涩,面红目赤,口苦口干,急躁易怒,失眠多梦等。

脾虚失运,不能运化水湿,湿聚成痰,痰湿中阻,发为眩晕。其临床表现为头晕,头重如裹,纳少,腹胀,食后胀甚,便溏不爽,神疲乏力,少气懒言,肢体倦怠,或浮肿,恶心欲呕,口苦,渴多不饮,头重,耳鸣,舌体胖大,边有齿痕,舌苔白腻,脉弦滑或濡数等症状。

肾精不足,脑髓失充,发为眩晕。临床表现为头晕目眩,耳鸣,腰膝酸软,神疲乏力,精神萎靡,少寐多梦,健忘。偏阴虚者,兼有烦躁易怒,五心烦热,潮热汗出,两目干涩,视力减退,咽干口燥,舌质红,苔少或无苔,脉细数。偏阳虚者,兼有四肢不温,形寒肢冷,腰痛背凉,舌淡,苔白润,脉沉细弱无力。

五、确立治疗方略

眩晕的治疗原则主要是补虚泻实,调整阴阳。虚实夹杂者,或因虚致实,或因实致虚,当扶正以祛邪,或祛邪以安正。

(一)缓者补虚,兼顾标实

眩晕虚者,以精气虚为多,精气虚应填精生髓,滋补肾阴。气血虚者宜益气养血,调补脾胃。肝肾阴亏者,大多兼有风火,应在补阴之时,佐以平肝息风、清肝泻火之剂。可免上扰之风火再灼肝肾之阴。气虚者,大多兼有血行不畅,参入行血之剂,以助气血的贯通与滋生。

(二)急当泻实,安其正气

急发时以痰、火为常见,痰湿中阻,宜燥湿祛痰;肝火偏盛者,宜清肝泻火;肝阳上亢,宜清火潜阳;阴虚阳亢者多,宜滋阴潜阳。

(三)治重调气,平衡阴阳

眩晕发病,阴虚阳亢,阴不制阳居多,治以滋养肝肾,平衡阴阳。同时,从气机上来讲,多数为气机逆上作乱,亦有一部分是气陷不升,或气血停滞而不相继,所以在治疗上强调调整气机,或平或抑,或通或升,保持气机平和。

六、辨证论治

1.风邪上扰证

(1)抓主症:头晕目眩,恶寒,发热。

(2)察次症:头痛,头目胀痛,咳嗽,口微渴

(3)审舌脉:舌质淡红,苔薄白或薄黄,脉浮数。

(4)择治法:疏风清热,平肝潜阳。

(5)选方用药思路:本证为感受风热之邪,风热上扰,故选用桑菊饮。

方中桑叶味甘苦性凉,疏散上焦之风热,且善走肺络,能清宣肺热而止咳嗽,菊花味辛甘性寒,疏散风热,清利头目而肃肺,两药轻清,直走上焦,协同为用,且都能平肝潜阳。杏仁苦降,桔梗辛散,一宣一降,复肺宣降而止咳。薄荷辛凉,疏散风热、清利头目,连翘轻清透邪,又能清热解毒。芦根清热生津。诸药合用,疏风清热、平肝潜阳,则眩晕头痛得解,诸症自愈。

(6)据兼症化裁:若胸中烦而不呕,为热聚于胸,加瓜蒌以清热理气宽胸;咽干明显,口渴者,是热伤津液,加菊花、天花粉以止渴清热生津;腹中痛,是木乘脾土,加芍药以柔肝缓急止痛;胁下痞硬,是瘀滞痰凝,加牡蛎以软坚散结;心下悸,小便不利,是水气凌心,加茯苓以利水宁心;心烦者,加栀子、黄连以清热安神;心烦失眠者,加五味子、合欢皮以养心安神;热甚者,加石膏、连翘以清热生津;咳者,是素有肺寒留饮,加五味子、干姜以温肺止咳。

2.肝阳上亢证

(1)抓主症:头晕目眩,耳鸣,头痛且胀,面红目赤。

（2）察次症：急躁易怒，口苦口干，肢麻震颤，腰膝酸软，心悸健忘，少眠多梦，因烦劳或恼怒头晕头痛加重。

（3）审舌脉：舌质红，苔薄黄，脉弦细数。

（4）择治法：平肝潜阳、滋养肝肾。

（5）选方用药思路：本证为肝火妄动，阳亢风动，故选用天麻钩藤饮。

肝阳上亢，上冒清空，故眩晕耳鸣、头胀头痛；劳则伤肾，怒则伤肝，均可使肝阳更盛，故头晕头痛加剧；肝阳升发太过，故急躁易怒；肝火偏盛，循经上炎，则见面红目赤，灼伤津液则见口苦口干；舌质红，苔薄黄；脉弦细数为肝阳上亢之征。

天麻祛风潜阳，止头痛眩晕，钩藤清热息风降火，石决明平肝潜阳，除热明目，镇肝潜阳；川牛膝引血下行，益肝肾，并能活血利水。益母草合川牛膝活血利水、平降肝阳，使偏亢之阳气复为平衡；黄芩、栀子以清肝降火，使肝风、肝火平息，以折其阳亢；杜仲、桑寄生补益肝肾以治本；夜交藤、茯神以宁养心神、补固根本。诸药合用，平肝潜阳、滋养肝肾，则眩晕头痛得解，诸症自愈。

（6）据兼症化裁：肝火偏盛，可加龙胆草、菊花、牡丹皮以清肝泄热。大便秘结者，可加大黄、芒硝或当归龙荟丸以通腑泄热。肝阳亢极化风，宜加羚羊角、牡蛎、代赭石、珍珠母等以镇肝息风。肝阳亢盛而阴虚较甚者，加生地黄、麦冬、玄参、何首乌、白芍、牡蛎、龟板、鳖甲等滋补肝肾之阴。

3.气血亏虚证

（1）抓主症：眩晕，气短，神疲懒言，乏力自汗。

（2）察次症：动则加剧，遇劳则发，纳少腹胀，发作时可兼有气短，面色苍白，唇甲淡白，发色不泽，神疲懒言，乏力自汗，嗜睡，心悸不安，黑矇，头晕欲仆。

（3）审舌脉：舌质淡嫩，苔薄白，脉细弱。

（4）择治法：补养气血，健运脾胃。

（5）选方用药思路：本证为脾胃虚弱，气虚血少，故选用归脾汤。

脾胃为后天之本，气血生化之源。思虑过度，劳伤心脾，以致气血生化不足，或久病体虚，脾胃虚弱，或失血后，耗伤气血，均可导致气虚血少。又脾虚则运化失职，不能升清化浊，清气不升，反受浊阴所蒙，故发生眩晕。

黄芪补脾益气；龙眼肉补脾气，养心血，两药合用，益气养血和营。人参、白术皆为补气健脾之要药，与黄芪相伍，其补脾益气之功益著；当归养血和营，和主药以益气养血；酸枣仁宁心安神；茯神养心安神；远志宁心益智；木香理气醒脾。炙甘草补益心脾之气，并调和诸药。引用生姜、大枣和胃健脾，以资生化之源，则气旺而血充。诸药合用，心脾同治，以补脾为主，使脾旺则气血生化有权；气血双补，以补气为重，使气旺而益于生血，心脾得补，气血得养，则眩晕诸症自愈。

（6）据兼症化裁：气短、神疲懒言者重用黄芪，加阿胶、熟地黄、白芍以补气养血;唇甲淡白,发色不泽,血虚较甚者加熟地黄、阿胶、紫河车以养血补血;气虚卫阳不固,自汗时出,重用黄芪,加防风、浮小麦以益气固表敛汗;气虚湿盛、纳少腹胀、泻泄便溏者,加薏苡仁、泽泻、白扁豆、当归(炒用)以健脾利湿;畏寒肢冷、腹中隐痛等阳虚者,加桂枝、干姜以温通阳气;心悸怔忡、不寐者,加柏子仁、朱砂等以镇心安神。

4.肾精不足证

(1)抓主症:头晕目眩,头晕,耳鸣,腰膝酸软。

(2)察次症:偏阴虚者,烦躁易怒,五心烦热,潮热汗出,两目干涩,视力减退,咽干口燥。偏阳虚者,四肢不温,形寒肢冷,畏寒喜暖。

(3)审舌脉:偏阴虚者,舌质红,苔少或无苔,脉细数;偏阳虚者,舌淡,苔白润,脉沉细弱无力。

(4)择治法:偏阴虚者,滋阴补肾;偏阳虚,补肾助阳。

(5)选方用药思路:本证为肾精不足,肝肾亏虚,故偏阴虚选用左归丸;偏阳虚选用右归丸。

肾为先天之本,主藏精生髓,脑为髓之海。肾精耗伤,无以生髓,脑髓失充,以致髓海空虚而发为眩晕、精神萎靡。肾虚则心肾不交,故少寐多梦健忘。肾主骨,腰为肾之府,齿为骨之余,精虚骨骼失养,故腰膝酸软,牙齿动摇。肾开窍于耳,故耳鸣时作。精关不固,则见遗精。肾其华在发,肾虚精亏,故发易脱落。

偏阴虚则生内热,故见五心烦热,舌质红,脉弦细数。偏阳虚则生外寒,故四肢不温,形寒怯冷,舌质淡,脉沉细无力。

左归丸方中熟地黄滋肾阴,益精髓,以补真阴之不足。用山茱萸补养肝肾,固摄精气;山药补脾益阴,滋肾固精;龟板胶滋阴补髓;鹿角胶补益精血,温肾壮阳,配入补阴方中,而有阳中求阴之义。枸杞子补肝肾,益精血;菟丝子补肝肾,助精髓;牛膝益肝肾,强筋骨,引药入肾。诸药合用,肾精得补,肾阴得滋,眩晕渐去。

右归丸方中附子、肉桂温壮元阳,鹿角胶温肾阳、益精血。熟地黄、枸杞、山药滋阴益肾,填精补髓,并养肝补脾,而取阴中求阳之义。佐以菟丝子、杜仲补肝肾,强腰膝;当归养血补肝,与补肾之品相合,共补精血。诸药合用,温壮肾阳,滋补精血,则诸症自愈。

(6)据兼症化裁:阴虚内热,症见五心烦热,舌红,脉弦细数者,可加炙鳖甲、知母、黄柏、牡丹皮等滋阴清热。心烦、口苦加竹茹、黄连。心肾不交,失眠、多梦、健忘者,加阿胶、鸡子黄、酸枣仁、柏子仁等交通心肾,养心安神。肺肾阴虚,加沙参、麦冬、玉竹等滋养肺肾。形寒肢冷,加桂枝、干姜以温通阳气。眩晕较甚,阴虚阳浮加龙骨、牡蛎、珍珠母。

5.痰浊中阻证

(1)抓主症:视物旋转,头晕,头重如裹。

(2)察次症:胸闷作恶,呕吐痰涎,脘腹痞满,纳少神疲。

(3)审舌脉:舌体胖大,边有齿痕,舌苔白腻,脉弦滑。

(4)择治法:燥湿祛痰,健脾和胃。

(5)选方用药思路:本证为痰浊中阻,蒙蔽清阳,故选用半夏白术天麻汤。

痰浊蒙蔽清阳,故眩晕;痰为湿聚,湿性重浊,阻遏清阳,故头晕,头重如裹;痰浊中阻,浊阴不降,气机不利,故胸闷、脘腹痞满;胃气上逆则见恶心,时吐涎痰;脾阳不振,则少食多寐。舌体胖大,边有齿痕,苔白腻,脉弦滑为痰浊内蕴之象。

方中半夏辛温而燥,燥湿化痰,降逆止呕;天麻甘平而润,入肝经,善于平肝息风而止眩晕。白术健脾燥湿;茯苓健脾渗湿,以治生痰之源。橘红理气化痰,使气顺则痰自消;甘草调药和中,生姜、大枣调和脾胃。诸药合用,风痰并治,标本兼顾,以化痰息风,健脾祛湿,则使脾土健中气足,痰浊祛而风熄,眩晕诸症自愈。

(6)据兼症化裁:呕吐频繁,加代赭石、竹茹和胃降逆止呕。纳差、食滞加神曲、鸡内金。脘闷、纳呆、腹胀者,加白豆蔻、砂仁等理气化湿健脾。肢体沉重,苔腻者,加藿香、佩兰、石菖蒲等醒脾化湿。耳鸣、重听者,加葱白、郁金、石菖蒲等通阳开窍。心烦、口苦加竹茹、黄连。痰邪郁久化热,头目胀痛,渴不欲饮,苔黄腻,脉弦滑,则宜用黄连温胆汤清热化痰。

6.瘀血阻窍证

(1)抓主症:眩晕头痛,痛有定处,头痛如针刺。

(2)察次症:面色黧黑,肌肤甲错,口唇紫暗,健忘,心悸失眠,耳鸣耳聋。

(3)审舌脉:舌质紫暗,有瘀点或瘀斑,脉弦涩或细涩。

(4)择治法:祛瘀生新,通窍活络。

(5)选方用药思路:本证为瘀血阻滞,神蒙窍闭,故选用通窍活血汤。

通窍活血汤主治瘀血阻滞头面,神蒙窍闭,眩晕头痛。瘀血阻络,气血不得流布,脑失所养,故眩晕时作。头痛、口唇紫暗,舌质紫暗,有瘀点或瘀斑,脉弦涩或细涩,均为瘀血内阻之征。瘀血不去、新血不生,心神失养,故可兼见健忘、失眠、心悸、精神不振。

方中桃仁破血行滞而润燥,红花活血祛瘀以止痛。赤芍、川芎活血祛瘀,通络开窍。麝香上行,直达头部开窍散结祛瘀止痛。大枣甘温益气,缓和药性,配合活血祛瘀之品,以防耗伤气血。诸药合用,祛瘀活血,窍开络通,则眩晕头痛,诸症自愈。

(6)据兼症化裁:神疲乏力,少气自汗等气虚者,加黄芪、党参以补气固表、益气行血。畏寒肢冷、感寒加重者,加附子、桂枝温经活血。当风而发者,可重用川芎,加防风、白芷、荆芥穗、天麻等理气祛风之品。新近跌仆坠损、瘀血阻络所致者,可加用苏木、血竭等活血化瘀疗伤之品。心悸、眠少加夜交藤、柏子仁以养血安神。心烦、口苦加柴胡、黄芩以降火泻火。半身活动障碍乏力者加地龙、黄芪;心烦易躁、易怒加柴胡、牡丹皮、栀子、郁金;腰酸腿软、四肢发凉者,加人参、益智仁、骨碎补、补骨脂、何首乌、菟丝子;腹胀少食、大便溏泄、完谷不化者,加桂枝、附子、人参、干姜、白术、甘草。

七、中成药选用

(一)心脉通片

药物组成:当归、丹参、三七、葛根、槐花、夏枯草、毛冬青、钩藤、决明子、牛膝。

功能作用:活血化瘀、通脉养心、降压降脂。临床用于高血压中医辨证属血瘀型,症见头痛、心悸、失眠、面唇紫暗等。还可以用于高脂血症。

用法用量:口服。一次4片,每日3次。或遵医嘱服药。

(二)天麻钩藤颗粒

药物组成:天麻、钩藤、栀子、牛膝、黄芩、杜仲(盐制)、石决明、桑寄生、首乌藤、益母草、茯苓。

功能作用:平肝息风,清热安神。临床用于高血压中医辨证属肝阳上亢所引起的头痛、眩晕、耳鸣、眼花、震颤、失眠等。

用法用量:开水冲服。一次5克,每日3次,或遵医嘱。

(三)全天麻胶囊

药物组成:天麻。

功能作用:平肝、息风、止痉。临床用于治疗高血压中医辨证属肝风上扰所致的眩晕、头痛、肢体麻木、癫痫抽搐。

用法用量:口服。一次2~6粒,每日3次。

(四)养血清脑颗粒

药物组成:当归、熟地黄、白芍、鸡血藤、钩藤、珍珠母、决明子、夏枯草、细辛、延胡索、川芎。

功能作用:养血平肝,活血通络。用于高血压中医辨证属于血虚肝旺所致头痛、眩晕眼花、心烦易怒、失眠多梦等症状。

用法用量:口服。一次4克,每日3次。

(五)杞菊地黄丸

药物组成:枸杞、菊花、熟地黄、山药、山茱萸、泽泻、茯苓、牡丹皮。

功能作用:滋补肝肾、填精益髓。用于高血压中医辨证属肾精不足兼肝阴亏虚之眩晕、目涩畏光、视物昏花,伴腰酸、耳鸣等症状。

用法用量:口服。每日 3 次,一次 8 丸。

八、单方验方

(1)和肝汤(方和谦方):当归、白芍、白术、柴胡、茯苓、生姜、薄荷、炙甘草、党参、香附、大枣,水煎服,每日 2 次,用于肝郁血虚型眩晕。

(2)赭决九味汤(邓铁涛方):黄芪、代赭石、党参、茯苓、陈皮、半夏、决明子、白术、甘草,水煎服,每日 2 次,用于气虚痰浊型眩晕。

(3)桑寄生茶适量,水煎,取汁,去渣,代茶饮,用于肾虚型眩晕。

(4)刘渡舟验方:夏枯草、龙胆草、甘草、益母草、白芍,水煎服,每日 2 次,用于治疗肝火上炎型高血压。

(5)二皮降压饮:桑白皮、地骨皮,水煎服,每日 2 次,用于阴虚火旺型眩晕。

(6)平肝潜阳止晕汤:钩藤、菊花、杜仲、决明子、槐花、夏枯草、白芍、栀子、牛膝、女贞子、山楂、珍珠母,水煎服,每日 2 次,用于治疗肝阳上亢型眩晕。

(7)清肝泻火止晕汤:龙胆草、石膏、栀子、菊花、钩藤、蔓荆子、牡丹皮、大黄,水煎服,每日 2 次,用于治疗肝火亢盛型眩晕。

(8)调补阴阳止晕汤:仙茅、淫羊藿、巴戟天、当归、女贞子、生地黄、合欢花、郁金、白芍、菊花、黄芪、肉苁蓉,水煎服,每日 2 次,用于治疗阴阳失调型眩晕。

(9)鹿茸,酒煎,去渣入麝香少许服用,每日 1 次,用于阳虚型眩晕。

(10)大黄一味,酒炒 3 遍,研末,茶调,每日 2 次,用于痰火型眩晕。

九、中医特色技术

(一)穴位贴敷

1.药物组成

白芍、川芎、白芷、冰片,上药共研成细末,辅料为蜂蜜,调制而成。

用法:在头痛不适之时,调敷于大椎、风池、肝俞、足三里等穴,30 分钟后去之,每日敷一次,7 日为 1 个疗程。

2.药物组成

桃仁、杏仁、夏枯草、水蛭、糯米、白胡椒。

用法:上药共研成细末,分为 6 日量,每晚睡前用鸡蛋清调成糊状,贴涌泉穴,左右交替贴药,以胶布固定,晨起去掉药糊,清水洗净,贴药处皮肤呈青紫色。连续 6 次为一个疗程。头痛、眩晕等症状缓解后,可再巩固治疗 2 个疗程。

3.药物组成

钩藤、菊花、白蒺藜、川芎、冰片。

用法:将钩藤、菊花、白蒺藜、川芎经提取精制成浸膏,烘干,粉碎。冰片研细,过 80 目筛。将药物及冰片以 75% 的乙醇溶液溶解、搅匀,经冷冻再解冻制成药物,覆以背衬层及保护膜,分割成 3cm×3cm 大小即得。用时将贴片保护膜撕去,贴敷于神阙穴,每周贴敷 2 次,15 日为一个疗程。

(二)针刺疗法

(1)治法:滋阴潜阳、平肝降压。

主穴:风池、曲池、足三里、三阴交。

配穴:肝阳上亢型可另加行间、太冲等穴位;气血亏虚型眩晕可另加脾俞、肾俞、关元、气海等穴位;肾精不足型眩晕可另加肝俞、肾俞等穴位;痰浊中阻型眩晕可另加内关、丰隆、解溪等穴位。

操作:每次用 30~32 号的毫针,选主穴 3 个,配穴 1~2 个。风池、曲池、行间、太冲、内关、丰隆、解溪穴用捻转泻法,足三里、三阴交穴用平补平泻法,脾俞、肾俞、关元、气海穴用补法。在肢体两侧同一穴位上实施补泻时,用双手左右对称操作。留针 30 分钟,其间运针 2 分钟。隔日针刺一次,5 周为一个疗程。

方解:风池、曲池行毫针泻法,可以清肝泻火、平肝潜阳,而三阴交、足三里用平补平泻法以补气血。肝阳上亢型取风池、曲池、行间、太冲穴,行毫针泻法,以泻肝胆之火,平肝潜阳使眩晕诸证减轻,另加三阴交或足三里行毫针补法,以防泻实太过;对于肾精不足或气血亏虚型另加肾俞、脾俞补脾肾之气,关元补人之元气,气海补所需之气,综上补气生血,使诸证缓解;内关、丰隆、解溪等穴位可健脾化痰,与主穴配伍可治疗痰浊中阻型眩晕。

(2)治法:平肝潜阳、养血生精。

取穴:双侧太冲、足三里。

操作:取双侧太冲、足三里,以 30~32 号的毫针刺双侧太冲、足三里为主,用泻法,运针时频率要快,指下针感要强,反复运针 8~10 分钟,不留针,起针后不按压针孔,如出血用消毒棉球轻轻擦去;以刺双侧足三里为辅,用平补平泻法,留针 30 分钟,每个 10 分钟运针一次,连续 15 日为一个疗程。

方解:太冲属肝之原穴,足厥阴肝经所注为"输",具有疏肝理气、平肝潜阳、泻火止痛之功,足三里乃是足阳明胃经之合穴,具有健脾、化痰、养血之效,为人体保健的要穴,太冲穴配足三里穴,一阴一阳,一泻一补,既可以平上亢之肝阳,又可以降上扰之妄火,还能祛痰、生气血、化阴精。

(3)治法:平肝潜阳、镇惊安神。

取穴:高血压上点(在两眉之间,即印堂穴)和高血压下点(在鼻尖的稍下方)。

操作:让患者坐位或仰卧位,取高血压上点(在两眉之间,即印堂穴)和高血压下点(在鼻尖的稍下方),常规消毒后,选用 30~32 号的毫针,以轻缓的手法捻转进针。鼻针一般要求以 150~200 角向下斜刺,唯高血压上、下点向上斜刺。针刺深度为 1～2 分,以不刺到软骨为度。行针得气,待患者有酸胀感为止,每隔 10 分钟捻转一次,留针 30 分钟。针刺前休息 15 分钟和起针后分别进行血压测量。每日一次,10 日为一个疗程。

方解:高血压上、下点乃鼻部特定穴位。高血压上点(即印堂穴),虽然是经外奇穴,但位居督脉,具有平肝潜阳、镇惊安神之功效,主治头痛、失眠、高血压、神经性头痛、神经衰弱等。高血压下点作用与高血压上点相同。因肝脉与督脉会于巅顶,故针刺可以平息上亢之风阳。若针感上达巅顶,能立解头痛、头晕之苦。

(三)灸疗法

(1)治法:调整肝阳、平泻肝火。

取穴:神阙穴。

操作:先以温开水调面粉成圆圈状(长约 12cm,粗约 2cm),面圈的中间孔应与患者脐孔大小一致(直径约 1.5cm),备用。芪香散药末制作:黄芪、杜仲、益母草、桑寄生、夜交藤、茯神、栀子、黄芩、三七、五味子、牛膝、天麻、钩藤等,将药物混合,进行超微粉碎,取药末备用;麝香 1 克单用。令患者仰卧位,充分暴露脐部,用 75% 乙醇溶液在脐周常规消毒后,将面圈绕一周,取少许麝香(如小米粒大)置于脐内,然后取自制芪香散药末适量,填满脐周,用艾炷(直径约 2cm、高约 2cm)置于药末上,连续施灸 10 壮,约 2 小时。灸后用医用胶布封固脐中药末,2 日后自行揭下,并用温开水清洗脐部。每周治疗 2 次,连续治疗 1 个月为 1 个疗程。

方解:肚脐即神阙穴,为人体的重要腧穴。脐通五脏六腑,联络全身经脉,具有调节全身气血阴阳的作用。

(2)治法:平肝降逆、降压。

取穴:关元、足三里(双)、涌泉(双)。

操作:患者取仰卧位,于涌泉穴上分别涂少量凡士林,将高 0.5cm,底部直径 0.5cm 如麦粒大小的艾炷置于穴位上,用线香点燃艾炷,燃至患者感觉有灼烧热感后用镊子取下,换另一艾炷进行艾灸,每穴各灸 2 壮。关元穴、双足三里穴分别用高 1cm、底部直径 1cm 的艾炷直接置于穴位上,用线香点燃艾炷,余下如上法,每穴各灸 2 壮,每日行灸一次,10 日为一个疗程。

方解:关元穴为任脉与足三阴之交会穴,灸之可扶助元阳。足三里可补益气血。涌泉穴为肾经井穴,可激发肾气。

(四)熏洗疗法

1.浴足方

药物组成:牛膝、川芎、天麻、钩藤(后下)、夏枯草、吴茱萸、肉桂。

使用方法:上方加水 2000mL 煎煮,水沸后再煮 20 分钟,取汁温热,倒进恒温浴足盆内浴足 30 分钟,每日 2 次,浴足后卧床休息。调整人体气血阴阳,使上亢之虚阳,上逆之气血以下行,疏通经络气血,恢复阴平阳秘、气血调畅的生理状态。用于脏腑气血阴阳平衡失调,肝肾阴虚,肝阳上亢,气血上逆,上实下虚导致的高血压。

2.降压汤

药物组成:附子、吴茱萸、透骨草、罗布麻。

使用方法:上药水煎取汁 2500mL,晨泡 20 分钟,晚泡 30 分钟,一剂用 3 日。引火下行,水煎泡足治疗高血压疗效显著。

3.药物组成:钩藤、夏枯草、肉桂、川芎

使用方法:将上述药物经筛选炮制成饮片,加冷水浸泡 30 分钟,煎煮 2 次,每次超过 30 分钟,滤过、定量、分装、低温灭菌得成品。以此类推,制成临床观察所需量。每次取用 100mL 药液,加温开水至 2000mL,每次浴足 30 分钟,每日早、晚各一次,2 周为一个疗程,共使用一个疗程(连续 4 周)。

4.药物组成:桑叶、钩藤、菊花、夏枯草

使用方法:将以上药物加水 4000mL 煎煮取液,先熏脚后温洗双足,每日一次,一剂可用 2～3 次,10 日为一个疗程。

5.药物组成:牛膝、杜仲、独活、乌药、磁石、丹参、当归、牡蛎

使用方法:上述药物共为细末,用纱布包煎 30 分钟,取药液 1000mL 左右,待温度适宜时浸泡双足,凉时可以加温,使之持续 30 分钟,每日 1 次。

(五)其他方法

1.穴位注射法

(1)穴位:①足三里、内关;②合谷、三阴交;③太冲、曲池。操作方法:三组穴位可交替使用,每穴注射 0.25% 盐酸普鲁卡因溶液 1mL,每日一次。

(2)穴位:合谷、太冲或内关、风池。

方法:每次取 2～3 穴,每穴注射 5% 或 10% 的葡萄糖注射液 3～5mL,或维生素 B_{12} 注射液 0.5mL,2 日一次。

2.穴位埋线法

取穴:①曲池、足三里;②心俞、太冲。操作方法:每次埋线 1 组,埋 15～20 日,2 组交替使用。

十、预防调护

(一)预防方面

1.戒烟

吸烟会导致血管内皮细胞受到损害,长期吸烟对血管有一定的加压作用,使患高血压的概率增加,高血压患者发生脑卒中、心肌梗死和猝死的危险增加,并降低

甚至抵消降压治疗的效果,加重脂质代谢紊乱,降低胰岛素的敏感性,减弱血管扩张效应,增加左心室肥厚的倾向。

2.戒酒或限制饮酒

饮酒和血压水平、高血压患者之间的患病率呈线性相关,饮酒可以降低降压药的疗效,因此对于高血压患者不提倡饮酒。戒酒和减少饮酒可使血压显著降低,适量饮酒仍然有明显的加压反应。对于难以戒酒者建议每日饮 30～100mL 以内的红葡萄酒。

3.减轻和控制体重

体重减轻 10％,收缩压可以降低 6.6mmHg,超重 10％ 以上的高血压患者体重减轻 5 千克,血压便明显降低,且有助于改善伴发的危险因素如糖尿病、高脂血症、胰岛素抵抗和左心室肥厚等。体重减轻亦可以增加降压药的疗效。减轻体重的方法为减少热量的摄入及增加运动量。

4.合理饮食

减少钠盐的摄入,我国正常成人的每日摄入食盐 5～10 克,高血压患者应该限制钠盐的摄入,以每日的食盐摄入 6 克为宜,腌制品常含盐量很高,因此高血压患者应该限制腌制品的摄入。补充钾盐的摄入,研究表明钾与血压呈现明显的负相关关系,而我国群众膳食常常偏于低钾、低钙,因此必须适当的增加含钾、钙的食物的摄入,如水果和蔬菜等。

5.增加体力活动

适当增加运动,高血压患者的血压可以降低达 11/6mmHg,并且此种血压的下降独立于体重的减轻。运动强度因人而异,可以采用心率检测法,运动时心率为(170－年龄),每日坚持适当的运动,每次坚持 20～30 分钟为宜,比每周 2～3 次的剧烈运动效果更佳。

6.减轻精神压力,保持心理平衡

长期的精神压力和抑郁,是引起高血压和其他一些慢性疾病的重要原因。

(二)调护方面

(1)发病期间少做或不做头颅旋转、低头弯腰动作,以免加重眩晕;症状缓解后,应适当进行体力活动。

(2)注意心理护理,了解患者的思想情绪,使其心情愉快、精神舒畅,解除忧虑、恐惧、消极悲观等情绪,并尽量避免外界不良刺激,以免七情影响,使疾病反复发作或加重。

(3)饮食忌过量,适量饮食,宜清淡,多食水果、蔬菜、瘦肉类、豆类、植物油等,忌辛辣刺激及肥甘厚味,肥胖患者要适当控制饮食,虚弱患者当增加营养,气虚患者当多吃大枣、黑芝麻、胡桃肉等,肾精不足的患者可多吃甲鱼、山药等补肾之品。

第二节 妊娠高血压

妊娠高血压是以高血压、水肿、蛋白尿、抽搐、昏迷、心肾衰竭为临床特点的妊娠期疾病。作为常见的妊娠并发症,本病的发生率达 5%～10%,是孕产妇及围生儿患病及死亡的主要原因之一。中医古籍并无"妊娠高血压"的病名,根据其症状,将其归属于"子肿""子痫""子痉"等范畴。

一、病因病机

中医认为,本病的发生是由于肝、脾、肾三脏功能失调,以脏腑虚损、阴血不足为本,风、火、痰、瘀为标。脾虚运化无权、水湿内停泛溢肌肤为水肿;肝肾阴虚,精血不足,肝阳偏亢;阴血虚弱,肝阳上亢,肝风内动;或夹痰浊上扰清窍,而有动风,抽搐,发为子痫;或气血不足,清气不升,髓海失养所致。

二、辨病

(一)症状

1.高血压

同一手臂至少测量 2 次,收缩压≥140mmHg 和(或)舒张压≥90mmHg,定义为高血压,舒张压不随患者情绪变化而剧烈变化是妊娠期高血压诊断和评估预后的一个重要指标。

2.蛋白尿

24 小时尿液中蛋白含量≥0.3g 则为异常。

3.水肿

体重异常增加是多数患者的首发症状,妊娠期可有生理性水肿,如经休息后未消失者为病理性,如水肿不明显但每周体重增加超过 0.5kg 者应注意有无隐性水肿。

(二)体征

水肿:踝及小腿有可凹性水肿以"1+"表示;水肿延至大腿以"2+"表示;水肿延及外阴及腹壁以"3+"表示;"4+"系全身水肿或伴腹水者。

(三)辅助检查

1.血液检查

包括全血细胞计数、血红蛋白含量、血细胞比容、血黏度、凝血功能,根据病情轻重可反复检查。

2.肝肾功测定

肝细胞功能受损可致 ALT、AST 升高。重度先兆子痫若尿中大量蛋白丢失可致血浆蛋白低,白蛋白/球蛋白比例倒置,血中尿酸肌酐和尿素氮升高提示肾功能受损。

3.尿液检查

根据尿蛋白异常程度来确定病情严重程度,尿比重若＞1.020 提示有尿液浓缩,尿蛋白(＋)时尿蛋白含量为 300mg/24h,当尿蛋白(＋＋＋＋)时尿蛋白含量为 5g/24h。

4.眼底检查

视网膜小动脉可以反映全身脏器小动脉的情况,可反映本病的严重程度。

5.心脑监测

对重度先兆子痫患者做心电图和脑电图检查,可及时发现心脑异常;对疑有颅内出血或脑栓塞者应做 CT(或 MRI)检查有助于早期诊断。

三、类病辨别

1.慢性肾炎合并妊娠

既往有慢性肾炎病史,在妊娠前或妊娠 20 周前有持续性蛋白尿、血尿或管型尿、高血压、水肿、贫血、肾功能不全。

2.癫痫

该病临床表现复杂多样,可表现为运动、感觉、自主神经、意识及精神障碍,记忆、认知或行为异常。详细询问病史,获取详细而完整的发作史,结合脑电图检查可明确诊断。

3.化脓性脑膜炎

可有发热、寒战、剧烈头痛、呕吐、意识障碍等症状。脑膜刺激征阳性。结合血常规、脑脊液检查、脑电图、MRI 可协助诊断。

4.低血糖性脑病

临床表现为头痛、烦躁、抽搐、嗜睡和昏迷等一系列神经精神症状。血糖监测可明确诊断。

四、中医论治

(一)治疗原则

治病与安胎并举。

（二）分证论治

1.脾虚证

妊娠中晚期，面浮肢肿，甚或遍及全身，肤色淡黄或㿠白，皮薄而光亮，按之凹陷，即时难起；伴倦怠无力，或胸闷气短，懒言，口淡无味，食欲缺乏，大便溏薄，小便短少，舌胖有齿痕，苔薄白，或薄腻，脉缓滑无力。

治法：健脾渗湿，行水消肿。

处方：白术散（白术、茯苓、大腹皮、生姜、陈皮）。

加减：肿势明显者，加猪苓、泽泻；少气懒言，神疲乏力者，加党参、黄芪。

2.肾虚证

妊娠中晚期，面浮肢肿，下肢尤甚，甚或外阴、小腹均肿，皮薄而光亮，按之凹陷，即时难起；伴面色晦暗，心悸气短，下肢逆冷，腰酸无力，小便短少，舌淡苔白润，脉沉滑。

治法：温肾扶阳，化气行水。

处方：真武汤（附子、白术、生姜、茯苓、白芍）。

加减：心悸气短者，加葶苈子、远志；腰痛甚者，去附子，加桑寄生、续断；便溏者加白豆蔻、莲子。

3.气滞证

妊娠中晚期，先由脚肿，渐及于腿，皮色不变，随按随起；行走艰难，头晕胀痛，胸闷胁胀，或脘腹胀满，纳少，尿少，苔薄白，脉弦滑。

治法：理气行滞，除湿消肿。

处方：正气天香散（香附、陈皮、甘草、乌药、紫苏叶、干姜）。

加减：口苦口干者，加黄芩；肿势重，腹胀纳呆者，加茯苓、白术、大腹皮；气喘面肿者，加桑白皮、杏仁、桔梗；胸胁胀痛，情志不舒者，加柴胡、佛手。

4.阴虚肝旺证

妊娠中后期，头晕目眩，耳鸣作响；颜面潮红，心悸怔忡，夜寐多梦，易惊，胸胁胀痛，舌红或绛，少苔，脉弦细数。

治法：滋阴养血，平肝潜阳。

处方：杞菊地黄丸（山药、山茱萸、地黄、泽泻、茯苓、丹皮、菊花、枸杞子）。

加减：若头晕目眩甚，伴血压升高者，加天麻、夏枯草；若视物不清者，加草决明、白蒺藜；口苦心烦者，加竹茹、黄芩。

5.脾虚肝旺证

妊娠后期，面浮肢肿逐渐加重，头晕头重如眩冒状，胸胁胀满；伴神疲肢软，纳少便溏；舌胖有齿痕，苔腻，脉弦滑。

治法：健脾利湿，平肝潜阳。

处方:半夏白术天麻汤(法夏、陈皮、白术、天麻、茯苓、橘红、甘草、生姜、大枣、蔓荆子)。

加减:肿甚者,加猪苓、泽泻;胸闷呕恶者,加旋覆花。

6.肝风内动证

妊娠后期、产时或新产后,头痛,眩晕,突发四肢抽搐,两目直视,牙关紧闭,甚至昏不知人;颜面潮红,心悸烦躁,舌红苔薄黄,脉细弦或滑数。

治法:滋阴清热,平肝息风。

处方:羚角钩藤汤(羚羊角、钩藤、桑叶、川贝母、菊花、竹茹、生地、白芍、茯神、甘草)。

加减:喉中痰鸣者,加竹茹、天竺黄、石菖蒲;昏迷不醒,病情危重者,加服安宫牛黄丸。

7.痰火上扰证

妊娠晚期,或正值分娩时,头晕头重,胸闷泛恶,猝然昏不知人,面部口角及四肢抽搐,气粗痰鸣;多有水肿,舌红,苔黄腻,脉弦滑。

治法:清热豁痰,息风开窍。

处方:牛黄清心丸加味(牛黄、朱砂、黄连、黄芩、栀子仁、郁金、竹茹、天竺黄、石菖蒲)。

(三)中医特色治疗

1.专方专药

(1)天麻钩藤饮加减:天麻15g,钩藤15g,生石决明12g,栀子10g,黄芩10g,杜仲12g,桑寄生10g,夜交藤10g,朱茯神10g,生地黄10g,甘草6g。主治先兆子痫。

(2)羚羊钩藤汤:羚羊角面(冲服)20g,钩藤15g,桑叶12g,菊花12g,贝母10g,竹茹10g,生地黄12g,白芍10g,龟板12g,石决明12g,茯神10g,甘草6g。主治子痫发作。

(3)中成药

①五苓散:适用于脾虚证子肿。口服,一次6~9g,一日2次。

②济生肾气丸:适用于肾虚证子肿。口服,一次9g,一日2~3次。

③安宫牛黄丸:适用于肝风内动、痰火上扰证子痫。口服,一次1丸。

④牛黄清心丸:适用于痰火上扰证子痫。口服,一次1丸,一日1次,若喉中痰鸣,可用竹沥水送下。

2.名中医经验

(1)哈荔田经验:哈师认为子痫一病属于阴虚阳越,气火上升之本虚标实证候,临床多见热象。因此,子痫的治疗大法首应着重养血息风,滋阴潜阳。同时依据其兼夹因素不同,参以辛散风邪、豁痰开窍、清热解毒、渗湿利尿治法,并宜酌加活血化瘀通络之品以调畅血行,舒缓筋脉。临床常用《妇人大全良方》钩藤汤加减,药如钩藤、菊花、白蒺藜、当归、寄生、生地、麦冬、沙参、竹茹、生牡蛎、丹参、琥珀等。全方养血育阴,潜阳镇逆,用于妊娠末期常感头晕头痛,胸闷呕恶,心悸气短,肢面浮肿,猝然颠仆,抽搐项强,口吐白沫,舌红,脉弦数等症。若兼肝火上炎,见有面红目赤,烦躁呕吐,抽搐有力,目睛上视等症,选加羚羊角、生石决、大蜈蚣、杭白芍、龙胆草、炒山栀、生龟甲等清泻肝热,滋阴潜阳;若气火夹痰,蒙蔽清窍,并见痰涎壅盛,神识不清,昏迷不醒,喉中痰鸣等症,宜加服安宫牛黄丸、竹沥水、天竺黄、菖蒲、郁金、远志等豁痰开窍。

(2)裘笑梅经验:妊娠中风的病因病理分为两个方面:一是阴血亏虚,肝风内动。因为肝为风脏,内寄相火,必赖肾水之滋养,营血之濡润,风火则宁谧不动。若平素血虚,怀孕之后,血养胎元,阴血更显不足,肝木失濡,内风暴动,故出现眩晕、抽搐等症。其二是脾运失职,水湿积滞。孕妇若脾胃素虚,妊娠之后,中阳不展,脾运益弱,以致湿滞水泛,而成腹满、浮肿等症。上述两种致病原因,往往是密切相关的,而阴血亏虚,内风升动,更是形成本病的主要因素。从先兆子痫患者分析,虽然病情尚未发展到抽搐、昏迷的严重程度,但此类患者除浮肿外,大多并见头痛眩晕等症,且舌质红绛,是属阴血暗耗,内风萌动之象。此时在治疗上,必须顾及滋养阴血以息内风,不能单纯治肿,否则可能发展为子痫。因此,无论子痫或先兆子痫,治疗上均应以滋阴养血,平肝息风为原则,方用牡蛎龙齿汤(方药组成包括:牡蛎、龙齿、杜仲、石决明、制女贞子、白芍、夏枯草、桑寄生、茯苓、泽泻)。

(3)朱小南经验:《素问·至真要大论》云:"诸湿肿满,皆属于脾。"盖脾虚则湿阻。脾又主肌肉,司运化,虚则运化受阻,不能制水,水饮不化,湿淫流注肌肤,形成浮肿,复因即将足月,胎儿成长,体积膨大,逼迫胸腹,感觉气促闷胀,又紧逼直肠,导致大便频数。胎热上炎,引起内热口燥。妊娠子肿,与脾的关系最为密切,其次为肾,至于影响肺,一般是水肿盛,上逆而引起气促。朱氏的常用方为依照《金匮要略》防己黄芪汤加减。治疗用药以黄芪为君,因能补气健脾,促进运化,培土止泻,复有利水退肿之效,适合于脾胃虚弱者;其性甘温,对于湿阻者不甚相宜,所以用苍术、白术为臣,燥湿健脾,脾健则运化正常,水湿何从滞留;栀子、黄芩、青蒿能清内热,生地滋阴凉血,复用陈皮、冬瓜皮、防己、地骨皮、茯苓皮等利水消肿,并加入枳壳一味,以疏通气机,束胎易产,用于将产的患者,颇为合拍。子肿属于脾阳虚弱者,在发作前每有出现预兆现象。凡是妊娠后有身体怕冷、食欲缺乏、大便溏薄等脾胃虚弱证候,必须重视,加以及时治疗。服用香砂六君丸等温补脾胃,使能逐渐恢复正常,水湿得以正常排泄,每可阻止病症的发展,使以后不发生水肿症状。

(4)夏桂成经验:本病证的辨治主要在子痫发作前,先兆子痫是治疗本病的重要时期。由于高血压、水肿、蛋白尿是本病的主要症状,因而临床治疗也应针对这三个症状。

①妊娠水肿:轻度妊娠水肿对孕妇影响不大,应当注意休息,注意睡眠,限制食盐摄入量;水肿在中度以上时,应从脾、肾、气滞三个方面制水。

a.脾虚者:水肿加全身脾虚症状,舌质淡红,脉细弦滑,治当健脾补气,分利水湿,方选全生白术散合防己黄芪汤加减。药用:党参、黄芪、白术、连皮茯苓各 15g,陈皮 6g,白芍、泽泻各 10g,钩藤 20g,桑白皮 9g 等。

b.肾虚者:水肿较重,加肾虚全身症状,舌质淡红,苔白腻,脉细弦滑,治当补肾温阳,化气行水,方选真武汤加减。药用:制附子 6～9g,茯苓、炒白术、白芍各 10g,生姜 5 片,泽泻、车前草各 9g,钩藤 20g,川断 10g。如伴有高血压或蛋白尿,则应在处方中加强利尿平肝的药物。

②妊娠高血压又称子晕、子眩。治当滋阴平肝,方选杞菊地黄汤加减。药用:枸杞子 10g,钩藤 15g,山药、熟地、山萸肉、茯苓、泽泻各 10g,石决明 15g,苦丁茶 10g 等。水肿尿少者,尚需加入车前子 10g,黛灯心 3g。重点在于养阴,可长期服用,龟甲、女贞子、旱莲草、牡蛎等均是常用的药物。

③妊娠蛋白尿:一般以清利为主,方选导赤四苓散加减。药用:生地、木通、竹叶(连心)、泽泻、茯苓、车前草、荔枝草、白芍等。同时亦要加入钩藤、甘菊、决明子、石决明等有降压作用的药物。

3.针灸

针刺疗法:主穴为风池、太冲、曲池、内关及足三里穴。配穴:阴虚肝旺者加肝俞、肾俞穴;脾虚肝旺者加丰隆、中脘穴。针刺方法:针具选用直径 0.30mm、长 25～75mm 毫针。风池(针尖朝向对侧口角)、太冲采用泻法(迅速进针,多捻转,徐徐出针);曲池、内关用平补平泻法,轻刺激;足三里、肝俞、肾俞、丰隆、中脘穴用补法(徐徐刺入,少捻转,急速出针),留针 30 分钟。每日针刺 1 次,10 次为 1 个疗程,疗程间休息 2 天。

4.外治

中药敷脐:制马钱子、僵虫、胆南星、明矾各等量,鲜艾叶、生姜适量。取制马钱子研细末,与诸药混合共研极细末,过筛,然后以鲜艾叶、生姜诸药末混合捣融如膏,备用。用时取药膏如枣大 2 块,分别贴在患妇脐中穴、会阴穴上,药上放预制的艾绒炷,点燃灸之,按患者年龄,1 岁灸 1 壮,每日 1 次。

5.食疗

(1)黄芪治疗高血压疗效显著且无不良反应,尤其适用于气虚型的高血压患者。用量为每日 30～60g。气短乏力、脉象虚弱的高血压患者可选黄芪作主料制成黄芪粥、黄芪汤食用。

(2)天麻 10g,猪脑 1 具,粳米 250g。猪脑与天麻放入砂锅,取粳米加水煮成稀粥,每日晨起温服 1 次。

(3)菊花、槐花各 10g,鲜马蹄 12 枚,白萝卜 250g,蜂蜜 50mL。前四味煎汤,取汤调入蜂蜜服食。每日 1~2 次。

(4)玉米须 20~40g,生地 20g,海带 15g,芹菜 20~40g,加水煮汤,取汁加冰糖服食。每日 1~2 次。

(5)鲫鱼 1 条(约 200g),赤小豆 60g,紫皮大蒜 1 枚,葱白 1 段。鲫鱼去鳞、内脏,与配料文火炖熟,食鱼喝汤。

五、预防调护

(1)建立健全三级妇幼保健网,开展围妊娠期及围生保健工作;加强健康教育,使孕妇掌握孕期卫生的基础知识,自觉产检。

(2)合理饮食:注意补充富含蛋白质、维生素、铁、钙、镁、硒、锌等微量元素的食物及新鲜蔬果,减少动物脂肪及过量盐的摄入,每日补钙 1~2g 可有效降低妊娠期高血压疾病的发生。

(3)保持足够的休息和愉快心情,孕后坚持左侧卧位以增加胎盘绒毛的血供。

第三节　儿童及青少年高血压

儿童及青少年高血压分为原发性及继发性两种。前者与成年人高血压一样,是一种以血压升高为特征的原发性心血管疾病;后者常继发于肾病以及内分泌疾病。本节侧重阐述儿童及青少年原发性高血压。流行病学调查发现,我国儿童高血压患病率呈逐年增长趋势。2000 年北京地区 7~15 岁儿童青少年高血压检出率为 6.65%,2006 年上海 6~18 岁在校学生高血压检出率男性为 5.68%,女性为8.0%,总检出率 6.9%。

一、病因

1.遗传
遗传,尤其是多基因遗传是影响血压重要因素。一项有关儿童高血压的调查显示,50% 以上高血压患儿有高血压家族史,父母与子女间的血压明显相关,说明儿童高血压与遗传密切相关。

2.被动吸烟
德国海德堡大学医院儿童和青少年中心相关研究表明,在家里接受被动吸烟危害的儿童,高血压的患病风险增加 21%。

3.肥胖

肥胖是心脑血管疾病的重要危险因素之一,儿童高血压也与肥胖密切相关。调查显示,肥胖儿童血压水平较高,高血压的患病风险较高。

4.身高

身高是各个年龄段血压水平的独立影响因素,且表现为正相关。2004年,美国国家高血压教育项目(NHBPEP)已正式将身高列为儿童及青少年高血压的判定因素之一。

5.膳食与营养

糖、脂肪、维生素E及钠盐的摄入量与儿童高血压水平呈正相关,而蔬菜、水果等富含维生素C及纤维素的食品的摄入量与血压呈负相关。婴儿血压与喂养方式有一定相关性,母乳喂养的婴儿血压水平较低。

6.神经内分泌

儿童高血压与神经内分泌因素亦有一定关系。儿童的中枢神经系统发育尚不完善,容易兴奋及疲劳,尤其在受到一些不良刺激如父母不和、离异、受呵斥打骂、学业繁重等,大脑皮质兴奋和抑制失衡,交感神经兴奋,血压升高。

二、病理特点

1.继发性高血压发生率相对较高

与成年人相比,儿童及青少年高血压中,继发性因素引起者更为多见。继发性高血压多见于青春期之前,主要由肾器质性疾病引起,另外尚有主动脉瓣狭窄、神经系统病变及内分泌紊乱等较少见原因。青少年继发性高血压的可能性与年龄呈负相关,与血压升高的程度呈正相关。动态血压监测对于早期发现继发性高血压有一定价值,必要时需借助影像学及实验室检查以明确诊断。

2.血液因子的变化

青少年原发性高血压患者的血栓素水平升高,血小板环磷酸腺苷水平降低,一氧化氮代偿性增加。同中老年高血压不同,青少年高血压患者在校正体重指数之后,C反应蛋白并不作为高血压的独立危险因素。

3.靶器官损害

青少年高血压者常表现为高血流动力学状态,如心率增快、心脏指数及左心室射血分数增加等。StrongHeart研究显示青少年临界高血压及高血压者左心室厚度及质量、相对室壁厚度、平均脉压差/每搏量和总外周阻力均明显高于血压正常者,而心室舒张早期流速峰值/舒张晚期流速峰值(E/A)降低,左心室离心性肥大较向心性肥大更为多见。

三、临床表现

1.症状多不典型

儿童及青年高血压症状多不典型,有的可能无症状,常在体格检查时发现,也可表现为头痛、恶心、呕吐、易怒、发育迟缓等,但特异性不强,易被误诊为其他系统疾病。

2.常伴高血压家族史

父母一方患有原发性高血压,子女就有较大概率发生高血压。

3.并发症较少

由于儿童及青少年对高血压的耐受性较强,原发性高血压患者一般不会发生脑卒中、心肌梗死及肾功能不全等并发症。

四、诊断标准

由于儿童处于生长发育期,年龄、身高、体重处于不断变化之中,因此很难制定出统一的高血压诊断标准。2004 年,NHBPEP 以年龄、性别、身高三个因素为基础将儿童血压区分如下。

1.正常血压

平均收缩压和舒张压小于同年龄、性别及同身高儿童第 90 百分位(P90)。

2.临界高血压

平均收缩压和(或)舒张压处于 90～95 百分位数(P90～P95)。

3.高血压

平均收缩压和(或)舒张压≥P95,P95≤血压水平<P99 的血压值加 5mmHg 为 1 级高血压,≥P95 的血压值加 5mmHg 为 2 级高血压。

作为儿童及青少年高血压的最新诊断标准,该标准目前已被学界广泛采用。

五、一般治疗

包括进行高血压相关知识的教育,引导儿童及青少年保持积极、乐观向上的生活态度,避免精神紧张和不良情绪的刺激,保证充足的睡眠,不吸烟不饮酒,合理饮食,鼓励低盐、低脂饮食,控制体重,坚持体育锻炼,制定有规律的作息时间等。

六、西药干预

1.用药指征

具有以下情况之一者,除改善生活方式外,应进行药物降压治疗。①症状性高血压;②伴有靶器官损害的严重高血压(如左心室肥厚、视网膜病变、蛋白尿等);

③继发性高血压及生活方式干预无效的 1 级高血压及 2 级高血压。

2.治疗原则

儿童及青少年高血压的治疗目的是,用最简单的方法把血压控制在正常范围内,按照 NHBPEP 的标准,即将患儿血压控制在同年龄、性别和身高的血压 P90 以下,同时积极改善预后,减少远期并发症的发生。根据病因的不同,治疗手段各异。继发性高血压应注重病因治疗,一般去除病因后血压可逐渐恢复至正常水平;而原发性高血压则建议采取综合治疗的方式。原则是降压不过快,保证心、脑、肾等重要器官的供血。在治疗过程中,需定期监测血压及评价治疗效果。钙拮抗药、β受体阻滞药等一线降压药物在儿科临床均有应用。

七、病因病机

(一)病因

1.先天不足

人体的禀赋受之于父母,父母偏盛偏衰之体质可传之于子女。《灵枢·天年》曰:"人之死生,何气筑为基,何立而为楯,以母为基,以父为楯"。如果父母具有阴阳失衡的患病体质,子女也易患高血压病。

2.饮食劳倦

饮食不节,嗜食肥甘厚味,导致脾失健运;或者好逸恶劳,或学业紧张,劳倦失度,致使脾胃呆滞,运化失司,脾胃不能正常运化水液,酿生痰浊,痰浊水饮上蒙清窍,行走四肢,阻塞脉道,导致高血压的发生。

3.情志不遂

长期忧思、焦虑紧张等不良精神因素会打破人体"阴平阳秘"的正常态势,导致阴阳失衡,脏腑气血功能失调,引起高血压的发生。

(二)病机

与成年人高血压不同,儿童及青少年高血压未及肾,多与肝脾相关。或由先天不足,肝经风阳易亢;或由五志过极,引动风阳;或由肝气郁结,气郁化火,上扰清窍,则发为本病,表现为肝经的一系列症状如眩晕、头痛、胁肋胀痛、目赤肿痛、烦躁易怒等。若饮食不节,肥甘厚味,损伤脾胃;或将息失宜,呆滞脾气;或思虑过度,脾气不行,皆可导致脾失健运,不能正常运化水湿水液,湿聚成痰。痰饮水湿阻于中焦,阻遏清阳上升;或内生之肝阳风火兼夹痰湿上扰清窍,均可导致头痛、脘闷、眩晕、呕吐等,发为本病。

八、辨证论治

1.肝阳上亢

主症:眩晕,耳鸣,头痛且胀,面赤烘热。

次症:失眠多梦,烦躁易怒,头重脚轻,咽干口燥。

舌脉:舌质红,脉弦数。

治则:平肝潜阳。

方药:天麻钩藤饮加减。方中天麻、钩藤具有平肝息风之效,用以为君;石决明平肝潜阳,清热明目,加强君药平肝之力,栀子、黄芩清热泻火,使肝阳不致上扰,是为臣药;益母草活血利水,牛膝引血下行,杜仲、桑寄生补益肝肾,夜交藤、朱茯神安神定志,俱为佐使药。诸药合用,共奏平肝息风,补益肝肾,清热活血之功。如患者阳亢较甚,表现为头痛、眩晕较重者,可加入生龙骨、生牡蛎等重镇潜阳。方中益母草长期大量应用可造成肾损害,临证应注意。

2.肝火上炎

主症:头晕,头胀痛,耳鸣,目赤肿痛,烦躁易怒,面红口苦。

次症:胁肋胀痛,口干口渴,小便短赤,大便秘结。

舌脉:舌红苔黄,脉弦数。

治则:清肝泻火。

方药:龙胆泻肝汤加减。龙胆草清肝胆实火、泻肝胆湿热,为君药;黄芩、栀子苦寒,清热泻火解毒为臣;泽泻、木通、车前子渗湿泄热,导火热下行,使邪有出路;生地黄、当归滋阴养血,使祛邪而不伤正;柴胡,一则疏肝胆之气,二则与黄芩、栀子共清肝胆之热,三则引诸药归于肝胆之经,以上共用为佐;甘草为使,既可缓诸药苦寒之性,又可调和诸药。为防肾损害,现代医家多以通草代原方中木通,可同时加入天麻、钩藤、夏枯草等清肝降压之品,以助血压下降。

3.脾虚湿盛

主症:眩晕,乏力,胸闷,腹胀。

次症:食欲缺乏,神疲懒言,头重如裹,便溏肢重。

舌脉:舌体胖大有齿痕,苔腻,脉弦滑。

治则:健脾利水。

方药:防己黄芪汤加减。防己黄芪汤原本是主治水肿的常用方剂,此处使用,取其健脾利水而不伤正之效。方中以防己、黄芪共为君药,防己除湿,黄芪益气,两者相合,祛风除湿而不伤正。臣以白术补气健脾祛湿,既助防己祛湿之功,又增黄芪益气之力。佐入姜枣调和营卫,甘草和中,兼可调和诸药,是为佐使之用。全方扶正祛邪,相得益彰,使脾气健运,则水湿去而不致复聚。体重超重的青少年往往存在脾虚湿盛,正可用此方剂治疗,而且利水功效亦可对控制体重起到一定效力。

4.其他疗法

如遇不能坚持服用中药的情况,可采用针刺疗法,结合辨证,取太冲、足三里、丰隆、三阴交、关元、曲池、合谷、内关等穴位。此外,还可考虑耳穴、放血等疗法。各法皆需结合青少年患者的个体特点及耐受程度,合理使用。

九、小结

越来越多的证据表明,儿童血压小幅度下降会引起成年时期高血压致死率和致残率的大幅度改变,因此,及早控制血压对改善预后、预防远期并发症有重要意义,儿童及青少年时期就应开始高血压的规范化诊治。治疗时应充分考虑到儿童以及青少年的生理特点,尤其是儿童,某些组织器官尚未发育完善,故务必谨慎使用有肝肾毒性的药物,以免造成不可逆转的伤害。

第三章　心律失常

第一节　快速性心律失常

快速性心律失常的机制分为冲动形成异常、冲动传导异常及两者兼有。

（一）冲动形成异常

冲动形成异常包括自律性异常和触发活动。

1. 自律性异常

自律性指心脏纤维组织自发产生起搏活动的能力。自律性紊乱可以是正常或异常自律性。

（1）加速的正常自律性是指由于缺血、代谢紊乱或药物作用引起正常起搏点，如房室结（AV）和蒲肯野氏纤维不恰当地发放快速冲动。

（2）异常自律性指潜在起搏点或异位起搏点在心肌缺血或药物作用下同时发放冲动产生自律性，异位自律性控制主导心律，如加速性室性自主心律。

2. 触发活动

触发活动是依赖于前一冲动或序列冲动的后除极的起搏活动。后除极是一种震荡膜电位。如膜电位能达到周围心肌细胞的除极阈值，可再次触发动作电位，于是进一步诱发后除极，维持起搏活动。

（1）早期后除极发生于心肌组织复极之前，可能和长 QT 综合征引起的室性心律失常以及Ⅲ类抗心律失常药物、交感神经异常、低氧血症所致的尖端扭转性室性心动过速有关。抗生素如大环内酯类、某些吡咯类抗真菌药物、精神类药物、非镇静类抗组胺药物也可引起 EADs。

（2）延迟后除极发生在周围组织复极完成之后，被认为是触发房性心律失常和洋地黄中毒所致心律失常的机制。其可发生于各种心脏组织，包括部分传导系统、心肌细胞、瓣膜组织。细胞内钙离子浓度升高与 DADs 有关，如洋地黄中毒和交感神经过度刺激引起的心律失常。阻滞钙离子内流的药物（如钙离子拮抗剂和 β 受体阻滞剂）和减少钠离子内流的药物（如利多卡因和苯妥英钠）均可抑制 DADs，而心率加快可增强 DADs。

（二）冲动传导异常

冲动传导异常包括折返,是室性心动过速发生的主要机制。瘢痕或心肌缺血均可使心脏任何部位发生传导不同步。发生折返,必须具备以下条件:①两条传导路径其中一条路径单向传导阻滞;②两条路径传导速度不同,通过其中一条路径缓慢向前传导,从另一路径逆传。

快速性心律失常见于窦性心动过速、房性心动过速、室性心动过速、期前收缩、心房颤动和心室颤动等。

一、临床诊断要点与鉴别诊断

窦性心律的心电图特点:①P波在Ⅰ、Ⅱ、Ⅲ、aVF 导联上直立,在 aVR 导联倒置导致,称为窦性 P 波;②P-R 间期固定于 0.12~0.20 秒;③P-P 间期互差<0.12~0.16 秒;④P 波频率在 60~100 次/分。

（一）诊断标准

1.窦性心动过速

(1)可见于正常人运动、吸烟、饮酒后,患者可有心悸、胸闷。病理情况下如发热、甲亢、贫血、心肌缺血及服用某类药物后可出现窦性心动过速。

(2)心电图诊断要点如下:①P 波频率>100 次/分;②具有窦性心律的其他 3 项心电图特点。P 波在Ⅰ、Ⅱ、AVF 导联直立,AVR 导联倒置;③P-R 间期固定于0.12~0.20 秒。

2.房性心动过速

(1)该心律失常包括许多起源于心房的不同类型的心动过速,占老年患者心动过速的 10%~15%,常见于器质性或缺血性心脏病、慢性阻塞性肺部疾病、电解质紊乱或药物中毒(尤其是洋地黄)。这类心动过速的典型发作为阵发性,少见于年轻、无基础心脏患者群。

(2)心电图诊断要点如下所述

自律性房性心动过速:①房性 P′波频率 100~200 次/分,发作初期频率渐趋稳定(温醒现象),而在终止前呈"冷却"现象。②P′波形态与窦性 P 波不同,取决于异位兴奋灶的部位。③P′R 间期≥0.12 秒。④QRS 形态及时限多与窦性相同。⑤心电生理检查时,房性期前刺激不能诱发或终止。

折返性房性心动过速:①房性 P′波频率 130~150 次/分,偶可高达 180 次/分,较为规则。②P′波形态与窦性 P 波不同,与房内折返途径相关。③P′R 间期≥0.12 秒,发生房室传导阻滞时不能终止发作。④QRS 形态及时限多与窦性相同。⑤心电生理检查时,房性期前刺激可诱发和终止。

紊乱性房性心动过速:①房性 P′波频率 100～130 次/分。②有 3 种或 3 种以上形态不同的 P′波,且 P′波之间可见等电位线。③P′-P、P′-R、R-R 间距不规则,部分 P′波不能下传心室。④心电生理检查时,房性期前刺激不能诱发或终止。

3.室性心动过速

(1)室性心动过速:3 个或 3 个以上起源于心室的搏动,是临床上较为严重的快速性心律失常,多数为阵发性。其表现多种多样,取决于临床情况、心率、基础心脏疾病等。①非持续性室性心动过速可能自行终止,通常无临床症状。②持续性室速常有心悸、胸闷、低血压、少尿、晕厥、气促、心绞痛等症状。严重者易引起休克、A-S 综合征、心力衰竭,甚至猝死。

(2)心电图诊断要点如下:①3 个或 3 个以上连续出现畸形、增宽的 QRS 波群,QRS 间期一般≥0.12 秒,伴有继发性 ST-T 改变,心室率为 100～250 次/分。②大多数患者室性心动过速发作时的心室率快于心房率,心房和心室分离,P 波与 QRS 波群无关或埋藏在增宽畸形的 QRS 波群及 ST 段上而不易辨认。③心室夺获:表现为室性心动过速发作伴有房室分离时,偶有窦性激动下传心室,出现提前的窦性心搏,QRS 波群为室上性,其前有 P 波且 PR 间期>0.12 秒。④室性融合波:是不完全性心室夺获,由下传的窦性激动和室性异位搏动共同激动心室而形成,图形介于窦性和室性心动过速的 QRS 波群之间。心室夺获和室性融合波是室性心动过速的可靠证据。⑤室性心动过速常由室性期前收缩诱发。

4.期前收缩

(1)正常人在某些生理情况下如情绪激动、精神紧张、疲劳、过度吸烟、饮酒等均可发生期前收缩,器质性心脏病常易发生期前收缩,如冠心病、高血压性心脏病等。期前收缩亦可见于非心源性疾病,如甲状腺功能亢进症、败血症等。药物如洋地黄类药物、奎尼丁、三环类抗抑郁药中毒等。电解质紊乱常可诱发期前收缩,尤其是低血钾、低血镁、酸中毒等。期前收缩可无症状,可有心悸,表现为短暂心搏停止的漏搏感。期前收缩频繁者可以出现头晕、乏力、胸闷甚至晕厥等症状。

(2)心电图诊断要点

①房性期前收缩:a.提早出现的 P′波,形态与窦性 P 波不同;b.P′R 间期>0.12 秒;c.QRS 波形态通常正常,亦可出现室内差异性传导而使 QRS 波增宽或未下传;d.代偿间歇多不完全。

②房室交界性期前收缩:a.提早出现的 QRS 波而其前无相关 P 波,如有逆行 P 波,可出现在 QRS 波群之前(P′R<0.12 秒)、之中或之后(RP′<0.20 秒);b.QRS 波群形态可正常,也可因发生差异性传导而增宽;c.多呈完全性代偿间歇。

③室性期前收缩:a.QRS 波群提早出现,畸形、宽大或有切迹,QRS 波群时间

达 0.12 秒;b.T 波亦异常宽大,其方向与 QRS 主波方向相反;c.呈完全性代偿间歇。

5.心房扑动

(1)心房扑动常见于开胸心脏术后,以及其他与心房颤动有关的基础疾病,如肺部疾病、甲状腺毒症、二尖瓣或三尖瓣膜疾病引起的心房扩大和窦房结功能不全,是仅次于心房颤动的最常见的房性快速性心律失常。其临床表现多样,主要取决于基础心脏疾病、心室率和患者的整体状况。

(2)心电图诊断要点:①P 波消失,代之以连续的形态、波幅、间隔规则的锯齿状 F 波,扑动波之间常无等电位线,频率通常在 250～350 次/分。②心室律可规则或不规则。③QRS 波群形态多正常,当出现室内差异性传导或原先合并有束支传导阻滞时,QRS 波群增宽,形态异常。

6.心房颤动

(1)心房颤动(AF)是最常见的持续性心律失常,在人群中的发生率为 0.4％～1.0％。随年龄的增长,AF 发生率也逐渐增高,80 岁以上人群的 AF 发生率可达10％。AF 的常见症状包括心悸、疲乏、呼吸困难、气短、眩晕、出汗。少见症状包括部分患者可能有血流动力学紊乱的某些严重表现,如胸痛、肺水肿和晕厥。

(2)心电图诊断要点:①P 波消失,仅见心房电活动呈振幅不等、形态不一、间隔绝对不规则的 f 波,频率为 350～600 次/分。②QRS 波群形态和振幅略有差异,RR 间期绝对不等。③QRS 波群形态通常正常,当心室率过快,发生室内差异性传导时,QRS 波群增宽变形。

(二)鉴别诊断

1.室上性心动过速与窦性心动过速鉴别

室上性心动过速多在 160 次/分以上,而窦性心动过速较少超过 160 次/分。室上性心动过速多突然发作与终止,绝大多数心律规则;而窦性心动过速皆为逐渐起止,且在短期内频率常波动。用兴奋迷走神经的方法,室上性心动过速可突然终止或无影响,而窦性心动过速则逐渐减慢。

2.阵发性房性心动过速与阵发性房室交界性心动过速的鉴别

房室交界性心动过速时 P 波在 QRS 波群之前,P'-R 间期大于 0.12 秒为房性心动过速。若逆行 P 波出现在 QRS 波群之前,且 P'-R 间期小于 0.12 秒,或逆行 P 波出现在紧靠 QRS 波群为阵发性房室交界性心动过速。

3.阵发性室性心动过速与伴有室内差异传导的阵发性室上性心动过速鉴别

①阵发性室上性心动过速常见于无器质性心脏病,多有反复发作的既往史;而室性心动过速多见于严重器质性心脏病及洋地黄、奎尼丁中毒等。②阵发性室上

性心动过速伴有室内差异性传导,其 QRS 波群多呈右束支传导阻滞图形;阵发性室性心动过速心电图显示 QRS 波群呈左束支传导阻滞图形或 V₁ 的 QRS 波群呈 qR、RS 型或 QR 型。③若偶尔发生心室夺获或心室融合波,则利于阵发性室性心动过速的诊断。

二、辨病诊断

(一)诊断依据

(1)本病的主要症状是心悸,以患者自觉心中急剧跳动、惊慌不安、不能自主为主要临床特征。其发作有阵发与持续之别,心悸阵发者,视病情之不同,或数日一次,或一日数次,发作时心悸甚剧,过后则可无明显不适。持续发作者,则终日心悸不安,难以自持。

(2)本病常兼有气短乏力、神倦懒言、失眠、健忘、眩晕、耳鸣等症。心悸时,常伴有脉象的异常变化。随病因病机的不同,可出现促脉、结脉、代脉、数脉、疾脉、涩脉、细脉等脉象。

(3)外感六邪、惊恐、恼怒、劳倦常为本病的诱发因素。

(4)心悸发作时,结合进行心电图、24 小时动态心电图监测、心脏超声与其他生化检查等,有利于明确心悸的西医诊断及预后的判断。

(二)类证鉴别

1.胸痹

胸痹是指胸部闷痛,甚则胸痛彻背,气短,喘息不得卧的一种疾病。轻者仅感觉胸闷如窒,呼吸欠畅;重者则有胸痛;严重者,心痛彻背、背痛彻心,其主要临床症状为心痛。而心悸指患者自觉心跳剧烈、惊慌不安、不能自主,两者较易鉴别。

2.奔豚

奔豚发作之时,亦觉心中躁动不安。其鉴别要点在于:心悸属于心中剧烈跳动,发自于心;奔豚乃气上冲逆,发自小腹。

3.心下悸、心下痞

心下指胃脘。心下悸指心下(胃)惕惕然跳动而言。心下痞指心下胃脘满闷不舒,按之柔软不痛的症状。其与心悸的鉴别要点在于:心下悸与心下痞病位皆在胃,而心悸病位在心。

三、病因病机

(一)外感六淫

感受温热之邪或时行邪毒,病邪内传扰心,心失所主而发为心悸;或体弱虚怯之人,易招六淫邪气入侵,风为百病之长,多与他邪相兼为患,首先侵犯肌表,或由口鼻而入,可由表及里侵及于心脏;或由卫气逆传心包,或直接侵心,扰动心神,引发心悸。

(二)情志失调

忧思过度,劳伤心脾,阴血暗耗,生化无力,渐致气血亏虚,心失所养;或忧思过度,痰郁化火,上扰于心则致心悸;或情志不调,或耳闻恶语之声,或目击不遂之事,怒而伤肝,肝秉木性,喜条达而恶抑郁,为一身气机升降调节之枢纽,肝之疏泄正常,则气血和顺,郁怒伤肝,肝失疏泄,必致气滞血瘀,肝郁日久化热,肝热又可化火生风,风火上扰,引发心悸。

(三)体质素虚

先天禀赋不足或后天失养,致气血不足,无以奉养心神,故心悸不宁;劳欲过度,耗伤肾精,阴虚于下,水不济火,虚火妄动,上扰心神而见心悸。

心悸的病位在心,但其发病与肝、脾、肾、肺诸脏腑关系密切。体质素虚(久病或先天所致的气血阴阳亏虚或脏腑功能失调)、情志内伤及外邪侵袭三者常互相影响,互为因果,导致心悸的发生,其中体质素虚是发病的根本。病理机制包括虚实两个方面,虚为气、血、阴、阳的亏虚,以致心气不足,或心失所养;实则多为饮邪上犯,瘀血阻络,以致心脉不畅、心神失宁。虚实常互相夹杂,虚证之中,常兼痰浊、水饮或瘀血;实证之中,则多有脏腑虚衰的表现。

四、辨证要点

(一)辨症状

本病主要证候表现在患者自觉心跳剧烈,心中悸动不安,而不能自主,常伴有胸胁不适、气短、乏力、神疲懒言、惊恐胆怯等症。

(二)辨虚实

心悸病变特点多虚实相兼,因此要根据症状病情区别心悸的性质,属实证、虚证或虚实夹杂。虚证指五脏气血、阴阳的亏损,实则多指痰饮、血瘀、火邪夹杂。痰饮、血瘀、火邪等虽属病理产物或病理现象,但在一定的情况下,如水停心下,或痰火扰心,或瘀血阻于心脉,均可成为心悸的直接病因。因此在辨证时不仅要重视正虚的一面,亦应注意邪实的一面,并分清其虚实的程度。其正虚程度与脏腑虚损的多寡有关,一脏虚损者轻,多脏虚损者重,虚证当以养血安神为主,如心阳不足或阳虚饮逆,当补养心气、温通心阳。实证者,单一实证者轻,多种实证夹杂者重。痰热者,症见痰黄黏稠、苔厚腻;火邪者,症见口干、大便秘结、舌红苔厚腻;瘀血者,症见舌紫暗、脉涩。

（三）辨脏腑的虚损程度

由于本病以虚为主，而其本虚的程度又常与脏腑虚损的多寡有关，故当详辨。脏腑之间相互联系，相互影响，心脏病变可以导致其他脏腑功能失调或亏损，其他脏腑病变亦可直接或间接影响于心。或因肾水不足，心肾失交；或因肝血亏虚，不能养心；或由脾肾阳虚，导致心气虚弱等，病情较为复杂。在一般情况下，仅心本身的虚损致病者，病情较轻，夹杂证少，其临床表现仅心悸、心慌、胸闷、少寐。兼肾脏病变者，可见腰膝酸软、阳痿、尿频、肢凉畏冷或手足心热；兼见肝脏病变者，可见头晕耳鸣、目眩口苦、烦躁胁痛；兼见脾胃病变者，可见纳呆、腹胀、身倦乏力、舌苔白腻。初发较轻，常以单脏病变为主；病久为重，多为数脏同病。分清心与他脏的病变情况，有利于判断疾病的轻重程度，决定治疗的先后缓急。

（四）辨脉象

心悸患者脉象变化较为复杂，可见数脉、促脉、疾脉、结脉、代脉、涩脉、弱脉、滑脉、浮脉等，有缓慢及参伍不调之异。以常见脉象而论，脉细数者，为心阴不足，兼滑者为夹痰；脉迟者，多由心肾阳虚、无力鼓动心脉；其脉参伍不齐者，常为气血两亏、阴阳俱虚。若见浮脉，考虑六淫之邪侵及心。

五、确立治疗方略

临床上常根据临证所得而采取不同方法来治疗，或攻重于补，或补大于攻，抑或攻补兼施。痰凝者则豁痰定惊，饮停者则逐水蠲饮。血虚者调养心血，气虚者补益心气。痰结者化痰，气郁者疏肝解郁。外物猝惊者，重镇安神。

六、辨证论治

1.心虚胆怯证

（1）抓主症：心悸不宁，善惊易恐，坐卧不安。

（2）察次症：不寐多梦，易惊醒，恶闻声响，食少纳呆。

（3）审舌脉：苔薄白，脉细略数或细弦。

（4）择治法：安神定志，镇惊安神。

（5）选方用药思路：本证为气血亏损、心虚胆怯、心神失养，故选用安神定志丸加减。本方益气养心、镇惊安神，用于心悸不宁、善惊易恐、少寐多梦、食少、纳呆者。琥珀镇惊安神；酸枣仁、远志、茯神养心安神；人参、茯苓、山药益气；天冬、生地黄、熟地黄滋养心血；配伍少许肉桂，有鼓舞气血生长之效；五味子收敛心气。

（6）据兼症化裁：气短乏力、头晕目眩，动则为甚，静则悸缓，为心气虚损明显，重用人参，加黄芪以加强益气之功；心阳不振，用肉桂易桂枝，加附子以温通心阳；

心血不足,加阿胶、何首乌、龙眼肉以滋养心血;心气郁结、心悸烦闷、精神抑郁,加柴胡、郁金、合欢皮、绿萼梅以疏肝解郁;气虚夹湿,加泽泻,重用白术、茯苓;气虚夹瘀,加丹参、川芎、红花、郁金。

2.心脾两虚证

(1)抓主症:心悸气短,纳呆食少。

(2)察次症:面色无华,倦怠乏力,头晕目眩,失眠健忘。

(3)审舌脉:舌淡红,脉细弱。

(4)择治法:补血养心,益气安神。

(5)选方用药思路:本证为心血亏耗、脾气失运、心神不宁,故选用归脾汤加减。本方有益气补血、健脾养心的作用,重在益气,意在生血,适用于心悸、健忘失眠、头晕目眩之症。黄芪、人参、白术、炙甘草益气健脾,以资气血生化之源;熟地黄、当归、龙眼肉补养心血;茯神、远志、酸枣仁宁心安神;木香理气醒脾,使补而不滞。

(6)据兼证化裁:五心烦热,自汗盗汗,胸闷心烦,舌淡红少津,苔少或无,脉细数或结代,为气阴两虚,治以益气养血、滋阴安神,用炙甘草汤加减以益气滋阴、补血复脉。阳虚而汗出肢冷,加附子、黄芪、龙骨、牡蛎;兼阴虚着,重用麦冬、生地黄、阿胶,加沙参、玉竹、石斛;纳呆腹胀,加陈皮、谷芽、麦芽、神曲、山楂、鸡内金、枳壳健脾助运;失眠多梦,加合欢皮、夜交藤、五味子、柏子仁、莲子心等养心安神;热病后期损及心阴而心悸者,以生脉散加减,有益气养阴补心之功。

3.心肾阴虚证

(1)抓主症:心悸易惊,心烦失眠,五心烦热。

(2)察次症:口干,盗汗,思虑劳心则症状加重,头晕目眩,急躁易怒。

(3)审舌脉:舌红少津,苔少或无,脉象细数。

(4)择治法:滋阴益肾,养心安神。

(5)选方用药思路:本证为心肾阴虚、水不济火、心火内动、扰动心神,故选用天王补心丹合朱砂安神丸加减。前方滋阴养血、补心安神,适用于阴虚血少、心悸不安、虚烦神疲、手足心热之症;后方可清心降火、重镇安神,适用于阴血不足、虚火亢盛、心悸、心神烦乱、失眠多梦等症。生地黄、玄参、麦冬、天冬滋阴清热;当归、丹参补血养心;人参、炙甘草补益心气;黄连清热泻火;朱砂、茯苓、远志、酸枣仁、柏子仁安养心神;五味子收敛耗散之心气;桔梗引药上行,以通心气。

(6)据兼症化裁:肾阴亏虚、虚火妄动、遗精腰酸者,加龟板、熟地黄、知母、黄柏,或加服知柏地黄丸;若阴虚而火热不明显者,可单用天王补心丹;若阴虚兼有瘀热者,加赤芍、牡丹皮、桃仁、红花、郁金等清热凉血、活血化瘀;若盗汗明显,可加龙骨、牡蛎、五味子收敛止汗。

4.心阳不振证

(1)抓主症:心悸,胸闷气短,动则尤甚。

(2)察次症:心慌,惕惕而动,面色苍白,形寒肢冷。

(3)审舌脉:舌淡苔白,脉象虚弱或沉细无力。

(4)择治法:温补心阳,安神定悸。

(5)选方用药思路:本证为心阳虚衰,无以温养心神,故选用桂枝甘草龙骨牡蛎汤加减以温补心阳、安神定悸。桂枝温振心阳;人参、黄芪益气助阳;麦冬、枸杞滋阴,益阴生津;炙甘草益气养心;龙骨、牡蛎重镇安神定悸。

(6)据兼症化裁:形寒肢冷者,重用人参、黄芪、附子、肉桂温阳散寒;大汗出者重用人参、黄芪、龙骨、牡蛎、山茱萸益气敛汗,或用独参汤煎服;兼见水饮内停者,加葶苈子、五加皮、泽泻等利水化饮;夹瘀血者,加丹参、赤芍、川芎、桃仁、红花;兼见阴伤者,加麦冬、枸杞、玉竹、五味子。

5.水饮凌心证

(1)抓主症:心悸眩晕,胸闷痞满,小便短少,或下肢浮肿。

(2)察次症:渴不欲饮,恶心,欲吐,流涎,形寒肢冷。

(3)审舌脉:舌淡胖,苔白滑,脉象弦滑或沉细而滑。

(4)择治法:振奋心阳,化气行水,宁心安神。

(5)选方用药思路:本证为脾肾阳虚、水饮内停、上凌于心、扰乱心神,故选用苓桂术甘汤加减。本方通阳利水,适用于痰饮为患、胸胁支满、心悸目眩等症。泽泻、茯苓淡渗利水;桂枝、炙甘草通阳化气;人参、白术、黄芪健脾益气助阳;远志、茯神、酸枣仁宁心安神。

(6)据兼症化裁:恶心呕吐,加半夏、陈皮、生姜以和胃降逆;兼见肺气不宣,有水湿证,咳喘、胸闷者,加杏仁、前胡、桔梗以宣肺,葶苈子、五加皮、防己以泻肺利水;兼见瘀血者,加当归、川芎、刘寄奴、泽兰、益母草。

6.瘀阻心脉证

(1)抓主症:心悸不安,心痛时作,痛如针刺。

(2)察次症:短气喘息,胸闷不舒,形寒肢冷,唇甲青紫。

(3)审舌脉:舌质紫暗或有瘀斑,脉涩或结或代。

(4)择治法:活血化瘀,理气通络。

(5)选方用药思路:本证为血瘀气滞,心脉瘀阻,心阳被遏,心失所养,故选用血府逐瘀汤加减以养血活血、理气通脉止痛。桃仁破血行滞而润燥,红花活血祛瘀以止痛。赤芍、川芎助上药活血祛瘀;牛膝活血通经、祛瘀止痛、引血下行。生地黄、当归养血益阴,清热活血;桔梗、枳壳,一升一降,宽胸行气;柴胡疏肝解郁、升达清阳,与桔梗、枳壳同用,尤善理气行滞,使气行则血行;桔梗载药上行;甘草调和诸药。诸药合而用之,使血活瘀化气行,则诸症可愈。

(6)据兼证化裁:气滞血瘀,加用柴胡、枳壳;兼气虚加黄芪、党参、黄精;兼血虚加何首乌、枸杞、熟地黄;兼阴虚加麦冬、玉竹、女贞子;兼阳虚加附子、肉桂、淫羊藿;络脉痹阻,胸部如窒,加沉香、檀香、降香;兼痰浊、胸满闷痛、苔浊腻,加瓜蒌、薤白、半夏、陈皮;胸痛甚,加乳香、没药、五灵脂、蒲黄、三七等祛瘀止痛。

7.痰火扰心证

(1)抓主症:心悸时发时止,心烦,痰黏。

(2)察次症:口干苦,大便秘结,小便短赤,心胸痞闷胀满,受惊易作,失眠多梦,烦躁。

(3)审舌脉:舌红,苔黄腻,脉弦滑。

(4)择治法:清热化痰,宁心安神。

(5)选方用药思路:本证为痰浊停聚、郁久化火、痰火扰心、心神不安,故选用黄连温胆汤加减。本方清心降火、化痰安中,用于痰热扰心而见心悸时作、胸闷烦躁、尿赤便结、失眠多梦等症状者。黄连、栀子苦寒泻火、清心除烦;竹茹、半夏、胆南星、瓜蒌、陈皮清化痰热、和胃降逆;生姜、枳实下气行痰;远志、石菖蒲、酸枣仁、龙骨、牡蛎宁心安神。

(6)据兼症化裁:痰热互结、大便秘结者,加大黄;心悸重者,加珍珠母、石决明、磁石重镇安神;火郁伤阴,加麦冬、玉竹、天冬、生地黄养阴清热;兼见脾虚者加党参、白术、麦芽、砂仁益气醒脾。

8.肝郁不舒证

(1)抓主症:心悸失眠,胸胁胀痛。

(2)察次症:胸闷,口苦咽干,急躁易怒,善太息。

(3)审舌脉:舌淡红,脉弦。

(4)择治法:疏肝解郁,调气宁神。

(5)选方用药思路:本证为肝气郁结、气滞不舒、心神不宁,故选用逍遥散加减。方中当归、白芍、熟地黄养肝血、柔肝疏肝;酸枣仁、茯苓、远志宁心定志;陈皮化痰理气;甘草调和诸药而安中。

(6)据兼症化裁:若心神不宁,难以入眠可加生牡蛎、龙骨、柏子仁镇心养心安神;如气郁化热者,加栀子、黄芩以清热;兼气滞血瘀者可加桃仁、红花以活血化瘀。

9.风热扰心证

(1)抓主症:心悸,胸闷,身热,或微恶风寒。

（2）察次症：胸部隐痛，咽痛，四肢肌肉酸痛，乏力，心烦，或咳嗽、咳痰。

（3）审舌脉：舌偏红，苔薄白或薄黄，脉浮数。

（4）择治法：疏风清热，通络宁心。

（5）选方用药思路：本证为风热外感，内犯于心，故选用银翘散加减。方中金银花、连翘、荆芥、淡豆豉疏风清热解毒；芦根、淡竹叶甘凉，清热生津；桔梗、牛蒡子、甘草宣肺利咽化痰；丹参、玉竹、太子参、苦参护阴宁心。

（6）据兼症化裁：若表邪深入气分，热毒炽盛宜酌加石膏、知母、黄连、板蓝根、蚤休以增强清热解毒之力。若热毒之邪渐清而气阴两虚症状明显，症见乏力汗出、心烦少寐、手足心热，可酌加沙参、麦冬、百合、酸枣仁、远志，以益气养阴、宁心安神。

七、中成药选用

（一）稳心颗粒

药物组成：党参、黄精、三七、琥珀、甘松。

功能作用：益气养阴，活血化瘀。用于气阴两虚，心脉瘀阻所致的心悸不宁，气短乏力，胸闷胸痛；室性期前收缩、房性期前收缩见上述证候者。

用法用量：开水冲服。一次1袋，每日3次或遵医嘱。

（二）天王补心丹

药物组成：生地黄、五味子、当归、天冬、麦冬、柏子仁、酸枣仁、人参、玄参、丹参、茯苓、远志、桔梗。

功能作用：阴亏血少。其症见虚烦心悸、睡眠不安、精神衰疲、梦遗健忘、不耐思虑、大便干燥、口舌生疮、舌红少苔、脉细而数。

用法用量：口服。一次1丸，每日3次。

（三）柏子养心丸

药物组成：柏子仁、党参、黄芪、川芎、当归、茯苓、远志、酸枣仁、肉桂、五味子、半夏曲、炙甘草、朱砂。

功能作用：补气，养血，安神。用于心气虚寒，心悸易惊，失眠多梦，健忘。

用法用量：口服。一次6g（约33丸），每日2次。

（四）人参归脾丸

药物组成：人参、白术、茯苓、甘草、黄芪、当归、木香、远志草、龙眼肉、酸枣仁。

功能作用：益气补血，健脾养心。用于气血不足，心悸，失眠，食少乏力，面色萎黄，月经量少，色淡。

用法用量：口服。一次1丸，每日2次。

（五）冠心片

药物组成：赤芍、川芎、红花、丹参、降香。

功能作用：活血化瘀。用于瘀血内停所致的胸痹、心前区刺痛，适用于心血瘀阻患者。

用法用量：口服。一次3～4片，每日3次。

（六）参松养心胶囊

药物组成：人参、麦冬、山茱萸、丹参、酸枣仁、桑寄生、赤芍、土鳖虫、甘松、黄连、五味子、龙骨。

功能作用：益气养阴，活血通络，清心安神。用于治疗气阴两虚、心络瘀阻引起的冠心病室性期前收缩。其症见心悸不安，气短乏力，动则加剧，胸部闷痛，失眠多梦，盗汗，神倦懒言。

用法用量：口服。一次4粒，每日3次。

八、单方验方

（1）紫石英：水煎服，每日2次，适用于心悸偏于心阳虚者。

（2）苦参：水煎服，每日2次，适用于心悸脉数或促，热象较明显者。

（3）珍珠粉：每次0.9～1.5g，水冲服，每日2次，适用于心气不敛所致心悸。

（4）朱砂、琥珀：吞服，每日2次，适用于心悸脉数者。

（5）玉竹：水煎服，每日2次，适用于心悸心阴虚者。

（6）黄连：水煎服，每日2次，适用于脉数、促，心肝经有热的心悸患者。

（7）青松针（松树的针状叶）、大枣：水煎服，每日2次。适用于心悸心血虚者。

（8）人参、丹参、苦参、三七末（冲服）、麦冬、五味子、生地黄、当归、瓜蒌、茯苓、炙甘草：水煎服，每日2次，适用于气阴两虚的心悸患者。

（9）半夏、麦冬、五味子、枳实、丹参、沙参、茯苓、川芎、赤芍、酸枣仁、柏子仁、朱砂：水煎服，每日2次，适用于心悸痰瘀互结者。

（10）三七、黄连、琥珀、当归、西洋参、冬虫夏草、肉桂：研末，等分和匀，水冲服，每次3g，每日2次，适用于气虚血瘀的心悸患者。

九、中医特色技术

（一）针灸疗法

1.针刺疗法

用30～32号的针灸针，取穴以手少阴、厥阴经为主，佐以背俞穴，根据主证之不同，针用补法、泻法、平补平泻法。具体取穴如下所述。

（1）主穴：间使、神门、心俞、巨阙。

（2）配穴：若心血不足，加膈俞、脾俞、足三里；肝肾阴虚，加厥阴俞、肾俞、太溪；水饮内停，加脾俞、三焦俞、气海等；痰热上扰，加肺俞、尺泽、丰隆；心虚胆怯，加内关、厥阴俞、太溪等；瘀血证加曲泽、少海、气海、血海、神门。

2.耳针

（1）选穴：心、皮质下、交感、神门。

（2）方法：每次选择 2～3 穴，捻转轻刺激，留针 15 分钟。

3.三棱针

（1）选穴：心俞、神门。

（2）配穴：足三里、三阴交。

（3）方法：点刺出血，少量，隔日一次。

4.穴位注射

（1）主穴：内关、心俞、督俞、厥阴俞、足三里。

（2）配穴：胸部闷痛配膻中；失眠配神门、三阴交；痰多配丰隆。

（3）治法：每次选 2～3 个穴，选用 5mL 注射器和 5.5 号针头，针尖垂直刺入所选穴，上下提插 2～3 次，有酸胀感后，每穴用 5% 当归注射液 0.5～1mL 注入，每日一次，10 次为一个疗程。

（二）艾灸法

取心俞、内关、神门、巨阙穴，艾条灸，每日 1～2 次，每次 15 分钟，10 日为一个疗程。

（三）推拿按摩疗法

1.躯干部位

先用一指禅推法施于膻中、中庭、巨阙、心俞等穴，手法以得气为度，时间每穴操作 2 分钟；再用掌心振法施于至阳穴，操作时间 1 分钟；最后用指揉法揉周荣穴，手法由轻到重，以得气为度，时间 1 分钟。

2.四肢部位

先用指按法按压神门穴，持续 1 分钟；再用掐法施于通里穴，手法以患者能忍受为度，重复刺激 2～3 次。

3.滚背法

患者俯卧位，在背部脊柱两侧膀胱经连线上，从上至下施以滚法约 2 分钟。

十、预防

心律失常是常见的心血管病，常见诱因有吸烟、酗酒、过劳、紧张、激动、暴饮暴食、消化不良、受凉、摄入盐过多,以及血钾、血镁低等。一旦确诊后,患者往往高度紧张、焦虑、抑郁,因而心律失常需积极治疗原发疾病和消除上述诱发因素。

1.生活要规律

保证充足的睡眠,居住环境力求清幽,避免喧闹,多种花草,有利于怡养性情。

2.注意劳逸结合

根据自身的情况选择合适的体育锻炼,如散步、太极拳、气功等,节制房事,预防感冒。

3.尽量保持标准体重

勿贪饮食,因为发胖会使心脏负荷加重。

4.注意季节、时令、气候的变化

因为寒冷、闷热及气候骤变等容易诱发或加重心律失常,应提前做好防护,分别采取保暖、通风、降温等措施。

5.饮食

进食易消化、清淡、低盐低脂、高蛋白、富含维生素、清洁卫生、冷热合适的食物,以少食多餐、定时定量为原则。心律失常患者禁忌浓茶、咖啡、香烟、烈酒、煎炸及过咸、过甜、过黏的食品,少食细粮、松花蛋、动物内脏,兼有水肿者应限制饮水量。

6.保持平和稳定的情绪

精神放松,不过度紧张。精神因素中尤其紧张的情绪易诱发心律失常。所以患者要以平和的心态去对待,避免过喜、过悲、过怒,不计较小事等。

第二节　缓慢性心律失常

缓慢性心律失常以窦性缓慢性心律失常和各种传导阻滞为常见。这些心律失常中许多为无症状性,且不需要特殊治疗,而另外一些可危及生命,需要迅速干预。

一、临床诊断要点与鉴别诊断

(一)诊断标准

1.窦性心动过缓

(1)某些生理情况:运动员、体力劳动者或睡眠时;颅内压增高、黄疸、黏液性水肿、冠心病、病态窦房综合征等;某些药物引起,如β受体阻滞剂、利血平、洋地黄等。

(2)心电图诊断要点:①P波频率<60次/分;②P波在 Ⅰ、Ⅱ、aVF 导联直立,aVR 导联倒置,P波 P-R 间期固定于 0.12~0.20 秒;③P-P 间期互差<0.12~0.16 秒。

2.窦性停搏

(1)可由于迷走神经张力增高或颈动脉窦过敏、急性心肌梗死、窦房结变性与纤维化、脑血管意外、应用洋地黄药物等引起。过长时间的窦性停搏如无逸搏发生,患者可出现黑矇、短暂意识障碍或晕厥,严重者可发生 A-S 综合征以致死亡。

(2)心电图诊断要点:①在正常窦性节律后,突然出现一个较长的无窦性 P 波的长间歇;②明显延长的 P-P 间期与原窦性周期不呈倍数关系,但常超过基本窦性周期的 1.5 倍;③在长间歇中可由次级起搏点发出的逸搏或逸搏心律代偿性的控制激动。

3.房室传导阻滞(AVB)

(1)正常人或运动员可发生文氏型房室阻滞,与迷走神经张力增高有关。心肌缺血及电解质紊乱、药物中毒等可引起房室传导阻滞,一度 AVB 常无症状,二度 AVB 常有心悸、乏力等不适,三度 AVB 的症状取决于发病原因和心室率快慢,常有心悸、心绞痛、眩晕或晕厥,甚至发生猝死。

(2)心电图诊断要点:①一度房室传导阻滞,每个窦性 P 波后均有随之相关的 QRS-T 波群,P-R 间期>0.20 秒或超过该年龄、心率及 P-R 间期的最高限度。②二度Ⅰ型房室传导阻滞,一系列规则出现的窦性 P 波后,P-R 间期依次逐渐延长,直到 P 波不能下传心室,即 P 波后未随之 QRS 波群,发生心室脱漏。在心室脱漏后的第一个 P-R 间期又恢复至初始的时限然后再次逐渐延长,这种周而复始的现象称为文氏现象。二度Ⅱ型房室传导阻滞,一系列规则出现的窦性 P 波后,P-R 间期相等(可正常或延长),但有周期性 P 波不能下传心室,发生心室脱漏。发生心室脱漏时的长 R-R 间期等于短 R-R 间期的 2 倍或整数倍。③三度房室传导阻滞,P-P 间期和 R-R 间期有各自的自律性,P 波与 QRS 波群无关;P 波频率较 QRS 波频率为快;QRS 波群缓慢而规则,为被动出现的逸搏心律。

4.室内传导阻滞

其病因可为心肌炎、心瓣膜病或心肌病、冠心病、高血压、肺心病;少数由先心病、药物中毒、高血钾、心脏手术损伤引起。束支或分支阻滞本身多无明显症状,但严重的三分支阻滞和双束支阻滞因可发生心室停搏而出现心悸、头晕、晕厥,甚至A-S 综合征。

心电图诊断要点:①完全性右束支传导阻滞,QRS 波群时限≥0.12 秒;QRS 波群形态,V_1 导联常呈 Rsr'波形,R'波宽大而有切迹,偶呈有切迹的宽大 R 波,V_5、V_6、aVL 导联常有终末宽而粗顿的 S 波,AVR 导联常有终末粗顿的 r 波或 r';ST-T 波段在 V_1、V_2 导联与 QRS 主波方向相反;QRS 心电轴可右偏,一般＜＋110°;若 QRS 时限＜0.12 秒,而具备上述其他表现者为不完全性右束支传导阻滞。②完全性左束支传导阻滞:QRS 波群时限≥0.12 秒;QRS 波群形态,V_1 导联常呈 rS 波形,r 波极小,而 S 波粗宽,偶成 QS 型。V_5、V_6、Ⅰ、aVL 导联呈增宽而又切迹的 R 波,一般无 Q 波或 S 波;ST-T 波段在 V_1、V_2 导联与 QRS 主波方向相反;QRS 心电轴可轻度左偏,一般不超过－30°;若 QRS 时限＜0.12 秒,而具备上述其他表现者为不完全性左束支传导阻滞。

(二)鉴别诊断

1.二度窦房阻滞与窦性心动过缓鉴别

当发生 2∶1 或 3∶1 窦房阻滞时,心率慢,类似窦性心动过缓,两者可依据下列方法鉴别:经阿托品注射或体力活动后(可做蹲下、站起运动),窦性心动过缓者的窦性心率可逐渐加快,其增快的心率与原有心率不成倍数关系;而窦房阻滞者心率可突然增加一倍或成倍增加,窦房阻滞消失。

2.未下传的房性期前收缩二联律与窦性心动过缓鉴别

未下传的房性期前收缩 P'波,一般是较易识别的,P'波重叠于 T 波上时不易分辨,可被误认为窦性心动过缓,其鉴别点为:TP'混合波与其他 T 波的形态是不同的;可从 T 波低平的导联上寻找未下传的 P'波;心电图描记时可加大电压(增益):走纸速度增至 50～100 米/秒,重叠于 T 波的 P'波可显露。

二、辨病诊断

(一)诊断依据

缓慢性心律失常属中医学"心悸""胸痹""眩晕""厥证""迟脉证"等范畴,是临床中较为常见的一种病症。其主要表现为缓脉、迟脉,并常伴有结、代脉等,常伴有面白、畏寒、头昏、乏力、易疲劳,活动后气促,甚至短暂昏厥等临床症状。本病亦需结合心电、24 小时动态心电图监测、心脏超声与其他生化检查等,有利于明确本病的诊断。

(二)类证鉴别

真心痛:心悸与真心痛都常为自觉心中悸动、惊惕不安、不能自主的临床表现。真心痛以心前区或胸骨后疼痛剧烈为主症,虽常伴有心悸,但同时可见汗出肢冷、面色苍白等症状。心悸虽然也可伴有胸闷的症状,但是一般不痛。

三、病因病机

(一)感受外邪

外感温邪,温邪上受,逆传心包;或久居寒湿之地,湿邪困阻气机,发为心悸。

(二)饮食失调

嗜食肥甘厚味,或饮食无度,伤及脾胃,运化失司,水湿不化,聚而为痰,痰浊中阻,发为心悸。

(三)年老体弱

年老体虚,阳气不足,不能温煦心脉,发为心悸。

总之本病病位在心,与肺、脾、肾三脏关系密切。总因心阳不足,痰瘀互结,心脉痹阻,而致传导失常,搏动无力,脉气不相接续。

四、辨证要点

(一)辨虚实

本病属本虚标实,临床常以心脉不通为主要表现,脉来迟缓,时有一止。从外在来看,常以虚损证候外现,然而其证亦有邪实影响。阳虚日久,水液不化,血行迟滞,气亦时常不足,寒状充斥全身。气为血之帅,气滞不行,血亦不动,从而导致气滞血瘀,同时痰饮水邪上犯,与瘀血相结。亦可由痰饮阻滞血行,致使气血运行不畅,日久痰瘀互结,难解难分。因此在看到正虚表现的同时,亦不可忽视其标实的严重程度,只有把握住虚实两面,临症方可取效。

(二)分寒热

本证多因迁延日久,或素体禀赋不足,日久劳伤而多见阳虚证候。其多属虚寒,多见胸闷气短、少气懒言、四肢浮肿、肢冷蜷卧、乏力倦怠、面色㿠白。但本病属本虚标实,痰瘀互结,郁久化热,常可见烦躁、脘痞、口干口苦、视物模糊、但欲饮水不欲咽等症状。日久化热伤阴后,亦可见到潮热盗汗、手足心热、失眠心悸。但患者因阳虚为本,所以热象多不明显,临床可见畏寒畏热并见。如病程进一步发展迁延,转化为寒热错杂、阴阳两虚之证,则为后续的治疗带来困难。

(三)辨脏腑

本病病位在于心,除脉迟证候,亦可见到胸痹,心悸等症状。然而本病又与肺、肾三脏关系密切。此三脏不仅在生理活动上相互联系,病理活动中也常相互影响,故临证当辨清孰轻孰重,从而在多个方向对疾病进行治疗。脾阳虚者,证见脘腹冷痛、痞满、不思饮食;肾阳虚者,症见腰膝酸软、小便清长、五更泄泻、阳痿早泄。在此基础之上,还应审其气、血、精之偏,详加辨别,分清主次。

五、确立治疗方略

(一)治病求本

阳气虚衰是导致本病的主要原因。而阳气虚衰是在气虚的基础上发生的,所以认为益气温阳是治疗本病的根本大法。而在本病病程中出现的痰湿、血瘀等证是因虚致实的标证,不是疾病的本质,临床中犹应注意,切不可本末倒置,应始终注意阳气虚衰这一发病本质。

(二)整体论治

本证以虚寒证为主,并且以心脾肾阳虚为多见。温补方药多为温性、热性,具有补益扶正的功能,能助阳温中、消散阴寒,故既能纠正虚寒之偏性,又能治疗阳气不足。但由于阳虚、气虚引起血行不畅、气机郁滞、心脉痹阻、痰浊内壅等症状,因此临床上必须从整体观念出发,在以温补方药为主的基础上,适当配合行气、活血、化痰、养阴的药物,以取得治疗效果。

(三)标本兼顾,心肾同治

本病以心阳虚、心气虚为主要表现,因本病多为老年人患者,老年人肾气虚弱,加之病程漫长,久病及肾,故肾气、肾阳虚衰是本病更深层的病理机制和病机转归。单纯心阳不振者病情较轻,表现为脉迟、眩晕、面色无华、舌淡苔薄;肾阳虚者,脉沉迟而弱、畏寒肢冷、头晕耳鸣、小便清长、夜尿频多。所以补心阳同时切不可忽略心肾同治,心得肾阳之温煦、肾阴之滋养,自当恢复心气之充沛,故应注重标本兼顾。

(四)明辨病机病理产物

心悸的根本改变为阳气虚衰。其在阳虚基础上常可见到寒凝血瘀、痰饮内停等标实之证。气虚甚者加人参;阳虚甚者加肉桂、干姜,阳虚寒凝加麻黄、细辛;脾肾阳虚加补骨脂、山药、仙茅;脾阳虚甚,生化乏源者加当归适量,并酌加白芍、鸡血藤;夹血瘀者加川芎、红花;挟痰者加瓜蒌、薤白、郁金;兼饮者加茯苓、白术。

六、辨证论治

1.心肾阳虚证

(1)抓主症:心悸气短,动则尤甚,形寒肢冷。

(2)察次症:面色淡白、浮肿,腰膝酸软,耳鸣,神疲乏力。

(3)审舌脉:舌淡苔白厚,脉沉弱或结代。

(4)择治法:振奋心阳,温壮肾阳。

(5)选方用药思路:本证为心肾阳虚,不能温运血脉,故选用麻黄附子细辛汤合右归丸加减。

方中附子大辛大热,温壮心、肾之阳。细辛、麻黄芳香气浓,性善走窜,通彻表里,助血脉通行表里。肉桂、鹿角胶温补肾阳、填精补髓;熟地黄、枸杞、山茱萸、山药滋阴益肾、养肝补脾;佐以菟丝子补阳益阴、固精缩尿;杜仲补益肝肾、强筋壮骨;当归养血和血,助鹿角胶以补养精血。诸药配合,共奏温补肾阳、温通心脉之功。

(6)据兼证化裁:若水肿较甚者,加猪苓、茯苓、椒目、大腹皮以利水消肿;若瘀血内阻者,加益母草、泽兰、红花以活血化瘀;若痰湿内盛,加瓜蒌、薤白、半夏以通阳散结;若心神不宁可加龙骨、牡蛎以镇惊安神。

2.气阴两虚证

(1)抓主症:心悸,乏力气短,手足心热。

(2)察次症:心烦,自汗盗汗,腰膝酸软,头晕耳鸣,失眠多梦。

(3)审舌脉:舌红少津,脉虚细或结代。

(4)择治法:益气养阴,调畅心脉。

(5)选方用药思路:本证属心之气阴两虚、心阳不振,故选用炙甘草汤合生脉饮加减。方中炙甘草、人参、大枣益心气、补脾气;五味子敛汗滋阴;生地黄、阿胶、麦冬、麻仁滋心阴、养心血、充血脉;桂枝、生姜辛行温通、温心阳、通血脉。诸药合用,滋而不腻,温而不燥,使气血充足、阴阳调和。

(6)据兼证化裁:若兼血瘀者,加川芎、红花、降香、赤芍以活血化瘀;兼痰湿者,加半夏、胆南星以除痰化湿。

3.阳虚欲脱证

(1)抓主症:心悸气短,汗出如珠,四肢厥冷。

(2)察次症:气促,胸闷,面色青灰,精神委顿,下肢浮肿,唇甲青紫。

(3)审舌脉:舌质淡,脉迟。

(4)择治法:益气回阳救脱。

(5)选方用药思路:本证为阳气暴脱,故选用独参汤或参附汤加减。方中人参甘温大补元气;附子大辛大热,温壮元阳。两药相配,共奏回阳固脱之功。

(6)据兼证化裁:若兼有阴虚者,加玉竹、天冬、太子参以养阴生津;兼痰浊、血瘀者,可分别加陈皮、枳壳、丹参、红花、郁金以理气化湿或活血化瘀;心血不足者可加当归温补心血;汗出不止者可加浮小麦、黄芪、白术以敛汗止汗。

4.痰湿阻络证

(1)抓主症:心悸气短,胸痛胸闷,咳嗽有痰。

(2)察次症:胸痛彻背,背痛彻心,体胖,头晕目眩。

(3)审舌脉:舌质淡,苔白滑,脉缓。

(4)择治法:健脾祛湿,化痰通络。

（5）选方用药思路：本证为痰湿阻络、心血不畅，故选用六君子汤合瓜蒌薤白半夏汤加减。方中人参大补元气，白术健脾化痰；半夏、陈皮行气化痰；茯苓健脾除湿；瓜蒌、薤白化痰通络；炙甘草调和诸药。

（6）据兼证化裁：若血瘀明显，加丹参、枳实、延胡索、郁金以活血化瘀；若痰多而有寒象者，加附子、干姜等以温阳化痰；若痰多而眩晕者，加天麻、菊花等清利头目；若湿重气滞、脘痞不舒者，可加砂仁、藿香以行气化湿。

5.心脉瘀阻证

（1）抓主症：心悸气短，胸痛或刺痛阵作。

（2）察次症：唇甲青紫，四肢厥冷，自汗。

（3）审舌脉：舌质紫暗，或有瘀点，脉涩或结代。

（4）择治法：温阳益气，活血化瘀。

（5）选方用药思路：本证为阳气虚衰，心血痹阻，故选用桃红四物汤加减。方中桃仁、红花力主活血化瘀；熟地黄、当归滋阴补肝、养血调经；白芍养血和营，以增补血之力；川芎活血行气、调畅气血，以助活血之功。

（6）据兼证化裁：若寒凝血虚者，可加桂枝或肉桂、高良姜、薤白；若气滞重者，胸闷痛甚，可加沉香、檀香、荜茇等；兼见痰浊之象者，可加茯苓、白术、白蔻仁以健脾化痰；兼见纳呆、失眠等症状的心脾两虚者，加茯苓、茯神、远志、半夏、柏子仁、酸枣仁；若气虚血瘀者，可合用人参养荣汤，并重用人参、黄芪。

七、中成药选用

（一）心宝丸

药物组成：洋金花、人参、肉桂、附子、鹿茸、冰片、人工麝香、三七、蟾酥。

功能作用：温补心肾，益气助阳，活血通脉。用于治疗心肾阳虚、心脉瘀阻引起的慢性心功能不全；窦房结功能不全引起的心动过缓、病态窦房综合征及缺血性心脏病引起的心绞痛及心电图缺血性改变。

用法用量：口服。①慢性心功能不全按心功能Ⅰ、Ⅱ、Ⅲ级分别服用：Ⅰ级，每次120mg（2丸），每日3次；Ⅱ级，每次240mg（4丸），一日3次；Ⅲ级，每次360mg（6丸），每日3次。一个疗程为2个月，在心功能正常后改为每日维持剂量60～120mg（1～2丸）。②病态窦房综合征病情严重者一次300～600mg（5～10丸），每日3次，1个疗程为3～6个月。③其他心律失常（期前收缩）及心房颤动，心肌缺血或心绞痛一次120～240mg（2～4丸），每日3次，一个疗程为1～2个月。

（二）参附注射液

主要成分：红参、附片。

功能作用:回阳救逆,益气固脱。主要用于阳气暴脱的厥脱症(感染性、失血性、失液性休克等);也可用于阳虚(气虚)所致的惊悸、心悸、喘咳、胃疼、泄泻、痹症等。

用法用量:肌内注射,一次 2～4mL,每日 1～2 次。静脉滴注,一次 20～100mL,(用 5％～10％葡萄糖注射液 250～500mL 稀释后使用)。静脉推注,一次 5～20mL(用 5％～10％葡萄糖注射液 20mL 稀释后使用),或遵医嘱。

八、单方验方

1.益气温阳化瘀汤

人参、檀香、附子、桂枝、薤白、黄芪、丹参、干姜、川芎、甘草,水煎服,每日 2 次,适用于心悸属阳虚血瘀者。

2.参花三香汤

丹参、红花、木香、檀香、降香,水煎服,每日 2 次,适用于心悸属血瘀者。

3.通滞汤

丹参、降香、石菖蒲、瓜蒌、郁金、血竭粉、沉香粉、麝香 0.1g(冲),水煎服,每日 2 次,用于心悸属气滞者。

4.升率汤

丹参、附子、红参、麻黄、麦冬、当归、郁金、细辛,水煎服,每日 2 次,用于心悸属心阳虚者。

5.起率合剂

党参、附子、黄芪、丹参、麦冬、淫羊藿、细辛、炙甘草、麻黄,水煎服,每日 2 次,用于心悸属阳虚者。

6.羌桂合剂

桂枝、甘草、羌活、乳香、没药,水煎服,每日 2 次,适用于心悸属心阳不振者。

7.通阳复脉汤

黄芪、五味子、麦冬、淫羊藿、升麻、甘草、麻黄、附子、人参、鹿角胶、黄精、细辛。水煎服,每日 2 次,适用于心悸属心阳不足、气阴亏虚者。

8.温阳通脉汤

麻黄、附子、细辛、瓜蒌、枳壳、防己、红花、川芎、虎杖,水煎服,每日 2 次,用于心悸属寒凝血瘀者。

9.活窦丸

炙甘草、仙茅、淫羊藿、丹参、党参、黄芪,将上药共研细末,炼蜜为丸,每日 2 次,用于心悸属阳虚者。

九、中医特色技术

(一)针灸疗法

针刺疗法

(1)体针

方法一:取主穴神门、太溪,配穴心俞、完骨、膈俞、神堂、志室、膻中。每日一次,12次为一个疗程。

方法二:选穴第一组内关、神门、足三里;第二组心俞、神堂、配三阴交。所有穴位均取双侧。针刺心俞、神堂时取俯卧位,针身与皮肤成70°角向脊柱方向斜刺,深度1寸。其余穴位均一般方法行针。两组穴位交替使用,每日一次,留针30～45分钟,中间行针2次,每次约一分钟,7日为一个疗程。

方法三:针刺双侧内关、太渊穴,捻针20分钟;或取人中、膻中、心俞穴,人中穴向鼻中隔斜刺0.5寸,雀啄手法,另两穴用捻转补泻法,每日施针1～2次。

方法四:选心俞、厥阴俞、通里、太冲穴,并随症加减,每日一次。

方法五:针刺人中、内关、足三里,用强刺激,持续施治5～10分钟,艾灸百会、气海、关元。使用于厥脱症之急救。

(2)三棱针:刺人中、涌泉穴,配合毫针刺内关穴,艾条灸百会、足三里,隔日一次。

(3)穴位注射:主穴选取内关、心俞、厥阴俞、足三里,配通里。每次选2～3穴,用当归注射液1mL注射,隔日一次。

(二)推拿按摩疗法

取心俞、膈俞、至阳等背部穴位,另加内关穴,采用点、揉、按等手法,由轻到重,每日一次,每次15分钟。

十、食疗

在药物治疗的同时,适当的食疗可促进康复。嗜食肥甘厚味、恣饮烈酒、吸烟等是导致心律失常的基础病如冠心病、高血压、心肌病等的重要病因,而且烟酒、浓茶、咖啡等刺激之物本身也易直接导致心律失常的发生。因此饮食宜多样、清淡,富有营养,富含维生素,多食水果、蔬菜,可适当增加一些有益的无机盐如钾、镁、锌等,并限制钠的摄入。一般原则是宜少食多餐,忌食过饱;痰湿甚或有蕴热者,宜食清淡而有营养的食物,忌烟、酒、浓茶、咖啡及肥甘油腻厚味;适当进食含镁的食物,如黄豆、赤豆、油豆腐、芹菜、白菜、萝卜、鲢鱼等;适当进食含钾的食物,如菠菜、黄鳝、豆腐、土豆、山药、香蕉、苹果、梨等。此外,按中医辨证择膳更佳。

十一、预防

1.调摄精神

中医学历来重视摄生养神。精神、情绪的改变可以导致心病的发生。情志之伤,虽五脏各有所主,然求其所由,则无不由心而发。心主血脉,情志所伤则心脉瘀滞不通。若能静以养神,心情舒畅,气行则血行。因此,心病要注意精神调摄,不可过喜,不宜恼怒,保持心情舒畅。

2.起居有常

起居失常则伤神,神伤则气血运行受阻,过劳则气耗,伤气则血行不利,过逸则血脉瘀滞,均可致心神不宁,或心悸,或不寐,或健忘等。因此生活规律,起居有时,保证有充足的睡眠,有利于气血运行,防止心病的发生。

3.锻炼身体

预防心病,应积极参加各种体育活动,适当进行身体锻炼。运动方式不一,如进行慢跑、快速步行、体操及太极拳、骑自行车、游泳、做保健操等,根据自身条件选择,量力而行,以促进血脉流通。

4.饮食有节

心与胃在经络上关系密切,心胃之病,可互相影响、传变。因此,心病患者饮食调节更为重要,一则要节制食量,二则节制厚味,过食肥甘厚味可助湿生痰、化热;过食生冷则损伤脾胃之阳气,而致寒气内生,发生心病。心病好发于老年人,因而要禁忌饱餐。

第四章 冠状动脉粥样硬化性心脏病

第一节 心绞痛

心绞痛是因冠状动脉供血不足,心肌发生急剧的、暂时的缺血与缺氧所引起的临床综合征,可伴有心功能障碍,但无心肌坏死。其特点为阵发性的前胸压榨性或窒息样疼痛感觉,主要位于胸骨后,可放射至心前区与左上肢尺侧面,持续数分钟,往往休息或舌下含化硝酸甘油后迅速消失。本病多见于男性,多数患者在 40 岁以上,劳累、情绪激动、饱食、受寒、阴雨天气、急性循环衰竭等为常见的诱因。

一、病机病因

(一)病因

1.寒邪内侵,凝滞心脉

如寒邪内袭,痹阻心阳,致使胸阳不振,血行不畅,心脉瘀滞,不通则痛。若素体阳虚,阴寒内盛,心阳不足,胸阳不振,血脉失于温运而痹阻不畅,亦可致心痛诸症发生。

2.情志失调,气血瘀滞

郁怒伤肝,肝失疏泄,肝郁气滞,甚则气郁化火,灼津成痰。忧思伤脾,脾失健运,津液不布,遂聚为痰。无论气滞或痰阻,均可使血行失畅,脉络不利,而致气血瘀滞,心脉痹阻,不通则痛,而发胸痹。总之,情志刺激可损伤心脏,是胸痹心痛的病因,又能加重病情。

3.饮食失调,痰浊内蕴

饮食不节是导致冠心病发生的重要致病因素之一。经常恣食肥甘厚味,可损伤脾胃,使脾失健运,聚湿成痰,上犯心胸,气机不畅,痹阻心脉而发为胸痹心痛;或痰浊久留,痰瘀交阻,阻滞心脉而发病;或因饱餐伤气,气行无力,气血运行不畅而发病。

4.劳逸不节,气血失调

劳倦伤脾,脾虚转输失能,气血生化乏源,无以濡养心脉,拘急而痛。积劳伤阳,心肾阳微,鼓动无力,胸阳失展,阴寒内侵,血行涩滞,而发胸痹。过度安逸,少动多坐,胸阳不振,气机不畅而致胸痹。过劳则气阴两伤,久病者气血虚损,心气不足,血不养心,则心痛作矣。

5.年老体弱,肾脏虚衰

年老脏腑气血自然虚损,肾气渐亏。肾阳虚衰则不能鼓动五脏之阳,引起心阳不振或心气不足,血脉失于温煦,鼓动无力而致血脉痹阻不通;或因肾阴亏虚,则不能润养五脏之阴,肾水不能上济于心,使心阴失养,心阴亏虚,脉道失润而发心痛。

6.脏腑亏虚,他脏及心

本病的病变部位虽在心脉,因脏腑彼此相关,病虽在心,但与其各脏腑之间都有密切关系。《证治准绳》谓:"心痛有心脏本病而痛,有他脏干之而痛。"脾、肝、肾、肺等脏腑病变,在一定条件下,均可累及心脏而引发胸痹心痛。

(二)病机

1.病理变化

病理变化主要为心脉痹阻,乃本虚标实之证。

冠心病心绞痛的病机关键在于外感或内伤引起心脉痹阻,其病位在心,与肝、脾、肺、肾等脏腑功能的失调有密切的联系。心主血脉,肺主治节,两者相互协调,气血运行自畅。心病不能推动血脉,肺气治节失司,则血行瘀滞;肝病疏泄失职,气郁血滞;脾失健运,聚生痰浊,气血乏源;肾阴亏损,心血失荣,肾阳虚衰,君火失用,均可引致心脉痹阻,胸阳失旷而发胸痹心痛。

2.病理因素

病理因素为虚、痰浊、瘀血、寒凝、气滞、郁热。

心阳虚与心阴虚是本病的始发病机。心为君主之官,通过供给全身血液以濡养脏腑、经络、四肢百骸,而其血液的正常运行"上下贯通,如环无端","流行不止,环周不休",均需以心的阳气为动力。其温煦、推动功能正常,则心的机能旺盛。心阳不足,温煦推动功能失职,可生痰致瘀,发为胸痹。心阴不足,脉失所养;阴虚火旺,灼津生痰;脉失所充,停而为瘀,常可发为胸痹。临床中亦有作为兼症出现者,多由心阳虚日久伤阴,或过用辛燥药物伤及阴血而成。因而心阳虚与心阴虚是本病的始发病机,是第一位的病理因素。

痰浊、血瘀既是病理产物又是致病因素,为演变的必然过程。在胸痹的发病过程中,痰、瘀一经形成,往往缠绵难愈,贯穿疾病的始终,相互转化。津血同源为痰瘀互化的生理基础。津血互化、运行正常以发挥营养和滋润脏腑经络的生理功能。若津液停聚,积水成饮,饮凝成痰,痰阻脉络,血滞则瘀,痰夹瘀血,窠囊遂生;若血瘀脉中或溢脉外,停而为瘀,阻滞气机,水湿亦停,聚而成痰,痰瘀互结。而心阳为推动津血运行之动力,心阳虚衰,推动无力,痰瘀易生,亦常互化;心阴内耗,阴虚火旺,煎熬津液成痰,燔灼血液为瘀,痰瘀同生。

寒凝、气滞、郁热是病机演变日渐复杂与急性发病的主要病理因素。寒邪内袭,痹阻心阳,或素体阳虚,阴寒内盛,心阳不足,胸阳不振,血脉失于温运而痹阻不畅。气是构成人体和维持人体生命活动的基本物质,气机阻滞,推动无力,气不行津运血,而加重痰阻血瘀,则可引起病情的恶化与急性发病。胸痹者,心阳虚为主要病理基础,阳虚生寒,寒极则郁而为热;阳损及阴,心阴亏少,虚火自生;痰、瘀为有形之邪,皆阻碍气机,郁而生热。如遇诱因,或情志失调,或嗜酒过度,或过食辛热,或过服芳香温热药物皆可生郁热。郁热一经形成,既可煎熬津液,加重痰阻,又可燔灼血液,加重血瘀,亦可伤阴耗气,加重本虚;重则郁热日久化火,火邪痹阻心脉而厥。因而寒凝、气滞、郁热是病机演变日渐复杂与急性发病的主要病理因素。

3.病理转归

病机转化可有先虚后实,亦可因虚致实。心气不足,鼓动无力,易致气滞血瘀;心肾阴虚,水亏火炎,炼液为痰;心阳虚衰,阳虚外寒,寒痰凝络。此三者皆由虚而致实。痰踞心胸,胸阳痹阻,病延日久,每可耗气伤阳,向心气不足或阴阳并损证转化;阴寒凝结,气失温运,日久寒邪伤人阳气,亦可向心阳虚衰转化;瘀阻脉络,血行滞涩,瘀血不去,新血不生,留瘀日久,心气痹阻,心阳不振。此三者皆因实致虚。但临床表现多是虚实夹杂,或以实证为主,或以虚证为主。

本病多在中年以后发生,如治疗及时得当,可获较长时间稳定缓解,如反复发作,则病情较为顽固。病情进一步进展,可见心胸猝然大痛,出现真心痛证候,甚则可"旦发夕死,夕发旦死"。

二、临床表现

(一)主要症状

典型的心绞痛具有以下五个特点。

1.部位

主要在胸骨上段或中段之后,可波及心前区,有拳头或手掌大小,甚至横贯左前胸,界限不很清楚。常放射至左肩、左臂内侧及无名指和小指,或至颈、咽和下颌部。

2.性质

阵发性的胸痛,常为压榨性、闷胀性或窒息性,也可有烧灼感,但不尖锐,非针刺或刀割样疼痛,偶伴濒死的恐惧感觉。常伴疲乏,出冷汗,恶心,甚或呕吐等症状。发作时,患者往往被迫立即停止原来的活动,直至症状缓解。

3.诱因

发作常由体力劳动或情绪激动所诱发,饱食、寒冷、吸烟、心动过速、休克等亦可诱发。疼痛发生于劳力或激动的当时,而不是在一天劳累之后。典型的心绞痛常在相似的条件下发生,但有时同样的劳力只在早晨引起心绞痛,可能与晨间交感神经兴奋性增高和痛阈较低有关。

4.持续时间

疼痛出现后常逐渐加重,然后在 3～5 分钟内逐渐消失,很少超过 15 分钟。可数天或数周发作一次,亦可一日内多次发作。

5.缓解方式

一般在停止诱发症状的活动后即可缓解,舌下含服硝酸甘油能在几分钟内缓解。

不稳定型心绞痛胸痛的部位、性质与稳定型心绞痛相似,但具有以下特点之一。

(1)原为稳定型心绞痛,在 1 个月内疼痛发作的频率增加,程度加重,时限延长,诱发因素变化,硝酸酯类药物缓解作用减弱。

(2)1 个月之内新发生的心绞痛,并因较轻的劳力负荷而诱发。

(3)休息状态下发作心绞痛或较轻微活动即可诱发,发作时表现为 ST 段抬高的变异型心绞痛也属此列。

此外,由于贫血、感染、甲亢、心律失常等原因诱发的心绞痛称之为继发性不稳定型心绞痛。

(二)体征

平时一般无异常体征。心绞痛发作时常见心率加快、血压升高、表情焦虑、皮肤冷或出汗,有时出现第四或第三心音奔马律。可有暂时性心尖部收缩期杂音、第二心音逆分裂或交替脉。

三、实验室及其他检查

(一)心电图

是发现心肌缺血、诊断心绞痛最常用的检查方法。

1.心绞痛发作时心电图

对明确心绞痛诊断有较大帮助。大多数患者可出现典型的缺血性改变,即以 R 波为主的导联中,出现 ST 段压低≥0.1mV,有时出现 T 波倒置,发作缓解后恢复。平时有 T 波持续倒置的患者,发作时可变为直立,即所谓"假性正常化"。变异型心绞痛发作时可见相关导联 ST 段抬高,缓解后恢复。

2.静息心电图

约半数心绞痛患者在正常范围,部分患者可有 ST 段下移及 T 波倒置,可有陈旧性心肌梗死的改变,也可出现各种心律失常。

3.心电图运动负荷试验

无发作时心电图异常和静息心电图无改变的患者可考虑做心电图运动负荷试验以激发心肌缺血性改变。通常使用活动平板运动或蹬车运动试验。心电图改变主要以 ST 段水平型或下斜型压低≥0.1mV(J 点后 60～80ms)持续 2 分钟作为阳性标准。心肌梗死急性期、有不稳定型心绞痛、明显心力衰竭、严重心律失常或急性疾病者禁做运动试验。

4.心电图连续监测

连续记录 24 小时心电图(动态心电图),可从中发现心电图 ST-T 改变和各种心律失常,出现时间可与患者的症状和活动状态相对应。心电图中显示缺血性ST-T 改变而当时并无心绞痛者称为无痛性心肌缺血。

(二)冠状动脉造影

对冠心病具有确诊价值。可使左、右冠状动脉及其主要分支清楚地显影,可发现狭窄性病变的部位并估计其程度。一般认为,管腔直径狭窄 70%～75% 以上会严重影响血供,50%～70% 者也具有诊断意义。冠状动脉造影的主要指征为:①可疑心绞痛而无创检查不能确诊者;②积极药物治疗时心绞痛仍较重,为明确动脉病变情况以考虑介入性治疗或旁路移植手术者;③中危、高危组的不稳定型心绞痛患者。④临床疑似急性心肌梗死患者。冠状动脉造影未见异常而疑有冠状动脉痉挛的患者,可谨慎地进行麦角新碱试验。

(三)冠脉 CT

无创性冠状动脉 CT 为新兴的冠心病诊断方法,与冠状动脉造影一致性较高,且易被患者接受,成像效果受受检者心率、对比剂的用量、C 比剂注射的速率、扫描延迟时间、冠状动脉是否钙化及斑块性质等多方面影响。冠状动脉 CT 对于管径大、走行平直的血管评价效果较好,但对于直径过小、迂曲、钙化程度过高的血管评价效果较差。

(四)超声波检查

超声心动图可探测到缺血区心室壁的运动异常,冠状动脉内超声显像可显示血管壁的粥样硬化病变。

(五)放射性核素检查

1.放射性核素心肌显像

心肌摄取显像剂的量在一定条件下与冠状动脉血流成正比,静脉注射核素后,进行心肌显像,可见到可逆性的灌注缺损,提示相关心肌缺血,而心肌梗死则表现为缺损持续存在。运动负荷或者药物负荷试验(常用双嘧达莫、腺苷或多巴酚丁胺)有助于检出静息时无缺血表现的患者。

2.放射性核素心腔造影

应用^{99m}锝(^{99m}Tc)进行体内红细胞标记,使心腔内血池显影,可测定左心室射血分数及显示室壁局部运动障碍。

3.正电子发射断层心肌显像(PET)

利用发射正电子的核素示踪剂如^{18}F、^{11}C、^{13}N等进行心肌显像,具有更高的分辨率和探测效率,可准确定量评估心肌存活及功能。

四、诊断与鉴别诊断

(一)诊断

1.诊断要点

根据典型的发作特点和体征,结合存在的冠心病危险因素,除外其他原因所致的心绞痛,一般即可确立诊断。发作时典型的心电图改变有助于诊断。发作不典型者,诊断要依靠观察硝酸甘油的疗效和发作时心电图的改变。如仍不能确诊,可多次复查心电图,或做心电图负荷试验以及动态心电图连续监测,如心电图出现阳性变化或负荷试验诱发心绞痛时亦可确诊。诊断有困难者可行选择性冠状动脉造影。

2.分型

(1)稳定型心绞痛:即稳定型劳力性心绞痛。心绞痛由体力活动、情绪激动或其他足以增加心肌耗氧量的情况所诱发,休息或舌下含服硝酸甘油可迅速缓解。心绞痛发作的性质在1个月以上无改变,即疼痛发作频率大致相同,疼痛的部位、性质、诱因的程度、持续时间、缓解方式无明显改变。

(2)不稳定型心绞痛:主要包含以下亚型。

①初发劳力性心绞痛:病程在1个月内新发生的心绞痛(从无心绞痛或有心绞痛病史但在近半年内未发作过)。

②恶化劳力性心绞痛:病情突然加重,表现为胸痛发作次数增加,持续时间延长,诱发心绞痛的活动阈值明显减低,按加拿大心血管病学会(CCS)劳力性心绞痛分级加重一级以上并至少达到Ⅲ级,硝酸甘油缓解症状的作用减弱。

③静息心绞痛:心绞痛发生在休息或安静状态,发作持续时间相对较长,含服硝酸甘油效果欠佳。

④梗死后心绞痛:指急性心肌梗死发病24小时后至1个月内发生的心绞痛。

⑤变异型心绞痛:休息或一般活动时发生的心绞痛,发作时心电图显示ST段暂时性抬高。

目前倾向于把稳定型劳力性心绞痛以外的缺血性胸痛统称为不稳定型心绞痛,包括冠状动脉成形术后心绞痛、冠状动脉旁路术后心绞痛等新近提出的心绞痛类型。

3.心绞痛严重程度的分级

根据加拿大心血管病学会分类劳力性心绞痛分为四级。

Ⅰ级：一般体力活动（如步行和登楼）不受限，仅在强、快或长时间劳力时发生心绞痛。

Ⅱ级：一般体力活动轻度受限，快步、饭后、寒冷或刮风中、精神应激或醒后数小时内步行或登楼（步行200m以上、登楼一层以上）和爬山，均引起心绞痛。

Ⅲ级：一般体力活动明显受限，步行200m、登楼一层引起心绞痛。

Ⅳ级：一切体力活动都引起不适，静息时可发生心绞痛。

不稳定型心绞痛可分为低危组、中危组和高危组。

低危组：指新发的或原有劳力性心绞痛恶化加重，发作时ST段下移≤0.1mV，持续时间<20分钟，心肌钙蛋白正常。

中危组：就诊前1个月内发作一次或数次（但48小时内未发），静息心绞痛及梗死后心绞痛，发作时ST段下移>0.1mV，持续时间<20分钟，心肌钙蛋白正常或轻度升高。

高危组：就诊前48小时内反复发作，静息心绞痛ST段下移>0.05mV，持续时间>20分钟，心肌钙蛋白升高。

（二）鉴别诊断

1.急性心肌梗死

本病疼痛部位与心绞痛相仿，但性质更剧烈，持续时间可达数小时，常伴有休克、心律失常及心力衰竭，含服硝酸甘油多不能使之缓解。心电图中面向梗死部位的导联ST段抬高，并有病理性Q波。实验室检查示血清心肌酶、肌红蛋白、肌钙蛋白Ⅰ或Ⅰ等增高。

2.其他疾病引起的心绞痛

严重的主动脉瓣狭窄或关闭不全、风湿性冠状动脉炎、梅毒性主动脉炎引起冠状动脉口狭窄或闭塞、肥厚型心肌病、X综合征等病均可引起心绞痛，可根据其他临床表现进行鉴别。其中X综合征多见于女性，心电图负荷试验常阳性，但冠状动脉造影呈阴性且无冠状动脉痉挛，预后良好，被认为是冠状动脉系统毛细血管功能不良所致。

3.心脏神经症

本病患者常主诉胸痛，但多为短暂（几秒钟）的刺痛或持久（几小时）的隐痛，常喜欢不时地深吸气或做叹息性呼吸。胸痛部位多在左胸乳房下心尖部附近，或经常变动。症状多在疲劳之后出现，而不在疲劳的当时，做轻度体力活动反觉舒适，有时可耐受较重的体力活动而不出现症状。含服硝酸甘油无效或在十多分钟后才缓解,常伴有心悸、疲乏及其他神经衰弱的症状。

4.肋间神经痛

本病疼痛常累及1～2个肋间,但并不一定局限在前胸,为刺痛或灼痛,多为持续性而非发作性,咳嗽、用力呼吸和身体转动可使疼痛加剧,局部有压痛,手臂上举活动时局部有牵拉疼痛,故不难与心绞痛鉴别。

5.不典型疼痛

本病还需与食管病变、膈疝、消化性溃疡、肠道疾病、颈椎病等相鉴别。

五、辨证论治

(一)辨证要点

1.辨标本虚实

本病总属本虚标实之证,辨证首先辨别虚实,分清标本。标实应区别气滞、痰浊、血瘀、寒凝的不同,本虚又应区别阴、阳、气、血亏虚的不同。急性期以实证为主,缓解期以虚证为主。

2.辨疼痛

闷痛:闷重而疼痛轻,兼见胸胁胀满,善太息,苔薄白,脉弦,且与情绪变化有关者,多属气滞;若兼见体胖多痰,苔腻,脉弦滑者,多为痰浊。刺痛:胸中刺痛,固定不移,舌质紫暗,或有瘀点、瘀斑,或舌下脉络青紫,属血瘀证。灼痛:多由火热之邪所致,但宜分清虚实。若胸中灼痛,心烦,口苦咽干,舌红苔黄,脉数有力,多属实火;若胸中灼痛而闷,痰黄,苔黄腻,脉滑数,多属痰火;若胸中灼痛不剧,但伴五心烦热,眩晕,盗汗,舌红少津者,多属阴虚有火。绞痛:疼痛如绞,遇寒而发或加剧,并多伴畏寒肢冷,舌淡苔白,脉细,为寒凝心脉所致;若兼见四肢厥冷,脉细欲绝,冷汗如油,则为阳虚暴脱,危重之象。隐痛:多见于缓解期,胸中疼痛,隐隐而发,劳后加重,气短神疲者,多属心气虚;若兼见畏寒肢冷,则属阳虚;若胸中隐痛而闷,亡血或经后而发,心悸少寐,舌淡者,多属心血亏虚;若胸中隐痛而烦,头晕耳鸣者,多属阴虚。

3.辨病情轻重

疼痛持续时间短暂,瞬息即逝者多轻;持续时间长,反复发作者多重;若持续数小时甚至数日不休者常为重症或危候。休息或服药后症状缓解者为顺证;难以缓解者为危候。疼痛的发作次数多少和病情轻重程度呈正比,但也有发作次数不多而病情较重的情况,尤在安静或睡眠时发作疼痛者病情比较重,必须结合临床表现,具体分析判断。

(二)治疗原则

本病的病机为本虚标实,虚实夹杂,发作期以标实为主,缓解期以本虚为主的特点。其治疗应先治其标,后治其本,先从祛邪开始,然后再予扶正,必要时可依据虚实标本的主次,兼顾同治。标实当泻,针对气滞、血瘀、痰浊、寒凝而理气活血化瘀,辛温通阳,泄浊化痰,尤重活血通脉治法;本虚宜补,权衡心脏阴、阳、气、血亏虚情况及有无肺、肝、脾、肾等脏的亏虚,予补气温阳,滋阴益肾,以纠脏腑之偏衰,尤应重视补益心气之不足。

(三)分证治疗

1.气虚血瘀证

证候:心胸隐痛或胸闷反复发作,胸痛阵发性加剧,如刺如绞,心悸,气短,神疲乏力,自汗。舌淡暗或紫暗或有瘀点、瘀斑,舌下络脉青紫,脉沉或细涩或结代。

治法:益气活血,通脉止痛。

例方:保元汤合桃红四物汤加减。前方益气补虚培元,主治元气亏虚,气短,神疲乏力,自汗者;后方养血活血逐瘀,主治胸中瘀阻,心胸疼痛,伴胸闷心悸者。

常用药:党参、黄芪、桃仁、红花、川芎、赤芍、当归、生地黄、桂枝、甘草。

加减:若兼脘腹胀满,大便稀溏可加茯苓、白术、山药以健脾;若胸痛甚者,可加三七粉、丹参以活血化瘀;若心悸重者,可加柏子仁、炒酸枣仁、龙骨、牡蛎安神;若胸闷苔腻者,可加石菖蒲、全瓜蒌以化痰泄浊;五心烦热,汗出甚者加麦冬、五味子、沙参、玉竹养阴清热。若猝然心痛发作,可即予舌下含化麝香保心丸、复方丹参滴丸、速效救心丸等活血化瘀、芳香止痛之品。

2.心阳不足,阴寒内盛证

证候:胸痛紧束感,胸闷气促,喘息咳唾,面色苍白或紫暗灰滞,爪甲青紫,四肢不温。舌紫,苔薄白腻或苔白润,脉沉迟、结代或虚。

治法:温通心阳,开痹宣络。

例方:瓜蒌薤白桂枝汤合当归四逆汤加减。两方皆能辛温散寒,助阳通脉。前方重在通阳理气,用于胸痹阴寒证,见胸闷气短者;后方以温经散寒为主,用于血虚寒厥证,见胸痛紧束,手足不温,冷汗自出者。

常用药:制附片、桂枝、党参、全瓜蒌、薤白、当归、香附、细辛、炙甘草。

加减:痛引肩背加片姜黄破血行气,通经止痛;胸闷显著者加厚朴、檀香理气止痛;肢凉难温者加鹿角片以通行督脉;心率显著减慢者重用附片温阳复脉。若痛剧而四肢不温,冷汗自出,即刻舌下含苏合香丸或麝香保心丸芳香化浊,理气温通开窍。

3.气滞血瘀,心脉痹阻证

证候:胸痛急剧如针刺,痛点多固定并涉肩背,止发无常,面色晦滞,唇甲青紫。舌质紫暗多见瘀斑,脉沉涩或弦,或结代。

治法:理气活血,开痹定痛。

例方：血府逐瘀汤合丹参饮加减。前方祛瘀通脉，行气止痛，主治胸中瘀阻，血行不畅，心胸疼痛，痛有定处，伴胸闷心悸者；后方理气活血，主治血瘀气滞型胸痛。

常用药：当归、桃仁、赤芍、红花、柴胡、桔梗、降香、郁金、枳壳、川牛膝、川芎、甘草。

加减：若症无明显热象，可酌配略温之品，如乳香、檀香等，温药易于宣散走窜，有助于宣布药力，行气止痛。胸痛显著，酌入失笑散、制乳香、血竭活血祛瘀，散结止痛；见气虚乏力，加人参以益气；憋气闷塞，多为胸阳不足，痰浊阻滞，合用瓜蒌薤白桂枝汤以通阳散结，祛痰下气；心悸重，加琥珀末、酸枣仁以定悸安神。

4.气阴两虚证

证候：心胸隐痛，时作时休，心悸气短，动则尤甚，伴倦怠乏力，声息低微，心烦口干，大便微结，易汗出。舌质淡红，舌体胖且边有齿痕，苔薄白，脉虚细缓或结代。

治法：益气养阴，活血通脉。

例方：生脉散合人参养荣汤加减。前方益心气，敛心阴，主治心气不足，心阴亏耗者；后方补气养血，宁心安神，主治胸闷气短，头昏神疲等症。

常用药：人参、黄芪、炙甘草、肉桂、麦冬、玉竹、五味子、丹参、当归。

加减：兼见痰浊之象者，加茯苓、白术以健脾化痰；兼有气滞血瘀者，可加川芎、郁金以理气活血止痛；兼见纳呆、失眠等心脾两虚者，加茯苓、茯神、远志、半夏曲、酸枣仁以健脾宁心，养血安神；汗多加山茱萸、煅牡蛎以敛汗；如动则气促，乃心肾之气已衰，加蛤蚧（研末分冲）、紫石英定喘止嗽。本证使用人参取效好，多选用白参如西洋参、种洋参，或生晒参，最好将人参焙干研末装入胶囊，日服 3～5g，即充分利用药材，又便于长时间使用。

5.心肾阴虚证

证候：心痛憋闷，心悸盗汗，虚烦不寐，腰膝酸软，头晕耳鸣，口干便秘。舌红少津，苔薄或剥，脉细数或促代。

治法：滋阴清火，养心和络。

例方：炙甘草汤合天王补心丹加减。两方均为滋阴养心之剂，前方以养阴复脉为见长，主治气阴两虚，心动悸，脉结代之症；后方以养心安神为主，治疗心肾两虚，阴虚血少者。

常用药：太子参、生地黄、生黄芪、红枣、阿胶、麦冬、鸡血藤、炙甘草、丹参、三七粉、桂枝。

加减：阴不敛阳，虚火内扰心神，虚烦不寐，舌尖红少津者，可用酸枣仁汤，清热除烦以养血安神；眩晕心烦不宁，乃虚阳偏亢，去桂枝、人参、黄芪，加茺蔚子、女贞子、石决明滋阴潜阳安神之品；胸闷明显加川芎、郁金活血行气止痛；若心肾阴虚，兼见头晕目眩，腰酸膝软，遗精盗汗，心悸不宁，口燥咽干，用左归饮以滋阴补肾，填精益髓。

6.痰浊壅塞证

证候:胸痛常呈窒塞感,胸满憋闷,气短,心悸喘促,腹胀纳差,呕恶痰涎,肢体沉重或形体肥胖。舌体肥大,舌暗苔白腻或浊厚腻,脉沉滑或濡缓。

治法:通阳泄浊,豁痰开痹。

例方:导痰汤合瓜蒌薤白半夏汤加减。前方燥湿豁痰,行气开郁,主治痰涎壅盛,胸膈痞塞;后方偏于通阳行气,用于痰阻气滞,胸阳痹阻者。

常用药:胆南星、法半夏、茯苓、枳实、瓜蒌、薤白头、陈皮。

加减:胸痛重加石菖蒲、郁金活血行气止痛;腹胀显著加厚朴、炒莱菔子行气消积;痰湿明显,加苍术、白术、车前子健脾化浊;心悸不宁加琥珀末、生牡蛎重镇安神;喘促痰多加用三子养亲汤,以温肺化痰;若痰浊化热,症见舌红,苔黄腻,口干苦,合用黄连温胆汤加黄芩以清热化痰。大便干结加桃仁、大黄以通便;痰浊与瘀血往往同时并见,通阳豁痰和活血通络法经常并用,但须根据两者的偏重而有所侧重。

7.心阳不振,痰瘀互结证

证候:胸闷气短,甚则胸痛,遇寒加重,心悸不适或怔忡,失眠,烦躁,面色㿠白,形寒肢冷,体倦懒言。舌淡或淡暗,苔白,脉促或结。

治法:通阳益气,化痰祛瘀。

例方:桂枝甘草龙骨牡蛎汤合涤痰汤加减。前方温通心阳,镇心安神,主治胸闷不舒,心悸,烦躁之症;后方健脾益气,豁痰开窍,主治脾虚失运,痰阻心窍。

常用药:桂枝、炙甘草、龙骨、牡蛎、茯苓、党参、半夏、竹茹、胆南星、三七、丹参。

加减:若胸痛甚,加乳香、没药、五灵脂、蒲黄祛瘀止痛;胸部窒闷,络脉痹阻,加沉香、檀香理气止痛;若阴不敛阳,虚火内扰心神,虚烦不寐,可加用酸枣仁、五味子宁心安神;兼见风阳上扰者,酌加珍珠母、灵磁石、石决明、琥珀重镇安神。

8.心肾阳虚证

证候:心悸而痛,动则更甚,自汗,面色㿠白,神倦怯寒,四肢欠温或肿胀。舌质淡胖,边有齿痕,苔白或腻,脉沉细迟。

治法:温补阳气,振奋心阳。

例方:参附汤合右归饮加减。前方大补元气,温补心阳,主治阳气暴脱证;后方温肾助阳,补益精气,主治肾阳不足证,如气怯神疲,四肢欠温,小便频数,等等。

常用药:人参、附子、肉桂、熟地黄、山茱萸、淫羊藿、补骨脂、当归、陈皮、炙甘草。

加减:若胸痛胸闷甚者,加丹参、红花、延胡索、郁金以行气活血通痹;若畏寒甚者,加桂枝、细辛以通阳散寒;肾阳虚衰,不能治水,水饮上凌心肺,症见水肿、喘促、心悸,用真武汤加黄芪、汉防己、猪苓、车前子温肾阳而化水;若阳虚欲脱厥逆者,用四逆加人参汤,温阳益气,回阳救逆;或配合生脉注射液、参附注射液、参麦注射液等注射制剂,益气固脱,且起效快,以提高抢救的成功率。

六、其他疗法

(一)单方、验方

(1)三棱、莪术粉各 1g,温开水送服,每日 2～3 次。

(2)延胡索、广郁金、檀香等分为末,每次 2～3g,温开水送服,每日 2～3 次。

(3)参三七粉、沉香粉、血竭粉(2:1:1 和匀),温开水送服,1 次 2g,每日 2～3 次。

(4)山奈、细辛、丁香各 2 份,乳香、没药、冰片各 1 份,共为末,温开水送服,1 次 1.5～2g,每日 2～3 次。

(5)益气通心方:太子参 30g,麦冬 25g,五味子 15g,丹参 30g,酸枣仁 25g,降香 15g,郁金 15g,瓜蒌 15g,薤白 15g,三七 10g,黄柏 15g,山楂 20g。具有益气养阴、理气活血、化痰通络的作用。适用于冠心病心绞痛气阴两虚兼有痰瘀阻络证。每日 1 剂。

(二)中成药

1.养心氏片

由黄芪、党参、丹参、葛根、淫羊藿、山楂、地黄、当归、黄连、延胡索、灵芝、人参、甘草组成。功擅扶正固本,益气活血,行脉止痛。用于气虚血瘀型冠心病、心绞痛。1 次 2～3 片,每日 3 次。

2.益心舒

由人参、麦冬、五味子、黄芪、丹参、川芎、山楂组成。功擅益气复脉,活血化瘀,养阴生津。主治气阴两虚、瘀血阻脉所致的胸痹,症见胸痛胸闷,心悸气短,脉结代;冠心病心绞痛见上述证候者。1 次 3 片,每日 3 次。

3.麝香保心丸

由人工麝香、人参提取物、人工牛黄、肉桂、苏合香、蟾酥、冰片组成。功擅芳香温通,益气强心。用于气滞血瘀所致的胸痹,症见心前区疼痛,固定不移;心肌缺血所致的心绞痛见上述证候者。口服,1 次 1～2 丸,每日 3 次;或症状发作时服用。

(三)食疗

冠心病的发病同饮食营养因素有直接或间接关系,高脂血症尤其高胆固醇血症为动脉粥样硬化的发病基础。科学的膳食配方,良好的饮食习惯,对冠心病的防治甚为重要。因此,注重合理饮食是防治冠心病的重要措施之一。

提倡以碳水化合物和植物蛋白及一些质量较高的动物性蛋白质为主要食物来

源,多吃新鲜蔬菜、瓜果等富含纤维素的食物。应限制食盐摄入量,少吃盐渍品。膳食中胆固醇摄入量与动脉粥样硬化发生率呈正相关,应减少富含胆固醇的食物进入,减少动物脂肪摄入量,增加含不饱和脂肪酸的食物摄入,则有利于降低血脂与致冠心病的危险因素载脂蛋白 B 水平,抑制动脉粥样硬化的形成和发展,增强血管的弹性和韧性,降低血液黏稠度,增进红细胞携氧的能力。在鱼类、植物油脂和家禽油脂中,不饱和脂肪酸含量较高。新鲜的瓜果蔬菜富含维生素与纤维素成分,尤其后者可阻止肠道对食物胆固醇的吸收。

1.山楂粥

山楂 30g(鲜者 60g),粳米 100g。将山楂入砂锅煎取浓汁,去渣,而后加粳米共同煮粥,作上、下午点心服用,不宜空腹食用。本方有活血化瘀之效,用于心血瘀阻型冠心病。

2.芥菜粥

芥菜头半个,同 100g 大米煮粥,温热食用。本方有温中利气、宣痹祛痰之功,用于冠心病痰浊壅塞者。

3.仙人粥

制首乌 5g,粳米 100g,红枣 3～5 枚,红糖适量。将制首乌水煎取汁,去渣,同粳米、红枣同煮成粥,再加入红糖少许,而后煮沸即成。早、晚温热分服,本方具有益气养阴、滋补心肾之效。用于气阴两虚,心肾阴虚者。

4.三仁汤

瓜蒌仁 10g,薏苡仁 20g,冬瓜仁 20g,共煎汤,分早、晚两次服用。本方具有豁痰化浊、通阳开结之功效。

(四)中医特色技术

1.冬病夏治穴位贴敷

方药组成:丹参 20 克,延胡索 20 克,薤白 20 克,瓜蒌 20 克,黄芪 30 克,川芎 15 克,檀香 15 克,党参 15 克,五味子 10 克,炙甘草 10 克,冰片 5 克。

取穴:膻中、虚里、内关、三阴交。

功效:宽胸止痛,益气化瘀。

组方分析:方中重用黄芪和丹参,以其为君药,黄芪可发挥补气益血之效,丹参可发挥活血化瘀之效,两者联用,可起到显著的益气化瘀作用。党参可发挥明显的益气强心功效,可使机体心气得以大补,从而促使机体血脉能够保持畅通。川芎可发挥行气活血祛瘀之功效;延胡索可发挥行气活血之效,同时兼备止痛之功;此两味药可和党参起到协同作用,从而使得补气不留滞,行气却不伤正气,共同达到益气化瘀的目的。薤白可理气宽胸,瓜蒌可化痰散结,此两味中药联用,可对胸痹起到有效的治疗作用。上述五味中药均为臣药。檀香可发挥行气温中止痛之功效,五味子可发挥益气敛气之功效,冰片可发挥通窍止痛之功效,此三味中药为佐药。甘草可发挥止痛之效,同时可对上述诸药进行调和,为使药。上述药物联合应用,可发挥宽胸止痛,益气化瘀之效。同时取穴膻中、虚里、内关、三阴交,穴药配合,互为协调,使得药物的作用得到有效发挥,达到理想的治疗效果。

2.耳穴治疗

主穴:心、小肠、心血管系统皮质下、交感。

配穴:肝、心脏点。

方义:心主血脉,刺激心区改善心肌缺血,调整心肌功能;心与肠相表里,取小肠有利于循环功能改善;取交感、心血管系统皮质下以调节血量;心脏点于心律失常时取之,以调节心律及心率。

3.中药足浴

中药熏蒸是中医重要的外治法之一,将其应用于足疗中,能借助水蒸气扩张足部的毛细血管,使中药的有效成分充分地通过毛细血管循环至全身经络,再循经络运行到五脏六腑,从而达到内病外治,上病下治的作用。

处方:丹参、赤芍、生地黄各 12 克,广郁金、当归各 10 克,川芎、红花各 9 克。气短乏力加党参、黄芪。心神不宁,失眠多梦,加柏子仁、酸枣仁、磁石、生龙骨。形寒肢冷加桂枝、淫羊藿。每日 1 剂,水煎,先熏后泡脚,至头部(或周身)微汗,每次 30 分钟,再按摩足底部 5～10 分钟。每日 1 次。

治法:活血通脉,养心安神。

第二节　心肌梗死

心肌梗死是指心肌的缺血性坏死。急性心肌梗死(AMI)是在冠状动脉粥样病变的基础上,发生冠状动脉血供急剧减少或中断,使相应的心肌严重而持久地缺血所致部分心肌急性坏死。临床表现为胸痛、急性循环功能障碍,反映心肌急性缺血、损伤和坏死的一系列特征性心电图(ECG)演变以及血清心肌标志物的升高。

急性心肌梗死是严重危害人类身心健康的主要疾病之一,在欧美国家常见。在我国,急性心肌梗死发病近年逐渐增多,据不完全统计,现阶段中国每年 AMI 发病率为 70/10 万人,并呈现上升趋势。《中国心血管病报告 2014》显示,AMI 病死率总体呈现上升态势。农村地区从 2005 年开始,AMI 病死率呈现快速上升趋势。与 2012 年相比,2013 年农村地区 AMI 病死率明显升高,AMI 病死率大幅超过城市平均水平。冠心病作为心血管疾病的主要死因其中约半数和 AMI 相关。AMI 作为冠心病中最为危重的一类,为人民群众的生命健康带来严重威胁并造成了巨大经济负担,防治 AMI、刻不容缓。

冠心病急性心肌梗死为现代医学病名,中医学中无此病名。据其典型临床表现,属于中医学"真心痛""卒心痛""厥心痛""胸痹"等范畴。

一、病因病机

(一)病因

1.年迈体虚

本病多见于老年人,年过半百,肾气自半,精血渐衰。如肾阳虚衰,则不能鼓舞五脏之阳,可致心气不足或心阳不振,血脉失于温运,痹阻不畅,发为胸痹。严重者可致真心痛。

2.情志失节

忧思伤脾,脾运失健,津液不布,遂聚为痰。郁怒伤肝,肝失疏泄,肝郁气滞,甚则气郁化火,灼津成痰。无论气滞或痰阻,均可使血行失畅,脉络不利,而致气血瘀滞;或痰瘀交阻,胸阳不振,心脉痹阻,不通则痛,而发为胸痹,甚则发生真心痛。

3.饮食失调

饮食不节,如过食肥甘厚味,或嗜烟恣饮酒浆,以致脾胃损伤,运化失健,聚湿生痰,上犯心胸清旷之区,阻遏心阳,胸阳失展,气机不畅,心脉痹阻,严重者发为本病。如痰浊留恋日久,痰阻血瘀,亦成本病症。

4.劳倦内伤

劳倦伤脾,脾虚转输失能,气血生化乏源,无以濡养心脉,拘急而痛。积劳伤阳,心肾阳微,鼓动无力,胸阳失展,阴寒内侵,血行涩滞,发为此病。

5.外邪内侵

老年体虚,卫外不固,若起居不慎,风寒湿热邪毒乘虚侵入,闭塞心脉,则成心痛。

(二)病机

1.病理变化

本病的主要病机为气血阴阳不足,邪闭心脉,不通则痛。病理变化主要表现为本虚标实,虚实夹杂。本虚可有气虚、阳虚、阴虚、血虚,且又多阴损及阳,阳损及阴,而见气血两亏、气阴不足、阴阳两虚,甚至阳微阴竭,心阳外越。以上诸虚证不仅可相互转化,更可因虚导致瘀血阻滞。标实有寒凝、痰浊、气滞、血瘀之不同,同时又有兼寒、兼热的区别,临床上常表现为虚实兼夹,如阴虚与痰热并见,阳虚与寒邪互存等。

2.病理因素

病理因素为痰浊、血瘀、气滞、寒凝、毒邪。

（1）痰浊、血瘀是急性心肌梗死发生发展的关键因素。外感六淫、情志内伤、饮食不节等均可出现脏腑功能失调，气机升降失常，水液代谢紊乱，水湿内停，聚而成痰。久病脏腑功能虚损，阳虚则水液输布失常，水湿上泛，聚而成痰；阴虚则虚火内生，灼津为痰。瘀血之病机亦有虚实之分：虚者，是指气虚血瘀，心气不足，无力推动血行，血停而为瘀；实者，是指气滞、寒凝、热毒、痰浊等实邪客于脉中，阻遏血流，而致瘀血。痰浊、血瘀均是机体脏腑功能失调的病理产物，痰浊壅滞血脉，阻遏血行，则滞血成瘀；瘀血停于胸中则胸阳不振，精微不布，则痰浊内生。由此可见，痰瘀可互为因果，互相兼夹，循环往复，痰瘀互结，痹阻心脉。情志过激、劳累过度、饱餐、暴受寒邪等诱因均可引起机体气机逆乱，引动痰浊、血瘀阻遏胸中气机，胸阳痹阻，心脉闭塞不通而发为急性心肌梗死。痰浊和瘀血互结，贯穿疾病的始终，在AMI 的发生发展过程中起到重要作用。

（2）寒凝、气滞是急性发病的主要病理因素。胸阳不足，心阳不振，复受寒邪，阴寒内盛，阳气失展，寒凝心脉，血行受阻，发为本证。心脉不通，不通则痛，故心痛彻背；寒为阴邪，心阳不振，虚寒内生，复感外寒则阴寒益甚，故易引发心痛；心阳失展，营血运行不畅，心失所养，阳气失达，心液失摄，故见心悸、气短、手足不温、冷汗出等症，以心痛较剧、遇寒而作、舌淡、苔白、脉紧为特征。气机阻滞，推动无力，气不行津运血，而加重痰阻血瘀，则可引起急性心肌梗死急性发病。

（3）毒损心络是发生急性心血管事件的重要病理机制。动脉粥样硬化稳定斑块向易损斑块发展，并继而破裂导致血栓形成，是引起急性冠状动脉综合征（ACS）的主要病理学基础。ACS 不同于稳定性冠心病的病机特点在于毒邪为患，引发本病的毒邪主要为热毒和瘀毒。

心阴不足，虚热内生，复感温热之邪，或气郁化火，或湿浊蕴久化热，均可使热结于内，火热之邪（热毒）上扰于心，阻滞心脉而成心痛。火邪热结证以心胸灼痛、心烦易怒、舌红苔黄为特征。

由于寒凝、热结、气滞、气虚等因素，皆可致血行郁滞而为瘀血。血瘀停着不散，心脉不通，故作心痛如刺如绞，而痛处不移；血为气母，瘀血痹阻，则气机不运而见胸闷；暴怒则肝气上逆，气与瘀交阻，闭塞心脉，故作猝然剧痛，痛则脉弦涩，舌紫暗、瘀斑，均为瘀血之候。若瘀久化热，酿生毒邪，或从化为毒，可致瘀毒内蕴，如迁延日久，失治误治，则正消邪长，一旦外因引动，蕴毒骤发，则蚀肌伤肉，进而毒瘀搏结，痹阻心脉，导致病情突变。

3.病理转归

表现为阴损及阳，阳损及阴，可见气阴不足、阴阳两虚；甚至阳微阴竭，心阳外越。以上诸虚证不仅可相互转化，更可因虚导致瘀血阻滞。若心气不足，运血无力,心脉瘀阻,心血亏虚,气血运行不利,可见心动悸,脉结代(心律失常);若心肾阳虚,水邪泛滥,水饮凌心射肺,可见心悸、水肿、喘促(心力衰竭),或亡阳厥脱、亡阴厥脱(心源性休克),或阴阳俱脱,最后导致阴阳离决。

二、临床表现

(一)诱因和前驱症状

在寒冷天气,早晨6点至中午12点本病多发。饱餐、重体力活动、情绪过分激动、血压剧升或用力大便以及休克、脱水、出血、外科手术或严重心律失常等均可成为本病的诱因。近2/3患者在发病前数日有胸骨后或心前区疼痛、胸部不适、活动时心悸、憋气、上腹部疼痛、头晕、烦躁等症状,其中以初发型心绞痛或恶化型心绞痛最为常见。在心肌梗死之后这些症状被认为是前驱症状,而在未明确发生急性心肌梗死之前则属于不稳定型心绞痛,如及时正确处理,可使部分患者避免发生心肌梗死。

(二)症状

1.疼痛

是最常见的起始症状。典型的疼痛部位和性质与心绞痛相似,但疼痛更剧烈,诱因多不明显,持续时间较长,多在30分钟以上,也可达数小时或更长,休息和含服硝酸甘油不能缓解。患者常烦躁不安、出汗、恐惧,或有濒死感。老年人、糖尿病患者以及脱水、休克患者常无疼痛。少数患者以休克、急性心力衰竭、突然晕厥、心律失常为始发症状。部分患者疼痛位于上腹部,或者疼痛放射至下颌、颈部、背部上方。

2.全身症状

有发热和心动过速等。发热由坏死物质吸收所引起,一般在疼痛后24~48小时出现,体温一般在37℃~38℃,持续约1周。

3.胃肠道症状

常伴有恶心、呕吐、肠胀气和消化不良,特别是下后壁梗死者。重症者可发生呃逆。

4.心律失常

见于75%~95%的患者,以发病24小时内最多见,可伴心悸、乏力、头晕、晕厥等症状。其中以室性心律失常居多,可出现室性早搏、室性心动过速、心室颤动或加速性心室自主心律。如出现频发的、成对的、多源的和R on T的室性期前收缩,或室性心动过速,常为心室颤动的先兆。室颤是急性心肌梗死早期主要的死因。室上性心律失常则较少,多发生在心力衰竭者中。缓慢性心律失常中以房室传导阻滞最为常见,束支传导阻滞和窦性心动过缓也较多见。

5.低血压和休克

疼痛期的血压下降未必是休克。如疼痛缓解后收缩压仍低于 80mmHg,伴有烦躁不安、面色苍白、皮肤湿冷、大汗淋漓、脉细而数、少尿、精神迟钝甚或昏迷者,则为休克表现。休克多在起病后数小时至 1 周内发生,主要是心源性,为心肌收缩力减弱、心排血量急剧下降所致,尚有血容量不足、严重心律失常、周围血管舒缩功能障碍和酸中毒等因素参与。

6.心力衰竭

主要是急性左心衰竭,可在起病最初几天内发生,发生率为 32%～48%。出现呼吸困难、咳嗽、发绀、烦躁等症状,严重者可出现肺水肿,随后可出现颈静脉怒张、肝大、下肢水肿等右心衰竭表现。右心室心肌梗死者早期即可出现右心衰竭表现,伴血压下降。

(三)体征

梗死范围不大、无并发症者可无异常体征。部分患者可出现心脏浊音界轻中度增大,心尖区第一心音减弱,奔马律,第四心音,心包摩擦音,心尖区粗糙的收缩期杂音或伴收缩中晚期喀喇音以及各种心律失常。

除极早期可有血压增高外,几乎所有患者都有血压降低。可出现心律失常、休克或心力衰竭相关的其他体征。

(四)并发症

1.乳头肌功能不全或腱索断裂

总发生率可高达 50%。二尖瓣乳头肌收缩功能障碍可产生二尖瓣脱垂并关闭不全,引起心力衰竭。乳头肌腱索整体断裂少见,多发生在二尖瓣后乳头肌,心力衰竭明显,可迅速发生肺水肿而迅速死亡。

2.心脏破裂

少见,常在起病 1 周内出现,多为心室游离壁破裂,造成心包积血引起急性心脏压塞而迅速死亡。偶为心室间隔破裂造成穿孔,可引起心力衰竭和休克而在数日内死亡。

3.栓塞

发生率 1%～6%,见于起病后 1～2 周,左心室附壁血栓脱落者引起体循环动脉栓塞,下肢静脉血栓脱落所致者可产生肺动脉栓塞。

4.心室壁瘤

主要见于左心室,发生率 5%～20%。可出现左侧心界扩大,心尖部收缩期杂音。心电图 ST 段持续抬高。X 线检查、超声心动图、放射性核素心脏血池显像以及左心室造影可见局部心缘突出,搏动减弱或有反常搏动。

5.心肌梗死后综合征

发生率约 10%。于心肌梗死后数周至数月内出现,可反复发生,表现为心包炎、胸膜炎或肺炎,有发热、胸痛等症状,可能为机体对坏死物质的过敏反应。

三、实验室及其他检查

(一)心电图

心肌梗死典型的心电图有特征性改变,呈动态演变过程,并有定位意义,有助于估计病情演变和预后。

1.特征性改变

ST 段抬高性心肌梗死的心电图表现特点为:①ST 段呈弓背向上型抬高,在面向坏死区周围心肌损伤区的导联上出现;②T 波倒置,在面向损伤区周围心肌缺血区的导联上出现;③宽而深的 Q 波(病理性 Q 波),一般指 Q 波时间大于 0.04 秒,深度大于同导联 R 波的 1/4,在面向心肌坏死区的导联上出现。

在背向心肌梗死区的导联则出现相反的改变,即 R 波增高、ST 段压低和 T 波直立并增高。

非 ST 段抬高性心肌梗死的心电图表现为:无病理性 Q 波,普遍性 ST 段压低≥0.1mV,但 aVR 导联(有时还有 V$_1$ 导联)ST 段抬高,或有对称性 T 波倒置。有的也无 ST 段变化,仅有 T 波倒置。

2.动态性改变

ST 段抬高性心肌梗死:①超急性期:起病数小时内,可无异常,或出现异常高大两肢不对称的 T 波。②急性期:数小时后,ST 段弓背向上型抬高,与直立的 T 波连接,形成单相曲线。数小时至 2 日内出现病理性 Q 波,同时 R 波减低,Q 波在 3～4 天内稳定不变。③亚急性期:ST 段抬高持续数日至 2 周左右,逐渐回到基线水平。T 波则变为平坦或逐渐倒置。Q 波留存。④慢性期:数周至数月后,T 波倒置呈两肢对称型,可永久存在,也可在数月至数年内逐渐恢复。多数患者 Q 波永久存在。若 ST 段持续抬高半年以上者,应考虑心室壁瘤。

非 ST 段抬高性心肌梗死:先出现 ST 段改变,继而 T 波倒置加深呈对称型,但始终不出现 Q 波,ST 段和 T 波的改变持续数日或数周后恢复。

(二)血清心肌坏死标志物与酶学检测

常检测的标志物有肌红蛋白、肌钙蛋白 I(cTnI)或 T(cTnT)、肌酸激酶同工酶(CK-MB)、肌酸激酶(CK)、天门冬酸氨基转移酶(AST)、乳酸脱氢酶(LDH)等。这些标志物的测定各有优缺点,应综合评价。肌红蛋白出现最早,也十分敏感,持续时间短,若其水平再次升高可用于梗死延展或再梗死的判定,缺点是特异性不强。cTnT 和 cTnl 特异性很高,但出现稍迟,若症状出现后 6 小时内测定为阴性者,6 小时后应再次复查,其另一缺点是持续时间长,对判断是否有新的再梗死不利。CK-MB 虽不如 cTnT、cTnl 敏感,但对早期(<4 小时)心肌梗死的诊断有较重要的价值,其升高程度能较准确地反映梗死的范围,其高峰时间是否提前有助于判断溶栓是否再通。沿用多年的心肌酶测定包括 CK、AST 和 LDH,对于及早确诊AMI,其特异性及敏感性均远不如前述标志物,但仍具有一定的参考价值,序列性分析可以作为回顾性诊断依据。

(三)超声心动图

有助于了解心室壁的节段性运动减弱和左心室功能降低,协助诊断室壁瘤和乳头肌功能失调等。

(四)冠状动脉造影

是诊断的金标准。当心肌标记物与临床表现、心电图符合急性心肌梗死的临床诊断条件,或者高度疑似患者,应紧急进行此项检查。

(五)放射性核素检查

静脉注射锝(^{99m}Tc)焦磷酸盐,因其可与坏死心肌细胞中的钙离子结合,可进行"热点"成像,有助于急性期的定位诊断。用 ^{201}TI 或 ^{99m}Tc-MIBI 可进行"冷点"扫描,适用于慢性期陈旧性心肌梗死的诊断。用放射性核素心腔造影可观察心室壁的运动和左心室的射血分数,有助于判断心室功能、诊断室壁运动失调和心室壁瘤。用正电子发射计算机断层显像(PET)可观察心肌的代谢变化,多用于判断存活心肌。

四、诊断与鉴别诊断

(一)诊断

临床一般根据:①缺血性胸痛的临床病史;②心电图的动态演变;③血清心肌坏死标志物浓度的动态改变做出判断。

欧洲心脏病学会(ESC)、美国心脏病学会(ACC)、美国心脏学会(AHA)和世界心脏联盟(WHF)联合颁布了最新的全球心肌梗死统一定义,该定义将敏感性和特异性更高的生化标志物-肌钙蛋白(cTn)作为诊断的核心项目。新版定义的心肌梗死标准为:血清心肌标志物(主要是肌钙蛋白)升高(至少超过 99% 参考值上限),并至少伴有以下一项临床指标:①缺血症状;②新发生的缺血性 ECG 改变:新的 ST-T 改变或左束支传导阻滞(LBBB);③ECG 病理性 Q 波形成;④影像学证据显示有新的心肌活性丧失或新发的局部室壁运动异常;⑤冠脉造影或尸检证实冠状动脉内有血栓。对老年患者,突然发生严重心律失常、休克、心力衰竭而原因未明,或突然发生较重而持久的胸闷或胸痛者,都应考虑本病的可能。宜先按急性心肌梗死来处理,并短期内进行心电图、血清心肌酶测定和肌钙蛋白测定并动态观察以确定诊断。对非 ST 段抬高性心肌梗死,血清肌钙蛋白测定的诊断价值更大。

(二)鉴别诊断

1.心绞痛

心绞痛时胸痛的部位和性质与心肌梗死相似,但程度较轻,持续时间短,一般不超过 15 分钟,发作前常有诱因,休息和含服硝酸甘油能迅速缓解。发作时血压无明显下降,很少发生休克,也无明显的心力衰竭。静息心电图可无异常,发作时或运动试验出现暂时性 ST 段压低或抬高(变异型心绞痛)和 T 波改变,无病理性 Q 波。无心肌坏死标志物的明显升高。选择性冠状动脉造影显示冠状动脉有狭窄病变,但未完全阻塞。

2.主动脉夹层

呈撕裂样剧痛,胸痛一开始即达到高峰,常放射到背、胁、腹、腰和下肢,两上肢的血压和脉搏不对称,可有下肢暂时性瘫痪、偏瘫等表现,但无心肌坏死标志物升高。超声心动图检查、X 线胸片可初步筛查,CT 增强扫描有助于鉴别。

3.急性肺动脉栓塞

可出现胸痛、咯血、呼吸困难和休克。有右心负荷急剧增加表现如发绀、肺动脉瓣区第二心音亢进、颈静脉充盈、肝大、单侧下肢水肿等,多见于长期卧床或下肢制动的患者。心电图呈 $S_I Q_{III} T_{III}$ 型,胸导联过渡区左移,右胸导联 T 波倒置等改变。肺 CT 增强扫描、肺动脉造影可资鉴别。

4.急腹症

急性胰腺炎、消化性溃疡穿孔、急性胆囊炎、胆石症等,均有上腹部疼痛,可伴有休克。仔细地询问病史、结合体格检查所得阳性体征,进行心电图检查、心肌坏死标志物测定、血(尿)淀粉酶、腹部 X 线透视、胆囊超声检查等可协助鉴别。

5.急性心包炎

可有较剧烈而持久的心前区疼痛,但疼痛与发热同时出现,呼吸和咳嗽时加重。早期即有心包摩擦音,摩擦音和疼痛在心包腔出现渗液时均消失。心电图广泛导联均有 ST 段弓背向下型抬高,T 波倒置,无病理性 Q 波出现。

五、辨证论治

(一)辨证要点

1.辨虚实

真心痛属本虚标实之证。一般说来,刺痛、绞痛、闷痛、灼痛为实,而心痛隐隐属虚。但由于老年人反应能力差,不少老年人常以晕厥起病,随后才见心痛。故临床上需结合老年人的特点及伴随症状,辨明虚实。

2.辨疼痛性质

心胸痛如绞,遇寒而作,得冷则剧,兼见肢冷,舌淡,苔白滑,脉紧,多属寒凝心脉所致。心胸灼痛,伴心烦易怒,舌红苔黄,为火邪热结。心胸窒闷疼痛或闷重而疼轻,兼见痰多,口黏,苔腻,多属痰浊内阻为患。心胸刺痛,固定不移,入夜尤甚,兼见舌紫暗或瘀斑,多为瘀血阻滞心脉。心胸隐痛,兼见面色㿠白,气短懒言,舌淡暗,苔薄白,多由心气不足所致。

3.辨顺逆

真心痛无论属阴虚或阳虚,皆可发生厥脱之变,但阳虚比阴虚更易发生厥脱的变化。真心痛常见有精神萎靡和烦躁的精神表现,如精神症状加重,应引起注意,若出现神志不清,则病已危重。真心痛多有气短见症,若气短之症有渐重趋势,应提高警惕;若见喘促,不能平卧,则病情严重。自汗或动则汗出亦为真心痛常见症状,如汗出过多,大汗淋漓,应防止厥脱之变。真心痛伴见手足温度逐渐下降,应充分重视,若四肢厥冷过肘膝而青紫者,表明病已危重。真心痛若出现下列脉象变化应引起高度重视,如脉濡弱、釜沸、弦紧、结代、躁疾、散涩、迟虚、弦曳,表明正气虚弱,心气严重不足。

(二)治疗原则

1.急则治标

真心痛的治疗,要注意防厥脱,这是减少病死率的关键。一旦见有厥脱迹象,则应于厥脱之先,投以防治之药,以阻止病情进一步恶化.使患者度过急性期。

2.缓则治本

疼痛缓解之初,即宜用调补气血阴阳之剂以巩固疗效,防止复发。疼痛完全缓解后,则以补虚为主,常用补心、调肝、健脾、益肾之法以治其本虚。

3.虚实兼顾

本病为本虚标实之证,治疗需根据证候虚实而灵活掌握。实证者,以通血脉为主,当度其寒凝、热结、痰阻、血瘀之不同而分别给予温通、清热、化痰、活血之法;虚证者,权衡心脏阴阳气血之不足,是否兼肝、脾、肾等脏之亏虚,调其阴阳,补其不足,纠正有关脏腑之偏衰。老年人心痛多虚实夹杂,故在治疗上尤需审度证候之虚实偏重,而予以补中寓通、通中寓补、通补兼施之法,不可一味蛮补或一味猛攻,总以祛邪而不伤正、扶正而不恋邪为要务。

(三)分证治疗

1.寒凝心脉证

证候:突发心痛,痛如刀绞,遇寒而作,形寒肢冷,心胸憋闷,有窒息感、濒死感、恐惧感,唇甲紫暗,出冷汗,手足不温。舌紫暗,苔薄白,脉沉紧。

治法:散寒通脉,宣痹止痛。

例方:当归四逆汤加味。当归四逆汤温经散寒,养血通脉。主治阳气不足而又血虚,外受寒邪之证。

常用药:桂枝、细辛、当归、通草、甘草、大枣、制附子、赤芍、三七、丹参。

加减:若胸痛剧烈,心痛彻背,背痛彻心,痛无休止。伴身寒肢冷,气短喘息,脉沉或沉微者,为阴寒极盛之重症,当用芳香温通之法,予乌头赤石脂丸合苏合香丸;心痛兼有瘀血征象者,酌加川芎、降香、乳香活血止痛;喘咳气促甚者,宜用苏子、地龙降气平喘;肢冷自汗甚者,酌用黄芪、龙骨益气固汗。

2.气虚血瘀证

证候:胸痛遇劳即发,因过度劳累近期胸痛频繁、程度加重而致突然发作,心前区疼痛剧烈,痛引肩背,持续不解。伴胸闷气短,心悸怔忡,倦怠乏力,神疲自汗。舌淡暗有瘀点,苔薄白,脉细涩或结代。

治法:益气活血,祛瘀止痛。

例方:抗心梗合剂。此方由黄芪、丹参各30g,党参、黄精、郁金、赤芍各15g组成。具有益气养阴、活血通络的功效。主治心脉瘀阻,胸闷气短,心前区作痛,舌质紫暗,脉细涩。

常用药:黄芪、丹参、党参、黄精、赤芍、郁金。

加减:若因情志诱发或于睡眠时疼痛发作,则以肝郁气滞为主,可加行气疏肝之品.如柴胡、枳壳、香附等.以行气活血;若气短、胸闷、胃脘部不适、纳食少、苔白腻者,加陈皮、法半夏、竹茹、茯苓、藿香、佩兰等,加强健脾益气活血之力;如疼痛甚者,可加失笑散、罂粟壳、三七粉,以加强活血止痛之功。

3.火邪热结证

证候:心胸灼痛,心烦易怒,面赤,口干,喜冷饮,气粗痰稠,或有发热,大便不通。舌红,苔黄,脉数。

治法:清热泻火,活血止痛。

例方:小陷胸汤加减。此方清热化痰,宽胸散结,主治胸脘痞闷,按之则痛,或咳痰黄稠,痰热互结之症。

常用药:黄连、黄芩、玄参、制半夏、瓜蒌、栀子、麦冬。

加减:若因气郁日久化热,症见心烦易怒,口干,便秘,舌红苔黄,脉弦数者,亦可用丹栀逍遥散合当归龙荟丸以疏肝清热,泻郁火;猝然发生心胸剧痛,口干烦躁,手足不温,乃热闭心脉,用至宝丹开闭止痛,每服3~5丸,以人参煎汤化服;如患者不能进食,可通过胃管或鼻饲。舌质红赤者,合用导赤散清心火;大便秘结严重者,合小承气汤以泻火而通热结;若因热伤津液,大便不通者,可合用增液承气汤,去芒硝,加生地黄、玄参、麦冬清热滋阴,大黄泻热通下;烦热甚者,加葛根、夏枯草、赤芍清热除烦;心悸怔忡者,加朱砂、珍珠母粉定悸安神。

4.痰瘀互结证

证候:心前区痛如刀割、憋闷,持久而剧烈,心悸气短,胃纳呆滞,或恶心、呕吐,大便不调。舌质紫暗有瘀斑,苔白腻或黄腻,脉弦涩或弦滑。

治法:通阳豁痰,理气活血。

例方:瓜蒌薤白半夏汤合桃红四物汤加减。前方通阳散结,祛痰宽胸,主治胸痹而痰浊较甚,胸中满痛彻背,不能安卧者;后方活血逐瘀,适用于血瘀证。常用药:瓜蒌、半夏、薤白、桃仁、红花、川芎、赤芍、生地黄、当归、枳壳。

加减:若见心烦口渴、苔黄腻、脉滑数,属痰瘀化热证,可加黄芩、竹茹、胆南星以清热化痰;若恶心呕吐不止,呃逆频作,则加生姜、半夏、旋覆花、厚朴以降逆止呕;若畏寒肢冷腹胀,则加附子、生姜、木香以温阳散寒,行气止痛。

5.阳虚水泛证

证候:胸痛,胸闷,发绀,喘促气短,心悸乏力,面色苍白,腰部下肢肿胀,腹胀如鼓,畏寒肢冷。舌淡胖有齿痕,苔水滑,脉沉细。

治法:温阳利水,活血化瘀。

例方:真武汤加减。此方温阳利水,主治脾肾阳虚,水气上泛。

常用药:制附子、茯苓、白术、赤芍、丹参、郁金、干姜、葶苈子、桑白皮、泽兰。

加减:若肿胀甚者,加车前子、泽泻、大腹皮等行气利水渗湿;若胃脘堵闷、纳差少食,加肉桂、香附、乌药通阳利水,理气消胀;胸痛甚者,加水蛭、红花、地龙等活血破瘀。

6.心阳欲脱证

证候:胸闷气憋,心痛频发,咳吐泡沫稀痰或粉色痰,喘促不已,冷汗淋漓,四肢厥冷,口唇发绀,重则神昏。舌青紫或紫绛。脉微欲绝。

治法:回阳救逆,益气固脱。

例方:参附汤合四逆汤加减。前方回阳固脱,主治阳气暴脱;后方回阳救逆,主治四肢厥逆,神衰欲寐,脉象微细之少阴病。

常用药:红参、制附子、黄芪、干姜、桂枝、丹参、炙甘草。

加减:本方为救急剂,给药宜迅速,若阳损及阴,见燥热、舌红、脉数者,加麦冬、五味子滋阴敛气,并加用生脉注射液静脉滴注益气养阴;若神志不清、舌红者加用安宫牛黄丸清心开窍;舌淡者加苏合香丸温通开窍,理气止痛;偏于气阴虚脱者,可用生脉注射液 50~100mL 加入 5% 葡萄糖液 100~250mL 中静脉滴注。

六、其他疗法

(一)单方、验方

1.通梗汤

九香虫 10g,五灵脂 10g,延胡索 10g,丹参 12g,三七 3g(另包,研末,分 2 次送服)。具有活血通络之功,适用于心肌梗死气滞血瘀者。每日 1 剂。每日 2 次,水煎服。

2.参七血竭散

由红参、三七、血竭等量组成,适用于气虚血瘀型心肌梗死。1 次 1g,每日 1 次,温水或配合汤药进服。

3.丹参川芎饮

丹参 20g,沉香 10g,虎杖 15g,王不留行 12g,路路通 15g,丝瓜络 15g,防己 15g,川芎 15g,穿山甲 9g,通草 10g。适用于气血瘀滞型真心痛。水煎服,每日 1 剂,煎 2 次服,每次 100mL。

4.丁桂香散

丁香 1.5g,肉桂 1g,檀香 0.5g。适用于寒邪凝滞型心肌梗死。研成细末为 1 日量,分 2 次服。

(二)中成药

1.脉血康

主要由水蛭组成,具有破血、逐瘀、通脉止痛功效,适用于瘀血阻滞型真心痛。口服,1 次 2~4 粒,每日 3 次。

2.疏血通注射液

由水蛭、地龙组成,具有活血化瘀,通经活络之功效。用于瘀血阻络型真心痛。静脉滴注,每日 6mL 或遵医嘱,加入 5% 葡萄糖注射液(或 0.9% 氯化钠注射液)250~500mL 中,缓缓滴入。

3.参附注射液

用于真心痛厥脱之证。取 30~50mL 加入 5% 葡萄糖液 250mL 中静脉滴注,每日 1 次。

(三)食疗

起病后 1~3 日,以流质饮食为主,可予少量菜水、去油的肉汤、米汤、稀粥、果汁、藕粉等。凡胀气、刺激性食物皆不宜吃,如豆浆、牛奶、浓茶等。避免过热过冷,以免引起心律失常。发病 4 日至 4 周内,随着病情好转,可逐步改为半流食,但仍应少食而多餐,食宜清淡,富有营养且易消化。允许进食粥、麦片、淡奶、瘦肉、鱼类、家禽、蔬菜和水果。食物不宜过热、过冷,经常保持胃肠通畅,以预防大便过分用力。3~4 周后,随着患者逐渐恢复活动,饮食也可适当放松,但脂肪和胆固醇的摄入仍应控制。绿叶蔬菜和水果等富含维生素 C 的食物,宜经常摄食。每日的饮食中还要含有一定量的粗纤维,以保持大便通畅,以免排便费力。饱餐(尤其是进食多量脂肪)应当避免,因它可引起心肌梗死再次发作。还应注意少食易产生胀气的食物,如豆类、土豆、葱、蒜及过甜食物等,忌辛辣刺激性食物,如浓茶、白酒、辣椒、可可粉、咖啡等。

1. 灵芝田七饮

灵芝 20g,田七末 3g。先煎灵芝 1 小时,取汁送田七末,每日 1 次,30 日为 1 个疗程,连用 2~3 个疗程。具有益气通络的功效。

2. 薤白粥

薤白 30g,粳米 100g。薤白、粳米放入锅内,加清水适量,用武火烧沸后,转用文火煮至米烂成粥,每日 2 次,早、晚餐食用。用于心阳痹阻型心肌梗死。

3. 人参麦冬粥

人参 3g,茯苓 10g,麦冬 5g。加水煎煮取汁,以药汁与粳米 100g 同煮粥,熟后食用。治疗心气虚弱型心肌梗死。

(四)中医特色技术

1. 针灸治疗

(1)毫针针刺

①常用穴位

主穴:合谷、血海、膈俞。

配穴:神门、郄门、三阴交、膻中、胃俞、脾俞、肺俞、足三里、内关、太冲。

合谷属手阳明大肠经,位于第 1、2 掌骨间,太冲属足厥阴肝经,位于第 1、2 跖骨间。两穴同为原穴,又都分布在四肢歧骨部,犹如四虎把关,故古人将左右合谷、太冲合称为"四关"穴。发病时取双侧合谷刺入,留针 20 分钟左右,一般疼痛会在 3~5 分钟后缓解。膈俞属足太阳膀胱经,位于第 7 颈椎下,两旁各 1.5 寸,为八会穴之血会。血海,膈俞虽不同经,但在临床上均有调血功能,可同治血病。在运用中又各有所长。血海、膈俞配伍具有统摄、补养全身阴血,畅通全身瘀血及清热凉血的作用。

②针刺手法和针感

针刺手法:选准穴位后,快速刺到皮下,然后不变角度慢慢地进针 1.5~2 寸,针尖遇有抵触感为止,再将针提起 1~2 分,患者出现感应时,即可刺激。

针感特点:针刺时患者产生麻胀感、闷压感及揪心感。

③常用手法和疗程

手法:根据患者敏感情况,使用不同手法中等刺激,留针 10~20 分钟,配合使用提插、捻转、刮针和抖针等。

疗程:通常每日针1组穴位,10～20次为1个疗程,两个疗程间隔3～5日。如病情重者可每日针2次。

(2)揿针针刺

①常用穴位

主穴:心、肾上腺、小肠、皮质下。

配穴:肺、交感、肝、内分泌、神门。

揿针即小型针灸针,通过贴敷于耳穴双侧心、肾上腺、小肠、皮质下、肺、交感、肝、内分泌、神门,心、脾、肾三者相生相克,共同维持人体水液的合理分布,促进体内水液循环,体内外液体趋于平衡状态。防止液体蓄积,避免水液潴留。

②操作手法:局部常规消毒后,拆下揿针密封纸,将塑料容器向后曲折,用拇指和示指挟紧其中一半剥离纸和胶布,将它们一并从另一半剥离纸分开,并从塑料容器中取出,将针直接应用在已消毒的皮肤上,按压黏附扎好,除去剥离纸,将胶布压好以确保黏附稳妥。嘱患者每日按压3～5次,每次按压10分钟,以刺激局部穴位。

2.穴位贴敷疗法

心绞痛贴膏(药物组成:川芎、丹参、冰片、乳香、没药、檀香、延胡索等)穴位贴敷,每贴含生药量0.1克,每日一次,维持24小时,双侧心俞、双侧足三里、神阙取穴,每穴一贴,1个疗程为7日。用于治疗气虚血瘀型冠心病及不稳定型心绞痛、心肌梗死后期。

第三节　缺血性心肌病

缺血性心肌病(ICM)属于冠心病的一种特殊类型或晚期阶段,是指由冠状动脉狭窄引起心肌长期缺血,致使心肌广泛纤维化,形成与原发性扩张型心肌病类似的临床综合征。ICM主要表现为心律失常和心功能不全。心功能不全表现多逐渐发生,大多先出现左心衰竭,表现为呼吸困难、憋喘等不适,心律失常以室性期前收缩、房性期前收缩、心房颤动、病态窦房结综合征等多见,偶有心动过速发生,患者通常自觉心慌,偶有胸闷。在60岁以上的人群中冠心病的死亡率为第一位,且逐年增加。在心血管疾病中,冠心病和高血压是最常见的类型,大量的临床研究结果显示,冠心病的发病率和死亡率在全国乃至全世界范围内仍呈逐年上升趋势。

在中医学角度论述,缺血性心肌病属于中医学"心悸""怔忡"范畴。

一、临床诊断要点与鉴别诊断

(一)诊断标准

1.症状

(1)心绞痛:是缺血性心肌病患者常见的临床症状之一,多有明确的冠心病病史,并且绝大多数有 1 次以上心肌梗死病史。但心绞痛并不是心肌缺血患者必备的症状,有些患者也可以仅表现为无症状性心肌缺血,始终无心绞痛或心肌梗死的表现。可是在这类患者中,无症状性心肌缺血持续存在,对心肌的损害也持续存在,直至出现充血型心力衰竭。

(2)心力衰竭:往往是缺血性心肌病发展到一定阶段必然出现的表现,早期进展缓慢,一旦发生心力衰竭进展迅速。多数患者在胸痛发作或心肌梗死早期即有心力衰竭表现,这是由于急性心肌缺血引起心肌舒张和收缩功能障碍所致,常表现为劳力性呼吸困难,严重时可发展为端坐呼吸和夜间阵发性呼吸困难等左心室功能不全表现,伴有疲乏、虚弱症状。心脏听诊第一心音减弱,可闻及舒张中晚期奔马律。两肺底可闻及散在湿啰音。晚期如果合并有右心室功能衰竭,可出现食欲缺乏、周围性水肿和右上腹闷胀感等症状。体检可见颈静脉充盈或怒张,心界扩大、肝大、压痛,肝颈静脉回流征阳性。

(3)心律失常:长期、慢性的心肌缺血导致心肌坏死、心肌顿抑、心肌冬眠,以及局灶性或弥漫性纤维化直至瘢痕形成,导致心肌电活动障碍,包括冲动的形成、发放及传导均可产生异常。尤以室性期前收缩、心房颤动和束支传导阻滞多见。

(4)血栓和栓塞:心脏腔室内形成血栓和栓塞的病例多见于心脏腔室明显扩大者、心房颤动而未抗凝治疗者及心排血量明显降低者。长期卧床而未进行肢体活动的患者易并发下肢静脉血栓形成,脱落后发生肺栓塞。

2.体征

(1)心脏体征:心脏逐渐增大,以左心室为主,可先肥厚,以后扩大,后期则两侧心脏均扩大。

(2)其他:伴有心律失常、心力衰竭时可出现相应的体征。

3.实验室和其他检查

(1)心电图检查:主要表现为左心室肥大,ST 段压低,T 波改变,异常 Q 波及各种心律失常,且出现 ST-T 改变的导联常按病变冠状动脉支配区域分布,具有定位诊断价值。

(2)胸部 X 射线检查:主要表现为心影增大,且多数呈主动脉型心脏,少数心影呈普大型,并可见升主动脉增宽及主动脉结钙化等。多数患者有不同程度的肺瘀血表现,但肺动脉段改变不明显。

(3)超声心电图:心脏尤其是左心室明显扩大,并伴心功能不全征象。

(4)冠状动脉造影:发现多支冠状动脉狭窄病变。

(5)实验室检查:全血细胞计数、尿液分析、生化全项、空腹血糖和糖化血红蛋白、血脂及甲状腺功能等常规检查可作为辅助诊断。

(二)鉴别诊断

缺血性心肌病最常见的病因是冠心病,即主要是由冠状动脉粥样硬化性狭窄、闭塞、痉挛等病变引起,少数是由于冠状动脉先天性异常、冠状动脉炎等疾病所致。应与以下疾病鉴别。

1.扩张型心肌病

扩张型心肌病是一种原因不明的心肌病,主要特征是单侧或双侧心腔扩大,心肌收缩功能减退,临床表现为反复发生的充血性心力衰竭与心律失常等,其临床特征与缺血性心肌病非常相似,鉴别诊断也相当困难,特别是 50 岁以上的患者,若伴有心绞痛则极易误诊为缺血性心肌病。以下几点有助于两者的鉴别。

(1)扩张型心肌病发病年龄较轻,常有心肌炎病史;而缺血性心肌病发病年龄较大,多数有心绞痛或心肌梗死病史,常伴有高血压、高血脂及糖尿病等。

(2)心电图检查:扩张型心肌病与缺血性心肌病患者的心电图都可表现为左心室肥厚伴劳损,异常 Q 波及心律失常等,不易鉴别,但扩张型心肌病常伴有完全性左束支传导阻滞,心电图 ST-T 改变也多为非特异性,无定位诊断价值。

(3)胸部 X 线检查:扩张型心肌病患者心影呈普大型,心胸比多在 0.6 以上,透视下见心脏搏动明显减弱,晚期常有胸腔积液,心包积液或肺栓塞征象,ICM 患者虽有心影明显增大,但多数呈主动脉型心脏,并伴有升主动脉增宽及主动脉结钙化等。

(4)心脏超声检查:①扩张型心肌病因心肌广泛受累,常表现为 4 个心腔呈普遍性显著扩大;而缺血性心肌病常以左心房及左心室扩大为主,并常伴有主动脉瓣及瓣环增厚、钙化。②室壁厚度及运动状态比较:扩张型心肌病患者室壁厚度弥漫性变薄,室壁运动弥漫性减弱;而缺血性心肌病患者心肌缺血部位与病变冠状动脉分布走行密切相关,缺血严重部位则出现室壁变薄及运动减弱,故常见室壁厚度局限性变薄,室壁运动呈节段性减弱或消失。③血流动力学变化:扩张型心肌病患者因心脏呈普遍性显著扩大,常继发各瓣膜及瓣膜支架结构改变而引起多个瓣口明显反流;而缺血性心肌病患者因以左心房及左心室扩大为主,常伴二尖瓣口反流。④扩张型心肌病患者因心肌病变弥漫广泛,左心室扩大明显及心肌收缩无力,故心脏收缩功能明显降低;而 ICM 患者虽左心室射血分数及短轴缩短率均有降低,但其程度则较扩张型心肌病相对较轻。

(5)周围动脉超声探查：目前认为，用周围动脉超声探查颈动脉、股动脉，可以作为揭示冠状动脉病变的窗口，并可为扩张型心肌病与缺血性心肌病的鉴别诊断提供帮助。已有研究显示，扩张型心肌病仅少数患者的颈动脉与股动脉斑块呈阳性；而缺血性心肌病患者颈动脉与股动脉斑块则全部阳性，虽然扩张型心肌病患者颈动脉与股动脉斑块并非绝对阴性，但颈动脉与股动脉斑块阴性则可作为排除缺血性心肌病诊断的重要条件。

(6)心导管检查和心血管造影：扩张型心肌病患者心导管检查可见左心室舒张末压，左心房压及肺毛细血管血压升高，心排血量和每搏输出量减少，射血分数降低；左心室造影可见左心室腔扩大，左心室室壁运动减弱；但冠状动脉造影正常。

2.酒精性心肌病

酒精性心肌病是指由于长期大量饮酒所致的心肌病变，主要表现为心脏扩大、心力衰竭及心律失常等，在临床上与缺血性心肌病有许多相似之处，鉴别较为困难，与缺血性心肌病比较，酒精性心肌病所具有的以下特点有助于两者的鉴别：①有长期，大量饮酒史；②多为30~50岁男性，且多伴有酒精性肝硬化等；③停止饮酒3~6个月后，病情可逐渐逆转或停止恶化，增大的心脏可见缩小；④心电图检查可见非特异性 ST-T 改变(无定位诊断价值)；病程早期停止饮酒者，数个月后ST-T 改变可恢复正常；若至病程晚期，即使停止饮酒，其 ST-T 改变也难以恢复正常；⑤胸部 X 线检查示心影呈普大型，心胸比多在 0.6 以上，透视下可见心脏搏动减弱，无升主动脉增宽及主动脉结钙化征象；⑥心脏超声检查示心脏各房室腔均有扩大，但以左心房及左心室腔扩大为主；室壁运动弥漫性减弱，左心室射血分数明显降低；常合并二尖瓣、三尖瓣关闭不全，但无室壁节段性运动异常及主动脉瓣增厚，钙化征象，此外，停止饮酒后对患者进行动态观察，可见其左心房及左心室内径明显缩小。

3.克山病

克山病是一种原因不明的地方性心肌病，临床上根据其起病急缓及心功能状态不同而分为急型、亚急型、慢型及潜在型四型，慢型克山病患者主要表现为心脏增大及充血性心力衰竭，其心电图、心脏超声及胸部 X 线检查所见均与缺血性心肌病有许多相似之处，但克山病的下列临床特点则有助于两者的鉴别诊断：①有明显的地区性，病区分布在包括黑、吉、辽、蒙、晋、冀、鲁、豫、陕、甘、川、滇、藏、黔、鄂15个省及自治区的低硒地带上。②具有人群多发的特点，绝大多数患者为农业人口中的生育期妇女及断奶后的学龄前儿童，而缺血性心肌病则以老年人多见。③心电图检查显示,绝大多数克山病患者有心电图改变,其中以室性期前收缩最常见,其次是 ST-T 改变及房室传导阻滞等,但 ST-T 改变为非特异性,无定位诊断价值。④胸部 X 线检查显示多数患者心影呈普大型,少数为二尖瓣型或主动脉型;透视下可见心脏搏动明显减弱;无升主动脉增宽及主动脉结钙化征象。⑤心脏超声检查示克山病患者心脏多呈普遍性显著扩大,心室壁弥漫性运动减弱,心肌收缩无力,心脏收缩功能明显降低,同时伴多个瓣膜口明显反流;而缺血性心肌病患者心室壁呈节段性运动障碍,并常合并主动脉瓣增厚及钙化等。

4.心肌炎

以病毒引起的心肌炎多见,常为全身性感染的一部分,多发生在急性病毒感染之后,患者常先有呼吸道炎症或消化道炎症的表现,临床表现轻重不一,轻者仅有胸闷、心前区隐痛、心悸和乏力等症状;重者心脏增大,发生心力衰竭或严重心律失常如完全性房室传导阻滞,室性心动过速,甚至心室颤动而致死,少数患者在急性期后心脏逐渐增大,产生进行性心力衰竭,其心电图、超声心动图及核素心肌显像改变与缺血性心肌病患者相应改变类似,但心肌炎患者多属青少年或中年,血清中病毒感染的相关抗体增高,咽拭子或粪便中分离出病毒有助于鉴别,心内膜或心肌组织活检可见心肌细胞坏死、炎性细胞浸润,从心肌中分离出致病病毒可有助于本病的鉴别,冠状动脉造影一般无冠状动脉狭窄。

5.甲状腺功能减退性心脏病

甲状腺功能减退性心脏病患者心脏增大而心肌张力减弱,心肌细胞内有黏蛋白和黏多糖沉积,呈假性肥大,严重时心肌纤维断裂、坏死,间质有明显水肿,水肿液中含多量的黏液素,临床上多有明显的甲状腺功能减退的表现,如怕冷、表情淡漠、动作迟缓、毛发稀疏并有黏液性水肿,可有劳累后呼吸困难、乏力和心绞痛,一般都有明显的黏液性水肿体征,心脏浊音界增大,心尖冲动弥散而微弱,心音低弱,心电图示窦性心动过缓,P 波和 QRS 波群低电压,T 波在多数导联中低平或倒置,若心脏病变累及传导系统,可引起束支传导阻滞或房室传导阻滞,超声心动图提示心腔扩大、搏动减弱,常可见到心包积液,但老年患者黏液性水肿的表现可以不典型,若偶有心绞痛症状而心脏增大并发生心力衰竭和心律失常时易被误诊为缺血性心肌病,但这些患者通常表现有表情淡漠、动作迟缓并有黏液性水肿的临床体征,在有心力衰竭情况下心率仍不增快,并且很少发生异位性快速性心律失常,T_4 和 T_3 降低,血清促甲状腺激素含量增高,血浆蛋白结合碘低于正常,甲状腺摄 [131]I 率低于正常而尿中 [131]I 排泄率则增多,血红蛋白含量和红细胞计数减少,基础代谢率降低,超声心动图检查可见大量心包积液,由于其发生较缓慢,故心脏压塞症状多不明显,静脉压也多属正常,积液内富含胆固醇和蛋白质。

6.缩窄性心包炎

缩窄性心包炎常继发于反复的心包积液,有结核性或化脓性心包炎病史,心包脏层和壁层广泛粘连、增厚和钙化,心包腔闭塞形成一个纤维组织的外壳,病变常引起腔静脉的入口处及右心房处心包膜明显纤维化,因而主要导致腔静脉系统瘀血,影响心室正常的充盈,使回心血量减少,引起心排血量降低和静脉压增高的临床表现,可出现不同程度的呼吸困难、腹部膨隆、乏力和肝区疼痛,有颈静脉怒张、肝大、腹腔积液及下肢凹陷性水肿,心尖冲动不易触及,心浊音界正常或轻度增大,心音低,有时可闻及心包叩击音,血压偏低,脉压小,X 线检查示心影正常或稍大,搏动微弱或消失,心缘僵直不规则,正常弧度消失,多数患者可见心包钙化影,心电图示低电压及 ST-T 异常改变,超声心动图示心室容量减小、心房扩大、室间隔矛盾运动、心室壁增厚及活动消失,心包钙化者可见反光增强,心导管检查可见右心室压力曲线呈舒张早期下陷而在后期呈高原波。

7.心脏淀粉样变性

心脏淀粉样变性是由于淀粉样物质沉积于血管壁和其他组织中引起的全身性或局限性疾病,主要累及心、肾、肝、脾、肌肉、皮肤和胃肠道等组织器官,多见于中老年人。心脏淀粉样变性的主要特点为蛋白,多糖复合物沉积,此复合物有可以与 γ 球蛋白、纤维蛋白原、清蛋白及补体结合的特殊位点,沉积可分为局限性或弥漫性,弥漫性者淀粉样病变广泛沉积于心室肌纤维周围,引起心室壁僵硬,收缩和舒张功能都受到限制,病变可累及心脏传导系统及冠状动脉,常有劳力性呼吸困难、进行性夜间呼吸困难、心绞痛、乏力及水肿,超声心动图类似限制型心肌病改变,可表现右房室增大,右心室心尖闭塞,而左心室常不增大,室间隔和室壁呈对称性增厚,心肌中可见散在不规则反射回声,乳头肌肥大增粗,可有二尖瓣和三尖瓣关闭不全征象,半数以上病例可有轻至中度心包积液,此外,可有肺动脉高压征象,X 线检查可有心脏增大、心脏搏动减弱及肺瘀血征象,心电图示 QRS 波低电压,有房性心律失常或传导阻滞,明确诊断常需行心内膜活检。

8.原发性限制型心肌病

原发性限制型心肌病是心内膜及心肌纤维化引起舒张期心室难以舒展及充盈所致,发病原因未明,可能与感染引起的嗜酸性粒细胞增多症有关,嗜酸性粒细胞常分泌一种蛋白质,引起心内膜及心肌纤维化,病变以左心室为主,纤维化在心尖部位最明显,心室内壁的纤维化使心室的顺应性减弱甚至丧失,在舒张早期心室快速充盈后血液的进一步充盈受到限制,根据两心室内膜和心肌纤维化的程度及临床表现,可分为右心室型、左心室型及混合型,以左心室型最多见,右心室型和混合型常以右心衰竭为主,左心室型则以呼吸困难、咳嗽及两肺底湿啰音为主,与限制型缺血性心肌病的鉴别有时是非常困难的,在某些情况下甚至常不能鉴别,可是一般情况下两者还是有明显的不同点,限制型心肌病有两型,一型见于热带地区,发病年龄较早,且多为青少年,另一型常见于温带地区,均为成年人,多数在30岁左右,男性居多,在该型的早期约半数发病时有发热,嗜酸性粒细胞增多,全身淋巴结肿大,脾大,这些患者往往无冠心病病史,心绞痛少见,冠状动脉造影无阻塞性病变。

9.其他

应注意与由后负荷失衡引起的心肌病变及由于冠心病的并发症等原因而导致的心力衰竭相鉴别,如高血压性心脏病、主动脉瓣狭窄、室间隔穿孔及乳头肌功能不全等。

二、辨病诊断

(一)诊断依据

(1)心悸的发作有阵发性与持续性之别。心悸阵发者,视病情之不同,或数日一次,或一日数次。发作时心悸甚剧,过后则可无明显不适。持续发作者,则终日心悸不安、难以自持。

(2)本病的主要症状为心悸,以患者自觉心中急剧跳动,惊慌不安,不能自主为主要临床特征,常兼见短气乏力、神倦懒言等症。心悸之时,常伴有脉象的异常变化,故脉诊在心悸的诊断中,具有十分重要的意义。随病因病机的不同,可出现促脉、代脉、数脉、疾脉、迟脉、涩脉及细脉等脉象。部分病情较重的怔忡患者,尚有虚里跳动显著,其动应衣的现象。

(3)在心悸发作之时,结合进行心电图检查,有利于明确心悸的西医诊断及对预后的判断。

(二)类证鉴别

1.真心痛

除可出现心悸、怔忡、脉结代外,往往以心痛为主症。本病多呈刺痛,发作短暂,可牵及肩胛、两臂。劳累、受凉或情绪激动易诱发,甚至心痛剧烈不止,呼吸不续,额汗淋漓,手足青至节,张口抬肩,晕厥,真心痛可与心悸合并出现。

2.奔豚

奔豚发作之时,亦觉心胸躁动不安,《难经·五十六难》云:"发于小腹,上至心下,若豚状或上或下无时",称为肾积。《金匮要略·奔豚气病脉证治》云:"奔豚病从小腹起,上冲咽喉,发作欲死,复还止,皆从惊恐得之。"其鉴别要点在于,惊悸、怔忡系属于心中剧烈跳动,发自于心;奔豚乃上下冲逆,发自小腹。

3.卑慄

其症"痞塞不饮食,心中常有所歉,爱处暗室,或倚门后,见人则惊避,似矢志状"(《证治要诀·怔忡》)。其病因在于"心血不足"。怔忡亦胸中不适,心中常有所怯。惊悸怔忡与卑慄鉴别在于:卑慄之胸中不适由于痞塞,而惊悸怔忡源于心跳,有时坐卧不安,并不避人。而卑慄一般无促、结、代、疾、迟等脉象出现。

4.胸痹

胸痹多与心悸合并出现。以当胸闷痛甚者胸痛彻背,背痛彻心,短气喘息不得卧为主要表现。轻者仅感觉胸闷如窒、呼吸欠畅、心悸。

三、病因病机

(一)体质虚弱

患者禀赋不足,素体亏虚,或脾胃虚弱,化源不足,或久病失养,劳欲过度,皆可使气血不足,心失所养,发为心悸。

(二)饮食劳逸不当

劳倦太过伤脾,或久坐久卧伤气,引起生化之源不足,而致心血虚少、心失所养、神不潜藏;或饮食不节,嗜食膏粱厚味、煎炸炙煿,均可生痰蕴热化火,或伤脾滋生痰浊,痰火扰心;或饮食不节,损伤脾胃,运化失司,水液输布失常,滋生痰浊,痰阻心气,而致心悸。

(三)情志所伤

平素心虚胆怯之人,如骤遇惊恐,易使心气不敛,心神动摇,而心慌不能自主,惊悸不已,渐致加剧,直至稍遇惊恐,即作心悸,甚或外无所惊,时发惊恐。或情怀不适,悲哀过极,忧思不解等七情扰动,忤犯心神,不能自主而心悸,所谓"思虑烦多则损心"(《诸病源候论·心痹候》)、"悲哀愁忧则心动"(《灵枢·口问》)。或长期忧思惊恐,精神情绪过度紧张,惊则气乱,恐则气下。心气虚怯,阴血暗耗,不能养心;或心气郁结,生痰动火,痰火扰心,心神失宁而为心悸;或大怒伤肝,大恐伤肾,怒则气逆,恐则精却,阴虚于下,火道于上,亦可动撼心神而发惊悸。若郁热内蕴,复加恚怒,变生肝火,肝火扰心;或痰火扰动心神、心神失宁,也易导致心悸。此即朱丹溪所讲的"痰因火动"之说。

(四)感受外邪

风寒湿三气杂至,合而为痹。痹病日久,复感外邪,内舍于心,邪阻心脉,阻塞经络,心血营行受阻;或风寒、湿、热等外邪,由血脉内侵于心,耗伤心气或心阴,亦可引起心悸怔忡之证。心气素虚,风湿热邪,合而为痹,痹病日久,内舍于心,痹阻心脉,心血瘀阻,发为心悸;或风寒湿热之邪,由血脉内侵于心,耗伤心气心阴,亦可引起心悸。温病、疫证日久,邪毒灼伤营阴,心肾失养,或邪毒传心扰神,亦可引起

"心中儋儋大动"等心悸、怔忡之症。如春温、风温、暑湿、白喉、梅毒等病，往往伴见心悸。

（五）药物中毒

药物过量或毒性较剧，损伤于心，可损伤心气而致心悸。如附子、乌头，或西药洋地黄、奎尼丁、肾上腺素、阿托品等用药过量或不当时，均可引发"脉结代，心动悸"一类证候。

（六）正气亏耗

久病体虚，或热病伤阴，或房劳过度，均可导致肾阴亏损、心火妄动、扰乱心神，形成心悸；或久咳宿哮，肺气或肺阴亏虚，宗气不布，不能朝百脉，久则病及于心，影响心脉的运行；或肺之宣降不利，痰浊上阻心窍，或痰火扰心，发为惊悸。

总之，心悸的病理变化主要有虚实两方面。虚者为气、血、阴、阳亏损，使心失所养，而致心悸，实者多由痰火扰心，水饮上凌或心血瘀阻，气血运行不畅而引起，虚实之间可以互相夹杂或转化。实证日久，正气亏耗，可分别兼见气、血、阴、阳之亏损，而虚证则又往往兼见实象。如阴虚可致火旺或夹痰热，阳虚易夹水饮、痰湿，气血不足亦伴见气血瘀滞。痰火互结每易伤阴。瘀血可兼痰浊。此外，某些心悸重症，进一步可以发展为气虚及阳，或阴虚及阳而出现心（肾）阳衰，甚则心阳欲脱，更甚者心阳暴脱而成厥、脱之变。

四、辨证论治

（一）心虚胆怯证

1.抓主症

心悸不宁，善惊易恐，坐卧不安，不寐多梦而易惊醒。

2.察次症

恶闻声响，食少纳呆。

3.审舌脉

苔薄白，脉细略数或细弦。

4.择治法

镇惊定志，养心安神。

5.选方用药思路

本证因体虚久病，禀赋不足，素体虚弱，或久病失养，劳欲过度而致气血亏损，心虚胆怯，心神失养而发，方用安神定志丸（《医学心悟》）加减。本方益气养心、镇惊安神，用于心悸不宁、善惊易恐、少寐多梦、食少、纳呆者。常用药：龙齿、琥珀镇惊安神；酸枣仁、远志、茯神养心安神；人参、茯苓、山药益气健脾、宁心安神；天冬、生地黄、熟地黄滋养心血；配伍少许肉桂，有鼓舞气血生长之效；五味子收敛心气。

6.据兼症化裁

兼见心阳不振,用肉桂易桂枝,加附子,以温通心阳;兼心血不足,加阿胶、何首乌、龙眼肉以滋养心血;兼心气郁结、心悸烦闷、精神抑郁,加柴胡、郁金、合欢皮、绿萼梅以疏肝解郁;气虚夹湿,加泽泻,重用白术、茯苓;气虚夹瘀,加丹参、川芎、红花、郁金。

(二)心血不足证

1.抓主症

心悸气短,头晕目眩,失眠健忘,面色无华。

2.察次症

纳呆食少,倦怠乏力。

3.审舌脉

舌淡红,脉细弱。

4.择治法

补血养心,益气安神。

5.选方用药思路

本证因体虚久病、禀赋不足、素体虚弱,或久病失养、劳欲过度而致心血亏耗,或劳倦太过伤脾,或久坐卧伤气,引起生化之源不足,而致心血虚少、心失所养、心神不宁而发,方用归脾汤(《济生方》)加减。本方有益气补血、健脾养心的作用,重在益气,意在生血,适用于心悸怔忡、健忘失眠、头晕目眩之症。常用药:黄芪、人参、白术、炙甘草益气健脾,以资气血生化之源;熟地黄、当归、龙眼肉补养心血;茯神、远志、酸枣仁宁心安神;木香理气醒脾,使补而不滞。

6.据兼症化裁

兼阳虚而汗出肢冷,加附子、黄芪、龙骨、牡蛎;兼阴虚,重用麦冬、生地黄、阿胶,加沙参、玉竹、石斛;纳呆腹胀,加陈皮、谷芽、麦芽、神曲、山楂、鸡内金、枳壳健脾助运;失眠多梦,加合欢皮、夜交藤、五味子、柏子仁、莲子心等养心安神。若热病后期损及心阴而心悸者,以生脉散加减,有益气养阴补心之功。

(三)阴虚火旺证

1.抓主症

心悸易惊,心烦失眠,五心烦热,耳鸣腰酸。

2.察次症

口干,盗汗,头晕目眩,急躁易怒,思虑劳心则症状加重。

3.审舌脉

舌红少津,苔少或无,脉象细数。

4.择治法

滋阴清火,养心安神。

5.选方用药思路

本证因肝肾阴虚、水不济火、心火内动、扰动心神而发,方用天王补心丹(《校注妇人良方》)合朱砂安神丸(《内外伤辨惑论》)加减。前方滋阴养血、补心安神,适用于阴虚血少、心悸不安、虚烦神疲、手足心热之症;后方清心降火、重镇安神,适用于阴血不足、虚火亢盛、惊悸怔忡、心神烦乱、失眠多梦等症。常用药:生地黄、玄参、麦冬、天冬滋阴清热;当归、丹参补血养心;人参、炙甘草补益心气;黄连清热泻火;朱砂、茯苓、远志、酸枣仁、柏子仁安养心神;五味子收敛耗散之心气;桔梗引药上行,以通心气。

6.据兼症化裁

肾阴亏虚、虚火妄动、遗精腰酸者,加龟板、熟地黄、知母、黄柏,或加服知柏地黄丸;若阴虚而火热不明显者,可单用天王补心丹;若阴虚兼有瘀热者,加赤芍、牡丹皮、桃仁、红花、郁金等清热凉血,活血化瘀。

(四)心阳不振证

1.抓主症

心悸不安,面色苍白,形寒肢冷。

2.察次症

胸闷气短,动则尤甚,倦怠懒言。

3.审舌脉

舌淡苔白,脉象虚弱或沉细无力。

4.择治法

温补心阳,安神定悸。

5.选方用药思路

本证因体虚久病,禀赋不足,劳欲过度,损伤心阳,或肾阳亏虚,心阳失于温煦导致心阳虚衰,无以温养心神而发,方用桂枝甘草龙骨牡蛎汤(《伤寒论》)合参附汤(《正体类要》)加减。前方温补心阳、安神定悸,适用于心悸不安、自汗盗汗等症,后方益心气、温心阳,适用于胸闷气短、形寒肢冷等症。常用药:桂枝、附子温振心阳;人参、黄芪益气助阳;麦冬、枸杞滋阴,取"阳得阴助而生化无穷"之意;炙甘草益气养心;龙骨、牡蛎重镇安神定悸。

6.据兼症化裁

兼见水饮内停者,加葶苈子、五加皮、车前子、泽泻等利水化饮;夹瘀血者,加丹参、赤芍、川芎、桃仁、红花;兼见阴伤者,加麦冬、枸杞子、玉竹、五味子;若心阳不振,以致心动过缓者,酌加炙麻黄、补骨脂,重用桂枝以温通心阳。

（五）水饮凌心证

1.抓主症

心悸眩晕,胸闷痞满,渴不欲饮,小便短少,下肢浮肿。

2.察次症

形寒肢冷,伴恶心,欲吐,流涎。

3.审舌脉

舌淡胖,苔白滑,脉象弦滑或沉细而滑。

4.择治法

振奋心阳,化气行水,宁心安神。

5.选方用药思路

本证因脾肺气虚,饮停不化,阻遏心阳,或脾肾阳虚,水停下焦,而致水气上逆凌心而发,方用苓桂术甘汤(《金匮要略》)加减。本方通阳利水,适用于痰饮为患、胸胁支满、心悸目眩等症。常用药:泽泻、猪苓、车前子、茯苓淡渗利水;桂枝、炙甘草通阳化气;人参、白术、黄芪健脾益气助阳;远志、茯神、酸枣仁宁心安神。

6.据兼症化裁

兼见恶心呕吐,加半夏、陈皮、生姜以和胃降逆;兼见肺气不宣、肺有水湿、咳喘、胸闷者,加杏仁、前胡、桔梗以宣肺,葶苈子、五加皮、防己以泻肺利水;兼见瘀血者,加当归、川芎、刘寄奴、泽兰、益母草,以活血化瘀。

（六）瘀阻心脉证

1.抓主症

心悸不安,胸闷不舒,心痛时作,痛如针刺。

2.察次症

胸痛连及左臂,唇甲青紫。

3.审舌脉

舌质紫暗或有瘀斑,脉涩或结或代。

4.择治法

活血化瘀,理气通络。

5.选方用药思路

本证因久病体虚,思虑劳心过度,或痰湿内阻,致血行不畅,瘀血内停,或失血过多,使脉不充盈,心之阳气不足以推动血液运行而发,方用桃仁红花煎(《陈素庵妇科补解》)合桂枝甘草龙骨牡蛎汤。前方养血活血、理气通脉止痛,适用心悸伴阵发性心痛、胸闷不舒、舌质紫暗等症;后方温通心阳、镇心安神,用于胸闷不舒、少寐多梦等症。常用药:桃仁、红花、丹参、赤芍、川芎活血化瘀;延胡索、香附、青皮理气通脉止痛;生地黄、当归养血活血;桂枝、甘草以通心阳;龙骨、牡蛎以镇心神。

6.据兼症化裁

兼气虚加黄芪、党参、黄精;兼血虚加何首乌、枸杞子、熟地;兼阴虚加麦冬、玉竹、女贞子;兼阳虚加附子、肉桂、淫羊藿;络脉痹阻,胸部窒闷,加沉香、檀香、降香;兼痰浊、胸满闷痛、苔浊腻,加瓜蒌、薤白、半夏、广陈皮;胸痛甚,加乳香、没药、五灵脂、蒲黄、三七粉等祛瘀止痛。

(七)痰火扰心证

1.抓主症

心悸时发时止,受惊易作,胸闷烦躁,失眠多梦。

2.察次症

口干苦,大便秘结,小便短赤。

3.审舌脉

舌红,苔黄腻,脉弦滑。

4.择治法

清热化痰,宁心安神。

5.选方用药思路

本证因饮食、劳倦、嗜食膏粱厚味煎炸炙煿,而伤脾滋生痰浊,痰浊停聚,郁久化火,痰火扰心,心神不安而发,方用黄连温胆汤(《六因条辨》)加减。本方清心降火、化痰安中,用于痰热扰心而见心悸时作、胸闷烦躁、尿赤便结、失眠多梦等症状者。常用药:黄连、山栀苦寒泻火、清心除烦;竹茹、半夏、胆南星、全瓜蒌、陈皮清化痰热、和胃降逆;生姜、枳实下气行痰;远志、石菖蒲、酸枣仁、生龙骨、生牡蛎宁心安神。

6.据兼症化裁

兼见脾虚者加党参、白术、炒麦芽、砂仁益气醒脾。

五、中成药选用

(一)人参归脾丸

药物组成:人参、白术、茯苓、甘草、黄芪、当归、木香、远志、龙眼肉、酸枣仁。辅料为蜂蜜。

功能作用:益气补血、健脾养心。用于气血不足,心悸,失眠,食少乏力,面色萎黄,月经量少,色淡。

用法用量:口服。一次 1 丸,每日 2 次。

(二)黄芪注射液

药物组成:黄芪。辅料为乙二胺四乙酸二钠、碳酸氢钠、甘油。

功能作用:益气养元,扶正祛邪,养心通脉,健脾利湿。用于心气虚损、血脉瘀阻之病毒性心肌炎、心功能不全及脾虚湿困之肝炎。

用法用量：肌内注射，一次 2～4mL，每日 1～2 次。静脉滴注，一次 10～20mL，每日 1 次，或遵医嘱。

（三）炙甘草合剂

药物组成：炙甘草。

功能作用：益气滋阴，通阴复脉的功效。用于气虚血少，心动悸，脉结代。

用法用量：口服。每次 15～25mL，每日 3 次。用时摇匀。

（四）参附强心丸

药物组成：人参、附子、桑白皮、猪苓、葶苈子、大黄等。

功能作用：益气助阳，强心利水。用于慢性心力衰竭而引起的心悸、气短、胸闷喘促、面肢浮肿等症，属于心肾阳衰者。

用法用量：口服，一次 2 丸，每日 2～3 次。

（五）天王补心丹浓缩丸

药物组成：丹参、当归、石菖蒲、党参、茯苓、五味子、麦冬、天冬、生地黄、玄参、远志、酸枣仁、柏子仁、桔梗、甘草、朱砂。

功能作用：滋阴清热、养血安神。用于心阴不足、心悸健忘、失眠多梦、大便干燥者。心阴不足，虚火偏旺，阴虚火旺，心火上炎，老年人平素阴虚，故出现神经衰弱、失眠、低血压、心律失常。

用法用量：口服，一次 8 丸，每日 3 次。

（六）养血安神丸

药物组成：首乌藤、鸡血藤、熟地黄、生地黄、合欢皮、墨旱莲、仙鹤草。包衣辅料为生赭石粉。

功能作用：养血安神。用于失眠多梦，心悸头晕。

用法用量：口服，一次 6g，每日 3 次。

（七）冠心丹参片

药物组成：丹参、三七、降香油。

功能作用：活血化瘀、理气止痛，主治气滞血瘀所致的胸闷、胸痹、心悸、气短；冠心病见上述证候者。

用法用量：口服，一次 3 片，每日 3 次。

六、单方验方

1.早搏灵胶囊

红参 10g，黄芩 15g，山楂 15g，苦参 10g，黄芪 30g，麦冬 15g，瓜蒌 20g。一次 5～7 粒，每日 3 次。适用于心悸不宁、胸闷气短、倦怠乏力等症，以及冠心病、心肌炎所引起的各种类型的期前收缩。

2.心脑通络液

地龙 10g,红花 10g,丹参 10g,黄芪 30g,川芎 15g,水牛角 10g,黄精 10g,山茱萸 15g,牛膝 10g。口服,一次 20mL,每日 3 次。益气活血、通经疏络,用于气虚血瘀所致脑梗死、心脑供血不全、高血脂、阴虚阳亢所致的高血压等。

3.苦参制剂

苦参、益母草各 20g,炙甘草 15g,水煎服。适用于心悸而脉数或气促的患者。

4.珍合灵

每片含珍珠粉 0.1g,灵芝 0.3g,每次 2～4 片,每日 3 次。

5.康心宁

黄芪 30g,川芎 15g,苦参 10g,每日一剂,2 个月为一个疗程。

6.定心汤

龙眼肉 10g,酸枣仁 15g,山萸肉 15g,柏子仁 12g,龙骨 12g,牡蛎 12g,乳香 3g,没药 3g。水煎服。安神定悸,用于失眠多梦、心悸。

7.养心镇惊汤

白茅根 15g,天竺黄 9g,龙骨 9g,牡蛎 9g,钩藤 9g,朱砂 3g,石菖蒲 10g,水煎服。镇静安神、清热养心,用于心烦失眠、心悸。

七、中医特色治疗

(一)针灸治疗

1.常用穴位

主穴:内关、神门、心俞、膻中。

配穴:郄门、三阴交、胃俞、脾俞、肺俞、足三里、太冲。

内关位于前臂掌侧,当曲泽与大陵的连线上,腕横纹上 2 寸,掌长肌腱与桡侧腕屈肌腱之间。本穴具有宁心安神、理气止痛之效,主治心痛、心悸、胸闷、胸痛等心胸病证;胃痛、呕吐、呃逆等胃疾;失眠、癫痫等神志病证;上肢痹痛、偏瘫、手指麻木等局部病证。神门是手少阴心经的穴位之一,位于腕部,腕掌侧横纹尺侧端,尺侧腕屈肌腱的桡侧凹陷处。本穴主治心病、心烦、惊悸、怔忡、健忘、失眠、癫狂痫、胸胁痛等疾病,可直刺 0.3～0.5 寸。心俞属足太阳膀胱经,在背部,当第 5 胸椎棘突下,旁开 1.5 寸。本穴主治惊悸、健忘、心烦、癫痫、癫狂、失眠、咳嗽、吐血,以及风湿性心脏病、冠心病、心动过速或过缓、心律不齐、心绞痛等。斜刺 0.3～0.5 寸。

2.针刺手法和针感

(1)针刺手法:选准穴位后,快速刺到皮下,然后不变角度慢慢地进针,针尖遇有抵触感为止,再将针提起 1～2 分,患者出现感应时,即可刺激。

(2)针感特点:针刺时患者产生麻胀感、闷压感及揪心感。

(二)耳穴压籽

1.常用穴位

心、交感、神门、皮质下。

2.操作手法

选择 1～2 组耳穴,进行耳穴探查,找出阳性反应点,并结合病情,确定主辅穴位。以酒精棉球轻擦消毒,左手手指托持耳廓,右手用镊子夹取割好的方块胶布,中心粘上准备好的药豆,对准穴位紧贴压其上,并轻轻揉按 1～2 分钟。每次以贴压 5～7 穴为宜,每日按压 3～5 次,隔 1～3 日换 1 次,两组穴位交替贴压。两耳交替或同时贴用。

3.注意事项

贴压耳穴应注意防水,以免脱落;夏天易出汗,贴压耳穴不宜过多,时间不宜过长,以防胶布潮湿或皮肤感染;如对胶布过敏者,可用黏合纸代之;耳廓皮肤有炎症或冻伤者不宜采用;对过度饥饿、疲劳、精神高度紧张、年老体弱及孕妇按压宜轻,急性疼痛性病症宜重手法强刺激,习惯性流产者慎用;根据不同病症采用相应的体位,如胆石症者取右侧卧位、冠心病者取正坐位、泌尿系结石者取病侧在上方的侧卧位等。

八、预防调护

(一)预防方面

(1)保持心情愉快,避免情志内伤。惊悸怔忡每因情志内伤而诱发。经常保持心情愉快,则可避免情志为害,减少发病。

(2)饮食有节,起居有常。平素饮食不宜过饱,保证一定的休息和睡眠,注意劳逸结合。

(3)注意寒暑变化,避免外邪侵袭,防止因感受风、寒、湿、热等外邪而诱发心悸,或使病情加重。

(4)减轻或消除冠心病危险因素:冠心病危险因素包括吸烟、血压升高、糖尿病、高胆固醇血症、超重、有患冠心病的家族史及男性,其中除家族史和性别外,其他危险因素都可以治疗或预防。应予以降压、调脂、降糖、减轻体重、戒烟等防治措施。

药物治疗十分重要,治疗过程中应坚持服药,症状缓解后,亦当遵医嘱服药巩固一段时间。

（二）调护方面

1.适当运动

轻症者,可作适当的体力活动,以不感觉劳累为限度。应避免剧烈活动及强体力活动。重症患者,平时即觉心悸,气短较甚,甚至颜面浮肿,脉象结代,则应卧床休息。

2.改善心肌缺血

对于有心绞痛发作或心电图有缺血改变而血压无明显降低者,可考虑应用血管扩张药改善心肌缺血。

3.治疗充血性心力衰竭

缺血性心肌病一旦发生心力衰竭,应重点纠正呼吸困难、外周水肿和防治原发病,防止心功能的进一步恶化,改善活动耐量,提高生活质量和存活率。

第四节　冠心病介入治疗并发症

一、血瘀证的中医治疗

（一）血瘀证与冠心病介入治疗并发症的关系

血瘀证是指体内有血液停滞,包括血供不畅阻滞于经脉、络脉或脏腑,或离经之血积于体内所致的证候。其症状特点为:疼痛,多为刺痛,痛处固定不移,拒按,昼轻夜重;肿块,外伤肌肤局部可见青紫肿胀,瘀积于体内,久聚不散,可形成积聚,按之有痞块,固定不移;出血,其血色多呈紫暗色,并伴有块状;唇甲青紫,舌质紫暗,或有瘀点、瘀斑,舌下静脉曲张,脉细涩沉弦或结代。冠状动脉支架内血栓形成、支架内再狭窄、支架断裂、晚期支架贴壁不良、冠状动脉无复流、DES相关冠状动脉瘤、冠状动脉夹层、冠状动脉穿孔、冠状动脉痉挛及桡动脉通路并发症均属于血瘀证的范畴。

（二）病因病机

血瘀证多与感受外邪、情志所伤、饮食不节、年迈久病、跌打损伤及手术有关。广义的血瘀证包括:①离经之血,如血液不循经常道而妄行脉外,如皮下出血、心脏压塞、脑出血等;②血流缓慢或血流阻滞、瘀积于脏腑经络,如冠状动脉无复流、下肢静脉曲张、心功能不全致肝瘀血;③污秽之血和血黏度增高,红细胞变形能力下降,高脂血症等。其病机为:血瘀证为本虚标实之证,本虚为气、血、阴、阳虚损,标实为气滞、寒凝、热结、痰凝、湿阻及外伤手术。

（三）辨证论治

1.气滞血瘀型

主症:心胸刺痛,胸胁胀满,气短憋气,心烦不安。舌质紫黯,或有瘀斑、瘀点,脉弦或涩有力。

辨证分析：患者素有心情不畅，郁怒伤肝，肝失条达，因气行则血行，气滞则血瘀，气滞日久致血行失畅，瘀血停积，脉络不畅，心脉痹阻，故而心胸刺痛，胸胁胀满，短气憋闷。舌质紫暗，或有瘀斑、瘀点，脉弦或涩有力为气滞血瘀之象。

治法：活血化瘀，通气止痛。

方药：血府逐瘀汤加减。

处方：当归 20g，地黄 15g，红花 15g，桃仁 15g，丹参 30g，枳壳 15g，桔梗 15g，白芍 30g，柴胡 15g，川芎 15g，牛膝 15g，甘草 6g，每日 1 剂，水煎服。若兼胁痛者加香附 15g，延胡索 18g，以增强疏肝理气止痛；若兼心气阴不足者加人参 10g（另炖），麦冬 15g，益气养心；若兼心烦不眠者，可加酸枣仁 18g，首乌藤 20g，安神助眠。

2.痰浊痹阻型

主症：胸闷痛，痛彻肩背，呕恶痞满，身重乏力。舌象：舌苔厚腻；脉象：弦滑或结代。

辨证分析：患者因饮食不节，脾胃损伤，运化失健聚湿成痰，痰浊痹阻心脉，心脉痹阻不通则痛，故而心胸闷痛；或忧思伤脾，脾虚气结，津液不得输布，聚而成痰，痰浊痹阻心脉，心脉痹阻不通则痛，故而心胸闷痛。舌红苔厚腻，脉弦滑或结代为痰浊痹阻之象。

治法：化痰祛浊，通阳开胸。

方药：瓜蒌薤白半夏汤合桃红四物汤加减。

处方：瓜蒌 15g，薤白 15g，半夏 15g，陈皮 15g，茯苓 15g，丹参 30g，枳壳 15g，赤芍 15g，川芎 15g，当归 15g，生地黄 15g，桃仁 10g，红花 15g，每日 1 剂，水煎服。若兼阳虚有寒者，加熟附子 12g（先煎），肉桂 3g，助阳散寒；兼心脉瘀阻者，加三七 3g（冲服），活血通脉；若痰郁化火者，加黄连 9g，天竺黄 15g，清热除痰；若痰扰清窍眩晕者加天麻 12g，石菖蒲 12g，定眩止晕。

3.阴寒凝滞型

主症：胸痛彻背，感寒痛甚，胸闷气短，心悸，畏寒，四肢欠温，面白。舌淡暗苔白，脉沉迟或沉紧。

辨证分析：患者感受寒邪，寒邪阻遏胸阳，气机不利血行不畅。表现有上述心血瘀阻症状，还可有心痛遇寒加剧、得温痛减，形寒肢冷，或面色苍白。舌淡暗苔白，脉沉迟或沉紧为阴寒凝滞之象。

治法：祛寒活血，宣痹通脉。

方药：枳实薤白桂枝汤或当归四逆汤加川芎、丹参。

处方：枳实 10g，厚朴 20g，薤白 10g，桂枝 10g，瓜蒌实 10g 或当归 15g，桂枝 20g，白芍 30g，细辛 3g，通草 10g，甘草 6g 加川芎 10g，丹参 30g，每日 1 剂，水煎服。

胸痛剧烈无休止者,加用苏合香丸或冠心苏合丸。

4.气虚血瘀型

主症:胸闷心痛,气短乏力,劳则易发,神疲自汗,面色少华,纳差脘胀,舌淡有瘀点,苔薄白,脉细弱或结代。

辨证分析:患者久病伤及脾胃,脾失健运,气血生化不足,致气虚,气虚则气短懒言,倦怠乏力,面色少华,纳差脘胀,遇劳则甚;气虚则无以行血,故血行不畅,脉络不利,心脉失养,不荣则痛,故胸痛。舌淡有瘀点,苔薄白,脉细弱或结代为气虚血瘀之象。

治法:益气活血,化瘀止痛。

方药:四君子汤合桃红四物汤加减。

处方:黄芪 30g,党参 30g,茯苓 15g,白术 15g,沉香 6g,赤芍 15g,川芎 15g,当归 15g,地黄 15g,桃仁 10g,红花 15g,每日 1 剂,水煎服。如疼痛较甚,可加延胡索10g;若自汗较甚,可加龙骨 30g(先煎),煅牡蛎 30g(先煎)。

5.气阴两虚型

主症:胸闷隐痛,心痛时作,气短心悸,自汗,无力,口干,少津。舌红苔少,或有瘀斑瘀点,脉细或细数无力或结代。

辨证分析:患者久病脾失健运,气血生化不足,气虚血运无力,血虚脉失充养,脉络瘀阻,不能充润营养五脏,而致心肾阴虚,胸痛日久,则气阴俱虚,气虚则无以行血,故血行不畅,短气懒言,乏力倦怠;心脉失养,心脉虚则心悸盗汗,心烦不寐;肾阴虚则腰膝酸软,心悸气短,憋喘。舌红苔少,或有瘀斑瘀点,脉细,或细数无力,或结代为气阴两虚之象。

治法:益气养阴,佐以活血。

方药:生脉散合甘草汤加减。

处方:党参 30g,麦冬 15g,五味子 15g,丹参 30g,川芎 15g,延胡索 15g,红花15g,桃仁 15g,桂枝 15g,地黄 15g,阿胶 15g(烊化),甘草 10g,每日 1 剂,水煎服。心血虚明显者,可加当归 12g,白芍 12g,以补心血;心烦不眠者,可加酸枣仁 18g,首乌藤 20g,以宁心安神;心胸翳痛明显者加三七 3g(冲服),活血通络。

6.阳气虚衰型

主症:胸闷气短,甚则胸痛彻背,心悸汗出,畏寒,肢冷,下肢水肿,腰酸无力,面色苍白,唇甲淡白或青紫。舌淡白或紫暗,脉沉细或脉微欲绝。

辨证分析:患者胸痹日久,元气大伤,阳气虚衰,心脉失于温养则心悸,胸闷气短,甚则胸痛彻背;汗为心之液,心阳不敛,心液外泄则汗出;面为心之华,心之阳气不足则面色苍白不润,表情淡漠;阳气不达四肢则四肢厥冷。舌淡白或紫暗,脉沉细或脉微欲绝为阳气虚弱之象。

治法：补气助阳，温通心脉。

方药：参附汤合人参四逆汤加味。

处方：党参 30g，附子 10g（先煎），丹参 30g，川芎 15g，延胡索 15g，干姜 15g，白术 20g，肉桂 6g，甘草 10g，每日 1 剂，水煎服。兼血瘀血痛者，可加三七 3g（冲服）活血通脉，兼尿少水肿者，加茯苓 20g，猪苓 18g，利水消肿。

7.血溢脉外型

主症：血溢冠脉：胸闷，胸痛，舌紫暗，苔白，脉沉细或脉微欲绝；血溢桡动脉：前臂剧烈的疼痛和掌侧肿胀，继而出现手指感觉减退，屈指力量减弱，被动伸腕、伸指疼痛加剧。舌紫暗，苔白，脉沉细或脉微欲绝。

辨证分析：手术外伤后血溢脉外，血溢冠脉外，心脉不通，心失所养，故胸闷，胸痛；血溢桡动脉外，前臂失养，故前臂剧烈的疼痛和掌侧肿胀，继而出现手指感觉减退，屈指力量减弱，被动伸腕、伸指疼痛加剧。舌紫暗，苔白，脉沉细或脉微欲绝为血溢脉外之象。

治法：化瘀止血。

方药：七厘散。

处方：血竭 30g，麝香 0.5g，冰片 0.5g，乳香 5g，没药 5g，红花 5g，朱砂 4g，儿茶 8g，共研极细末，密闭贮存备用，1 次服 1g，1 日服 3 次，黄酒或温开水送服，或以酒调敷患处。

（四）现代研究

1.血瘀证诊断方法研究

（1）血瘀证与微循环障碍：血瘀证同时存在不同程度的微循环障碍，经过活血化瘀为主的辨证施治均可以在改善微循环的同时改善血瘀证的诸种表现。微循环可以比较直接地反映发血瘀证的某些本质性变化。

（2）血瘀证与高黏血症：血液黏度增高常可导致循环减慢，氧的运输量减少，使局部处于低氧状态，局部组织的缺氧又可造成红细胞刚性增加，变形能力变差，从而导致红细胞聚集增加，这正是血瘀证产生的主要病理基础之一。

（3）血瘀证与炎症反应：有学者通过对近年来血瘀证与炎症相关性基础和临床研究的文献综述发现，血瘀证与 C 反应蛋白、血清白介素-6、肿瘤坏死因子及黏附分子等存在密切的正相关性。活血化瘀法在临床诸多炎症的治疗中同样发挥着重要的作用。

（4）血瘀证与血管内皮细胞：血管内皮细胞受损，内分泌功能紊乱，抗凝抗栓物质的生成与释放减少，而促凝促栓物质生成与释放增加，导致机体凝血-纤溶系统异常和血小板功能紊乱，从而使"血行失度""血脉瘀阻"，使血液处于高度凝聚和黏滞状态。血管内皮细胞损伤是血瘀证形成的重要环节。

（5）血瘀证与老化的关系：正常老年人血液可能处于高黏、高凝和易于血栓形成的倾向。这也证实了中医"老年多瘀"的说法。这种倾向是否会转入病理状态则取决于血液、血流与血管间的相互作用。随着年龄增长，血液呈现高凝倾向。

（6）血瘀证与相关基因表达：差异基因 b13 通过 T 淋巴细胞的活化，引起免疫反应，导致进一步内皮损伤，刺激内皮细胞表达细胞因子、趋化因子及细胞黏附分子，促进炎性细胞黏附及脂质沉积，参与了内皮损伤和动脉硬化的形成，与冠心病血瘀证的病理改变密切相关。

（7）血瘀证舌诊研究：血瘀证对舌体循环系统的影响会通过传热方式改变舌面温度，是舌面温度变化的主要原因，随血瘀程度不断地加重，舌面温度逐渐升高。

"中医舌诊专家系统"血瘀证舌象的量化诊断开启了血瘀证舌诊定量诊断的先河。结果显示：血瘀证患者淡紫舌、紫暗、紫红、青紫比例显著多于非血瘀证组，其瘀点瘀斑出现率明显高于非血瘀组。

（8）血瘀证目征研究：血瘀证目征主要观察内容为球结膜血管改变，中医又称之为白睛赤络，它是全身唯一肉眼可清楚看见形态、色泽的络脉，能较好地反映全身血液循环状态。

目征肉眼观察内容及计分方法：①目周皮肤色调暗红或青紫（暗红记 5 分，青紫记 10 分）；②球结膜微血管扭曲，或呈波浪畸形（3 条以上血管记 5 分，6 条以上或畸形显著记 10 分）；③球结膜血管怒张或呈瘤状（3 条以上血管记 5 分，6 条以上或微血管明显怒张或呈瘤状记 10 分）；④球结膜微血管呈网状畸形（范围超过 1/8 或 1/4 球结膜区，分别记 5 分或 10 分）；⑤球结膜微血管色调暗红记 5 分，青紫记 10 分；⑥球结膜有出血点或出血斑（1 或 2 个出血点记 5 分，3 个以上出血点或出血斑记 10 分）；⑦球结膜有报伤点（即微血管末梢上有瘀血点，状如针尖大小，色为紫暗或黑色。1 个或 2 个报伤点记 5 分，3 个以上记 10 分）。

证实血瘀证组的目征各观察指标及总积分明显异常于非血瘀证，总积分与血瘀证轻重程度呈正相关，说明血瘀证目征可作为定量诊断血瘀证依据。20 分以上为阳性目征，20～29 分为轻度，30～39 分为中度，40 分以上为重度。

2.血瘀证治药动学研究

血瘀证治药动学包括"血瘀辨证药动学"和"活血化瘀复方药动学"两方面内容。

（1）血瘀辨证药动学：血瘀辨证药动学是研究相同药物在不同血瘀证间的药动学特征、相同药物在同一血瘀证不同程度间的药动学特征、不同药物在同一血瘀证中药动学特征、同一药物在同一血瘀证不同患者间的药动学特征的学科。

（2）活血化瘀复方药动学：活血化瘀复方药动学是研究药动学增强效应、药动学拮抗效应及药物比例不同引起的药动学差异的学科。

（3）血瘀证治药动学的常用技术方法：目前，比较常用的是体内药物浓度法，即通过定时检测体内血药浓度，观察药物在体内的动力学参数，用统计学方法对数据进行处理，得到药物在患者体内的动力学特征。除此之外，还有生物效应法、毒理效应法、微生物指标法、PK-PD 模型法和体外血清检测法等。

阐明治疗血瘀证的药物在体内的代谢、分布和消除机制，有助于进一步探索血瘀证的本质，也有助于进一步发挥传统药物治疗疾病的作用。

3.血瘀证临床用药规律的研究

（1）证型：血瘀证各证型出现频率的顺序依次为气虚血瘀、气滞血瘀、痰浊痹阻、阴寒凝滞、阳虚血瘀、气阴两虚。其中气虚血瘀和气滞血瘀为主。

（2）方剂：血瘀证治疗中经常使用的方剂顺序依次为：血府逐瘀汤加减、补阳还五汤加减、桃红四物汤加减、少腹逐瘀汤加减、通窍活血汤加减、桂枝茯苓丸加减、温经汤加减、复元活血汤加减、当归四逆汤加减等。血瘀证遣方中以理血剂为主，温里剂也是重要的活血化瘀方剂之一。

（3）药物：血瘀证最常用前 10 味药物分别为：当归、川芎、丹参、桃仁、红花、黄芪、甘草、白芍、牛膝、柴胡。所用药物由活血化瘀药、补虚药、解表药、泻下药、理气药和清热药、利水渗湿药及平肝息风药等 18 类药物组成，主要集中在活血化瘀药、补虚药、理气药、解表药。临床血瘀证的治疗大部分是根据气血关系、虚实关系来用药，又以活血化瘀药应用最多。风药和虫类药的使用在活血化瘀中也具有重要作用。

（4）用药的性味、归经：血瘀证用药性味归经以温为主，以凉为次，以平为辅助；以辛为主，以甘为次，以苦为辅助；归肝经为主，脾、心经为次，肾经为辅助。

（5）药物组合：药物配伍主要是活血化瘀配伍补益气血、疏肝理气、虫类及化痰药为主。注意气血阴阳兼顾，攻补兼施。

二、对比剂肾病的中医治疗

（一）对比剂肾病与中医的关系

对比剂肾病（CIN）是指注射 3d 内，发生无其他原因可解释的急性肾功能不全，通常以血清肌酐（SCr）比造影前升高 25% 或 44μmol/L 作为诊断标准。其临床表现为：突然少尿或无尿、恶心、呕吐及发热，在中医学中属"癃闭、关格"的范畴。

（二）病因病机

本病多因素体湿、热、瘀、虚，复受毒邪，湿、热、瘀、虚与毒邪相搏结致气血逆乱，脏腑功能失调，三焦气化失司，其起病急，病势凶险，变化迅速，病情危重。病程一般有少尿期、多尿期和恢复期之衍变规律。少尿期以实证为主，也可见虚实夹杂者，多尿期则正衰邪退，恢复期则以脏腑虚损、气血亏耗为主。本病涉及肺、脾、肾等脏腑,三焦气化受阻,决渎失司是其发病的关键。

（三）辨证论治

本病在病程发展的不同阶段,正虚与邪实有不同的侧重。少尿期以实证为多,也见虚实夹杂者,多尿期则邪退正衰,恢复期则以脏腑虚损、气血亏耗为主。治疗时应辨明虚实,"虚者补之""实者泻之"。

1.少尿期

(1)膀胱湿热型

主症:小便点滴不通,或量极少而短赤灼热,小腹胀满,口苦口黏,或口渴不欲饮,或大便不畅伴呕吐,舌质红,苔黄腻,脉数。

辨证分析:本病多为湿热下注,膀胱气化不利,甚或煎熬尿液结为砂石,复与毒邪相搏结致气血逆乱,脏腑功能失调,三焦气化失司而致小便点滴不通,或量极少而短赤灼热,小腹胀满,口苦口黏,或口渴不欲饮,或大便不畅伴呕吐。舌质红,苔黄腻,脉数为膀胱湿热之象。

治法:清利湿热,通利小便。

方药:八正散加减。

处方:黄柏 15g,栀子 15g,大黄 9g,滑石 30g,瞿麦 15g,萹蓄 15g,茯苓 15g,泽泻 15g,车前子 15g,丹参 30g,石韦、金钱草各适量,每日 1 剂,水煎服。

(2)瘀血内阻型

主证:小便点滴而下,或尿如细线,甚则阻塞不通,小腹胀满疼痛,舌紫暗或有瘀点,脉涩。

辨证分析:本病多见于肾病日久,血瘀阻络,与毒邪相搏结致气血逆乱,脏腑功能失调,三焦气化失司而致小便点滴而下,或尿如细线,甚则阻塞不通,小腹胀满疼痛。舌紫暗或有瘀点,脉涩为瘀血内阻之象。

治法:行瘀散结,通利水道。

方药:代抵当丸加减。

处方:当归尾 15g,穿山甲 10g,桃仁 10g,莪术 10g,大黄 9g,朴硝 10g,郁金 20g,肉桂 10g,桂枝 20g,红花 10g,昆布 10g,海藻 10g,每日 1 剂,水煎服。若病久血虚,面色无华,治宜养血行瘀,可加黄芪、丹参之类。若一时性小便不通,胀闭难忍,可加麝香 0.09～0.15g 置胶囊内吞服,以急通小便,此药芳香走窜,能通行十二经,传遍三焦,药力较猛,切不可多用,以免伤人正气。

(3)热毒炽盛型

主证:发热发斑,咽喉肿痛,腹部胀痛,二便闭结,恶心呕吐,舌苔黄燥或厚腻,脉滑数。

辨证分析:邪毒化火,热毒炽盛,外充皮肤,内斥三焦致气血逆乱,脏腑功能失调,三焦气化失司,肾失开阖而致发热发斑,咽喉肿痛,腹部胀痛,二便闭结,恶心呕吐。舌苔黄燥或厚腻,脉滑数为热毒炽盛之象。

治法:泻火解毒,通腑降浊。

方药:黄连解毒汤加减。

处方:大黄10g,黄芩15g,黄连15g,黄柏15g,栀子15g,金银花15g,连翘15g,蒲公英15g,牡丹皮15g,赤芍15g,每日1剂,水煎服。若口渴多饮者加天花粉、石斛、玄参、地黄;恶心呕吐者加竹茹、半夏;舌苔厚腻者加茵陈、石菖蒲、滑石,瘀热发黄者加茵陈、郁金。

(4)阴津枯涸,阳气衰微型

主症:尿少尿闭,精神疲惫,四肢不温,皮皱干枯,口舌干焦,脉沉细微。

辨证分析:病前多有严重吐泻、失血、心力衰竭、休克等。其病机为津伤液脱,化源不足,气随液脱,阳气衰微,复感毒邪,脏腑功能失调,三焦气化失司而致尿少尿闭;阴津枯涸,化源不足而致精神疲惫,四肢不温,皮皱干枯;阳气衰微,气化无能而致四肢不温。口舌干焦,脉沉细微为阴津枯涸,阳气衰微之象。

治法:滋阴温阳,通利水道。

方药:济生肾气丸加减。

处方:附子15g,肉桂15g,桂枝15g,地黄15g,山药15g,山茱萸15g,车前子15g,茯苓15g,泽泻15g,麦冬15g,石斛15g,玄参15g,每日1剂,水煎服。形神萎顿,腰脊酸痛,为精血俱亏,病及督脉,多见于老年人,治宜香茸丸补养精血,助阳通窍;若因肾阳衰惫,命火式微,致三焦气化无权,浊阴内蕴,小便量少,甚至无尿,呕吐,烦躁,神昏者,治宜千金温脾汤合吴茱萸汤,以温补脾肾,和胃降逆。

2.多尿期

邪毒已除而气血亏损未复者,治宜调补气血,可用生脉散(人参、麦冬、五味子)加减。若气液虽虚而余热未清的,则益气养液中须兼清余热,方如竹叶石膏汤(竹叶15g,石膏30g,法半夏9g,麦冬30g,人参15g,甘草6g,粳米15g)加减。

3.恢复期

经过少尿和多尿期后,患者进入恢复期。该期患者多出现肾阳或肾阴不足的证候。治宜滋补肾阴或肾阳,予以肾气丸或六味地黄丸加减。

4.辅助疗法

(1)灌肠疗法:复方大承气汤加减,水煎至200mL,保留灌肠,每天2～4次,直到进入多尿期为止。孙晓红等应用中药灌肠方(大黄、蒲公英、红花、生牡蛎、六月雪、黄连)煎汤浓缩200mL,药温适度为宜,高位保留灌肠,第1周每日1次,以后隔日1次,达到通腑泄浊、荡涤三焦壅塞之邪气的卓越功能,起到肠道透析作用。

(2)敷贴疗法:有学者应用利湿化瘀降浊方(生大黄6g,红花3g,冰片1g)涌泉穴敷贴,可以改善患者的临床症状和肾功能,提高肾小球的血流灌注,减少肾小球内压力。

（3）针灸疗法:针灸疗法通过针刺穴位,达到调理气血,平衡阴阳,扶正祛邪,增强人体免疫力的作用。常用穴位如脾俞、肾俞、三阴交、足三里、关元、三焦俞、中脘、水沟、膀胱俞、阴陵泉等。

（4）喂服及鼻饲法:有专家用桔梗、川贝母、巴豆霜各等份用热米汤调成糊状喂服或鼻饲并配合汤剂清瘟败毒饮合调胃承气汤口服疗效显著。

（5）药浴法:浴疗法具有开泄腠理、发汗散邪、疏畅经络等功效。一般选用麻黄、桂枝、防风、花椒、细辛、红花等辛散走表、开泄腠理之品,煎汤进行全身洗浴或浴足。此即内病外治,开腠理以散邪气,亦即《内经》"开鬼门"之法。李刚辨证应用1号洗浴方(熟地黄30g,肉桂10g,附子15g,黄芪30g,桃仁20g,泽泻15g,生姜10g,木瓜30g,牛膝30g,通天草20g)、2号洗浴方(干姜10g,附子20g,红花20g,草果20g,茯苓50g,大腹皮100g,厚朴30g,黄芪50g,桂枝10g,通天草20g)、3号洗浴方(青风藤10g,豨莶草10g,蒲黄6g)洗浴治疗肾功能不全患者,通过皮肤与中药液的物质交换能达到清除毒素、减轻病症、降低血中毒素浓度的作用。

（6）肾脂肪囊局部注射法:王苏容用黄芪注射液从大鼠肾脂肪囊局部注射比静脉全身给药对内毒素休克所致的急性肾衰竭大鼠防治效果更佳,提示肾脂肪囊可以作为药物储存及向肾组织内转运的场所。

第五章 心肌疾病

第一节 心肌病

心肌病是指原因不明的以心肌病变为主要表现的心肌疾病,即过去所称之原发性心肌病,简称心肌病。该病多数发病缓慢,病初以心腔增大或心肌肥厚为主,自觉症状不明显,经过一段时间以后逐渐出现症状,主要有心悸、气短、胸痛、浮肿、各种心律失常,心功能不全及各脏器栓塞表现。根据病理解剖及病理生理改变不同,通常将该病分为3型:①扩张型心肌病:病变以心肌变性、萎缩和纤维化为主。②肥厚型心肌病:病变以心肌肥厚为主,心腔不扩大。该型根据有无压力阶差又可分为两型:肥厚梗阻型心肌病、肥厚非梗阻型心肌病。③限制型心肌病:以心室舒张充盈受限制、心腔闭塞为特征,其主要病变在心肌、心内膜纤维化,心肌肥厚和炎性浸润,导致室壁僵硬,也称为心内膜及心内膜下心肌纤维化。扩张型心肌病占该病绝大部分,多发于成年人;肥厚型心肌病次之,多发于儿童及青年男性,男女之比为4:1;限制型心肌病最少。

根据其临床表现可将其归属于中医学的"心悸"、"怔忡"、"胸痹"、"喘证"、"水肿"、"厥证"等范畴。

一、病因病机

中医认为,本病是由于先天不足,正气虚弱,感受毒邪,内舍于心,气滞血瘀,心失所养所致。外感六淫邪毒及正气虚弱、卫外不固,"两虚相得,乃客其形"。

1.感受邪毒

邪毒多从口鼻而受,肺主气属卫,开窍于鼻,朝百脉,心主血脉属营。邪犯肺卫,未获疏解则浸淫血脉,流注入心;或邪毒由口内犯胃肠,沿循"胃之支脉"而逆犯于心。

2.正气虚弱

先天不足,素体虚弱,或过度劳倦,起居失常,饮食失调,情志不节,或久病体弱等,易使正气内虚,卫外不固,营气失守,为六淫邪毒侵袭提供可乘之机。"邪之所凑,其气必虚。"

总之，本病病位在心，与肺、脾、肾关系密切。虚实夹杂，本虚标实，以心气虚弱、心脾肾阳虚为本，毒邪、瘀血、水饮、痰浊为标。其病情发展取决于正气盛衰和感邪轻重，合并症及变症较多，为重症难症。病情严重者可发展为心阳暴脱，甚至阴阳离决而猝死。

二、临床表现

（一）扩张型心肌病

本病起病缓慢，多在临床症状明显时就诊。

1.主要症状

主要表现为充血性心力衰竭，一般先有左心衰，之后出现右心衰。初时活动或活动后出现气促，后休息时也有气促，或有端坐呼吸及阵发性夜间呼吸困难，继之出现水肿等。可有各种心律失常，部分患者可发生栓塞或猝死，病死率较高。

2.体征

主要体征为心脏扩大，多数患者可听到第三心音或第四心音，心率快时呈奔马律，可有相对二尖瓣或三尖瓣关闭不全所致的收缩期吹风样杂音。左心衰可有交替脉、肺部啰音；右心衰有颈静脉怒张、肝肿大、浮肿等体征。常合并各种类型的心律失常。

（二）肥厚型心肌病

部分患者可无自觉症状，因猝死或在体检中才被发现。

1.主要症状

主要症状有心悸、呼吸困难、胸痛、乏力等。伴有流出道梗阻的患者可在起立或运动时出现眩晕，甚至昏厥。晚期出现心力衰竭的症状。

2.体征

体检时发现心尖搏动向左下移位，有抬举性搏动，心界扩大。听诊可闻及第四心音，反常第二心音分裂。有流出道梗阻的患者可在胸骨左缘第3~4肋间闻及较粗糙的喷射性收缩期杂音，心尖部常可听到收缩期杂音。以上两种杂音除因室间隔不对称性肥厚造成左心室流出道相对狭窄外，主要是由于收缩期血流经过狭窄处时的漏斗效应将二尖瓣吸引移向室间隔，使狭窄更为严重，于收缩晚期甚至可完全阻挡流出道，而同时二尖瓣本身出现关闭不全。此杂音为机能性，常因左室容积减少（如屏气、含化硝酸甘油等）或增加心肌收缩力（如心动过速、运动时）而增强，反之，左室容量增加（如下蹲位）或心肌收缩力下降（如使用β受体阻滞剂）则可减弱。

（三）限制型心肌病

见于热带和温带地区，我国病例也多数在南方，呈散在分布。起病较缓慢，以发热、倦怠乏力为早期症状,以后逐渐出现心悸、气促、心脏扩大、肺部啰音、颈静脉怒张、肝大、浮肿、腹水等心力衰竭的表现,酷似缩窄性心包炎。

(四)致心律失常型右室心肌病

临床主要表现为心律失常、右室扩大和猝死。

三、实验室及其他检查

1.胸部 X 线检查

扩张型心肌病心影常明显增大,晚期心脏外形呈球形,常有肺淤血和肺间质水肿等。肥厚型心肌病心影增大不明显,晚期心衰时则心影增大。

2.心电图

扩张型心肌病表现:①心脏肥大。②各种心律失常,如心房颤动、传导阻滞等。③ST-T 改变、低电压、R 波降低等心肌损害的表现。④少数患者可有病理性 Q 波,多为心肌广泛纤维化的结果,需与心肌梗死相鉴别。

肥厚型心肌病表现:①ST-T 改变,常有以 V_3、V_4 为中心的巨大倒置 T 波。②左心室肥大。③病理性 Q 波在 Ⅱ、Ⅲ、aVF、aVL 或 V_4、V_5 导联上出现为本病的一个特征。④各种心律失常,如室内传导阻滞、束支传导阻滞、过早搏动、预激综合征、房颤等。

3.超声心动图

扩张心肌病二维超声心动图表现:①全心扩大呈球形,以左室为主。②各瓣膜形态正常,开放幅度变小,二尖瓣口与左心室形成"小瓣口大心腔"的特征性表现。M 型超声心动图上二尖瓣曲线呈低矮菱形的"钻石样"改变,E 峰与室间隔距离增大,常大于 15mm。室间隔及左心室后壁运动幅度明显减弱,提示心肌收缩力下降。

肥厚型心肌病二维超声心动图表现:①心肌不对称性增厚,室间隔肥厚更明显,厚度大于 15mm;室间隔与左心室后壁厚度之比大于 1.3。②梗阻性肥厚型心肌病,收缩期二尖瓣前叶前移,左心室流出道变窄,该处血流峰值速度明显增高。

限制型心肌病二维超声心动图表现:①心内膜弥漫性均匀增厚,回声增强。②室壁运动幅度减弱,左心室收缩功能明显减低。③左心室内径明显缩小,左心房、右心房多增大。

4.心脏核素检查

扩张型心肌病可见舒张末期和收缩末期左心室容积增大,心搏量降低;心肌显影表现为灶性散在性放射性减低。

5.心导管检查和心血管造影

扩张型心肌病可见左室舒张末压、左房压和毛细血管楔嵌压增高;有心力衰竭时心搏量、心脏指数减低。心室造影示左室扩大,弥漫性室壁运动减弱,心室射血分数低下。冠状动脉造影多数正常,可与冠心病相鉴别。

肥厚型心肌病见左心室舒张末期压增高。有梗阻者在左室腔与流出道间有压差,压差>20mmHg。在有完全代偿间歇的室性过早搏动后,由于心室舒张期长、回心血量多,心搏增强,心室内压上升,但同时由于收缩力增强,梗阻亦加重,致主动脉内压反而降低,此表现称为 Brockenbrough 现象。此现象阳性为梗阻性肥厚型心肌病的特征表现。心室造影显示左室腔缩小变形,可呈香蕉状、舌状或纺锤状(心尖部肥厚时)。冠状动脉造影一般无异常。

限制型心肌病心导管检查示舒张期心室压力曲线呈现早期下陷,晚期高原波形,与缩窄性心包炎的表现相似。左心室造影可见心内膜增厚及心室腔缩小,心尖部钝角化。

6.心肌和心内膜活检

扩张型心肌病无特异性,可见心肌细胞肥大、变性、间质纤维化等,有时可用于病变的程度及预后评价的参考。肥厚型心肌病可见心肌细胞畸形肥大,排列紊乱。限制型心肌病可见心内膜增厚和心内膜下心肌纤维化。致心律失常型右室心肌病因心室壁菲薄,不宜做此项检查。

7.血液检查

扩张型心肌病患者常有血沉增快,偶有血清心肌酶活性增加,肝淤血时可有球蛋白异常。限制型心肌病可见白细胞特别是嗜酸性粒细胞增多。

四、诊断与鉴别诊断

(一)诊断

1.扩张型心肌病

凡临床上有心脏扩大、心律失常及心力衰竭的患者;超声心动图证实有全心扩大,以左心室扩大为主,心室腔大,室壁不厚,大心腔小瓣膜,室壁运动幅度普遍降低,左室射血分数<0.4 者,应考虑本病的诊断。通过问诊、体格检查及影像学检查等方法排除急性病毒性心肌炎、风湿性心瓣膜疾病、冠心病、高心病、肺心病、先天性心血管疾病及各种继发性心肌病等后可确定诊断。

2.肥厚型心肌病

临床及心电图表现与冠心病相似,如患者较年轻,难以用冠心病来解释者,应考虑本病的可能。结合心电图、超声心动图及心导管检查做出诊断。如有阳性家族史(猝死、心脏增大等)则更支持诊断。

(1)梗阻性肥厚型心肌病:①超声心动图:收缩期二尖瓣前叶前移,左心室流出道变窄,该处血流峰值速度明显增高。②心导管检查:左室腔与流出道间压差>

20mmHg，Brockenbrough 现象阳性。③心室造影显示左室腔缩小变形，左心室流出道变窄。

（2）非梗阻性肥厚型心肌病：①超声心动图：收缩期二尖瓣无异常膨隆。②心导管检查：左室腔与流出道间无压力阶差。③心室造影无左心室流出道狭窄。

3.限制型心肌病

早期临床表现不明显，诊断较困难。检查发现心室腔狭小、变形，嗜酸性粒细胞增多，心包无钙化而内膜有钙化等有助于诊断。诊断困难者可做心内膜活检，如见心内膜增厚、心内膜下心肌纤维化，有助于诊断。需与缩窄性心包炎鉴别。

4.致心律失常型右室心肌病

主要表现为心律失常、右心室扩大和猝死，有阳性家族史者应考虑本病的可能。

（二）鉴别诊断

需要与扩张型心肌病鉴别的有风湿性心脏病、冠心病、克山病等，需要与肥厚型心肌病鉴别的有主动脉瓣狭窄、风湿性心脏病、冠心病、室间隔缺损等，需要与缩窄性心脏病鉴别的有缩窄性心包炎等，主要从病史、体检及实验室检查等方面进行鉴别。

1.风湿性心脏病

扩张型心肌病有二尖瓣、三尖瓣环扩大者，可听到反流性杂音，与风心病杂音类似。风心病心衰时杂音减弱，心衰控制后杂音增强，可伴有震颤；扩张型心肌病心衰时杂音增强，很少有震颤。另通过 X 线和超声心动图检查有助于鉴别。

2.冠心病

冠心病和肥厚型心肌病均可出现心绞痛，心电图 ST-T 改变、异常 Q 波。但冠心病有高血压、高血糖、高血脂及动脉粥样硬化等易患因素，一般无心脏杂音；心绞痛发作时间短，含硝酸甘油可缓解；心肌梗死时，异常 Q 波及 ST-T 改变有特异的演变规律；超声心动图和心血管造影可助鉴别。

3.克山病

发病多局限于某些地区，多在发病年和发病季节发病，好发于生育期妇女及断奶幼儿，可有阳性家族史，鉴别不难。但慢性克山病在非病区有时与扩张型心肌病不易区别，如同时伴大骨节病、地方性甲状腺肿、地方性氟病等有利于克山病的诊断。

4.室间隔缺损

气促、乏力、心力衰竭等症状及胸骨左缘的收缩期杂音与肥厚型心肌病表现相似。但室间隔缺损患者杂音传播广泛，X 线示肺动脉段凸起，超声心动图示室间隔的回声在某一部位消失，磁共振显像显示缺损的部位及大小可明确诊断。

5.主动脉瓣狭窄

主要见于风心病、先天性主动脉瓣畸形、退行性老年钙化性主动脉瓣狭窄。主动脉瓣狭窄的表现呼吸困难、胸痛、晕厥、收缩期杂音等与肥厚型心肌病相似,有时难于鉴别。典型的主动脉瓣狭窄收缩期杂音位于胸骨右缘第2肋间,向颈部传导,呈喷射性,全收缩期,低频、粗糙;梗阻性肥厚型心肌病的收缩期杂音在胸骨左缘中、下段,有时心尖部亦可听到收缩期杂音,不向颈部传导,收缩中晚期出现。X线检查主动脉扩张,有钙化阴影;超声心动图示主动脉瓣叶增厚、回声增强、收缩期瓣口开放变小等有助于主动脉瓣狭窄的诊断。

6.缩窄性心包炎

与限制型心肌病表现类似,均为心室舒张充盈功能障碍。但缩窄性心包炎多继发于渗出性心包炎;X线示心影不增大,心包钙化;胸部CT示心包增厚;超声心动图、心血管造影及心内膜心肌活检均有助于鉴别。

7.特异性心肌病

指病因明确或与系统疾病相关的心肌疾病,包括缺血性心肌病、瓣膜性心肌病、高血压性心肌病、炎症性心肌病、代谢性心肌病、全身系统疾病等。这些疾病都有原发病的病史及临床表现,可资鉴别。病毒性心肌炎发生于病毒感染的同时或之后,实验室检查检出病毒、病毒抗体及心内膜心肌活检有助于鉴别。

五、治疗

(一)治疗思路

本病宜采用中西医结合治疗,中西药物各具优势。中药通过固护正气,活血化瘀,调整脏腑功能,从而提高机体的免疫能力及抗病能力;西药在强心、利尿、控制感染、抗心律失常以及纠正水、电解质、酸碱平衡失调等方面具有优势,临床可根据具体病情选择应用,必要时进行手术或介入治疗。

1.早期治疗

本病早期属心功能代偿期,临床可无明显症状,或有劳累后心悸、气急、乏力等,可单纯用中医辨证治疗。本病为本虚标实之证,发病早期,正气尚盛,痰阻血瘀、外感风热毒邪等标实之证亦表现明显,故应治标为主兼顾其本。因风热毒邪伤及心脉者,则应清热解毒、益气养心。在辨证用药基础上加苦参、虎杖、射干等清热解毒药,同时以生脉散为基本方益气养心,保护心脏,以阻止病变发展,促进受损心肌的康复,治标之同时始终注意顾护正气。从中医临床辨证来看,肥厚型心肌病常有胸闷、胸痛等心脉瘀阻的表现,限制型心肌病常有颈静脉怒张、肝大、腹胀、水肿等气滞血瘀的表现,因此,对于这两型心肌病,可以早期使用活血祛瘀药,以期减缓心肌增厚、纤维化,从而改善心功能。

2.中期治疗

疾病中期,则主要表现为心功能失代偿,以体循环和(或)肺循环淤血,心排出量减少,心律失常为特点。扩张型心肌病患者,西医对症处理,如强心利尿、扩张血管、减轻心脏前后负荷、抗心律失常。中医辨证论治,尤其重视益心气养心阴,改善心肌营养,增加血流量,预防心肌坏死,临床常采用生脉注射液静脉滴注。肥厚型心肌病西医治疗使用β受体阻滞剂和钙离子拮抗剂弛缓肥厚的心肌,减轻流出道梗阻及抗心律失常。限制型心肌病使用血管扩张剂和利尿剂改善心室舒张功能。中医在辨证论治的基础上,要注意加强运用活血祛瘀药,常用丹参、桃仁、红花、川芎、赤芍、三七、益母草等,从而有助于减缓心肌肥厚、纤维化、降低血液黏稠度、抑制血小板聚集,改善心功能。

3.晚期治疗

本病晚期,心功能严重受损,从而出现严重的肺循环和体循环淤血及心律失常,病情危重,应中西医结合及时抢救。西医对症处理,强心,抗心律失常;中医辨证多为心、脾、肾阳气虚衰,水湿泛滥或阳气欲脱,甚至阴阳离绝。中医辨治当根据病情选用独参汤、参附汤或四逆汤等以匡复正气,从而挽救患者的生命。

(二)中医治疗

1.辨证论治

(1)邪毒犯心证

症状:身热微恶寒,咽痛身痛,心悸,胸闷或痛,气短乏力,心烦少寐,舌尖红,苔薄黄,脉浮数或促、结、代。

治法:清热解毒,宁心安神。

方药:银翘散加减。气滞血瘀者,酌加乳香、没药、瓜蒌、丹参、桃仁行气活血通络;若痰热壅盛者,加浙贝母、天竺黄等清热化痰;若气阴两虚,加生黄芪、西洋参、芦根、麦冬等益气养阴。

(2)气虚血瘀证

症状:心悸气短,神疲乏力,动则较著,或有自汗,夜寐梦扰,舌暗淡或有瘀点,脉弱、涩或促、结、代。

治法:补益心气,活血化瘀。

方药:圣愈汤合桃红四物汤加减。若阳虚,加附子、桂枝温通心阳;兼阴虚者,人参改西洋参,加麦冬、五味子补心阴;水饮内停,上凌心肺者,加葶苈子、炙麻黄、杏仁宣肺平喘;阳虚水泛者,去生地黄,加桂枝、白术、茯苓、泽泻、猪苓、泽兰温阳利水;痰浊痹阻者,加瓜蒌、薤白、半夏豁痰宽胸,通阳散结;气滞血瘀者,加乳香、没药、沉香、郁金行气活血止痛,或用血府逐瘀汤治疗。

（3）气阴两虚证

症状：心悸气短，活动后症状加重，头晕乏力，颧红，自汗或盗汗，失眠，口干，舌质红或淡红，苔薄白，脉细数无力或结代。

治法：益气养阴，养心安神。

方药：炙甘草汤合天王补心丹。气虚甚者，加黄芪大补元气；心阴虚者，加熟地黄滋养心阴。

（4）阳虚水泛证

症状：心悸自汗，形寒肢冷，神疲尿少，下肢水肿，咳喘难以平卧，唇甲青紫，舌质淡暗或紫暗，苔白滑，脉沉细。

治法：温阳利水。

方药：真武汤加味。瘀阻心脉者，加丹参、三七、红花等活血化瘀；痰涎壅盛，肺气壅滞者，加葶苈子、牵牛子、大枣降逆定喘。

（5）心阳虚脱证

症状：心悸喘促，不能平卧，大汗淋漓，精神萎靡，唇甲青紫，四肢厥冷，舌淡苔白，脉细微欲绝。

治法：回阳固脱。

方药：四逆汤合参附龙牡汤加味。

2.常用中药制剂

（1）益心舒胶囊功效：益气复脉，养阴生津，活血化瘀。适用于气阴两虚，瘀血阻滞型患者。用法：每次 4 粒，每日 3 次，口服，30 天为一疗程。

（2）舒心口服液功效：益气活血。适用于气虚血瘀患者。用法：每次 1 支，每日 2～3 次，30 天为一疗程。

（3）黄芪生脉饮功效：益气养阴。适用于气阴两虚型患者。用法：每次 10mL，每日 3 次，30 天为一疗程。

六、预后

心肌病病程长短不一，短者在发病后 1～2 年内死亡，长者可存活 20 年以上。扩张型心肌病症状出现后五年存活率 40％，十年存活率约 22％，死亡原因为心力衰竭和严重心律失常。肥厚型心肌病成人十年存活率为 80％，死亡原因多为猝死；儿童十年存活率为 50％，死亡原因多为心力衰竭，其次为猝死（室性心律失常，特别是室颤所致）。凡心脏扩大明显，心力衰竭持久或心律失常顽固者，预后多不佳，猝死发生率较高。心内膜心肌活检标本中如有持续肠道病毒 RNA 存在者，心功能甚差者，死亡率高；心肌持续病毒感染及左室射血分数降低更提示预后不良。

七、预防与调护

生活要有规律,锻炼身体,增强体质,防止感染。在病毒感染时注意心脏变化并及时治疗,防止心肌病的发生。有特发性心肌病家族史者应定期随访,以便早期发现,及时治疗。

既病之后,以休息为主,切忌过劳;低盐、清淡而富有营养饮食,戒烟酒、暴饮暴食;保持精神愉快,起居有常。缓解期可适度活动,劳逸结合。

第二节　病毒性心肌炎

病毒性心肌炎是指嗜心肌病毒感染引起的以心肌非特异性炎症为主要病变的心肌炎,是感染性心肌炎最常见的类型。50%以上患者在发病前1～3周有上呼吸道或消化道病毒感染的前驱症状。因病变范围、感染病毒类型和机体状态不同而临床表现差异很大。轻者无自觉症状,重者可出现严重的心律失常、心源性休克、心力衰竭,甚至猝死。临床易误诊及漏诊。

自1955年非洲与北欧首次证明新生儿心肌炎是由于柯萨奇病毒所引起后,1957年北爱尔兰也证实该病毒同样可以引起成年人心肌炎。近年来流行病学证明除柯萨奇病毒外,埃可病毒、腺病毒、疱疹病毒、腮腺炎病毒、麻疹病毒、脊髓灰质炎病毒、流感病毒等均可引起病毒性心肌炎。20世纪90年代,随着聚合酶链反应及原位杂交法等分子生物学的发展,诊断病毒性心肌炎特定病原体的能力得以大大提高。病毒性心肌炎成全球性分布,以发展中国家居多,各年龄均可发病,以儿童和40岁以下成年人多见。其发病机制尚未完全明确,目前无特异的治疗方法,中西医结合治疗综合了抗病毒、调节机体免疫、改善心功能等多种不同作用,能提高疗效,减少药物不良反应。

本病预后与患者免疫状态、心肌损伤程度和范围、有无内环境紊乱、继发感染以及治疗是否及时得当有关。多数患者经适当治疗后康复,少数可遗留心律失常,极少数因急性心衰、严重心律失常或心源性休克而死亡。

中医学尚无病毒性心肌炎之病名,根据本病可出现胸闷、胸痛、心悸和气短等临床特点,将其归属于中医学"心悸""怔忡""胸痹""温病"等范畴进行辨证论治。

一、病因病机

(一)病因

1.正气虚损

正气不足,易感外邪侵袭,温热或湿热邪毒由表入里侵心而发病。

2.情志所伤

情志不遂,气机不畅,肝郁化火,扰乱心神;思虑过度,损伤心脾,日久心神失养,复感外邪致病。

3.外感六淫

即风、寒、湿、热等邪侵袭人体,痹阻经气,复感于邪,内舍于心而发为本病。

4.饮食不节

嗜食肥甘厚味,致脾胃虚弱,气血生化乏源,心之气阴两虚,复感外邪致病。

正气虚损是发病的内在因素,情志、外感、饮食等为发病的诱因。

(二)病机

1.病理变化

本病病因虽有上述诸端,然基本病机不外乎是由禀赋不足,正气虚弱,复感外邪,内舍于心所致。病变部位主要在心,与肝、脾、肾、肺四脏关系密切。

心为"君主之官","主身之血脉",若素体心气血不足,感受邪毒,邪毒犯肺,内舍于心,血运失常则出现心悸、脉结代等证;温热、湿热毒邪为阳热之邪,易耗伤心之阴液,而出现气阴两伤之证;或肾阴不足,不能上制心火,水火失济,而致心肾不交,阴虚火旺之证;或久病阴损及阳,心阳不足,心脉失于温煦,出现寒凝心脉证;病程日久,血瘀气滞,痰浊内停,郁而化热,从而变生瘀阻心脉,痰火扰心,以及心阳暴脱等重症。

2.病理因素

本病总属本虚标实,虚实夹杂,以心脾虚损为本,热毒、痰浊、瘀血等为标。虚者为气、血、阴、阳亏虚,心失所养而发为本病;实者多由热毒、痰浊、瘀血致气血运行不畅,心脉痹阻发为本病。

此外,虚实之间也可以相互夹杂或转化。病变急性期以邪实为主,热毒侵入,外邪犯心,实中夹虚;病变中后期以正虚为主,基本病理特征为气阴两虚,兼余邪留恋;后期病变累及多个脏腑,如肺、脾、肾等,可出现阴损及阳,或阳损及阴,阴阳俱损之候。若病情恶化,心阳暴脱,可出现厥脱等危候。

3.病理转归

本病预后转归主要取决于邪实轻重、脏损多少的程度、治疗是否及时得当以及脉象变化情况。病变的发展,或正盛邪退,病向痊愈;或精气内夺,正气大虚,气血阴阳俱损而濒临危急;或迁延不愈,转成慢性。如湿热、温热等邪气侵袭不重,气血阴阳虚损程度较轻,未见瘀阻心脉、痰火扰心等标证,病损脏腑单一,呈偶发、短暂、阵发,治疗及时得当,脉象变化不显著,病证多能痊愈,预后佳。反之,脉象过数,过迟、结代或三五不调,反复发作或长时间持续发作者,治疗颇为棘手,预后较差,甚至出现喘促、水肿、胸痹、心痛、厥证、脱证等变证、坏病,若不及时抢救治疗,预后极差,甚至猝死。

二、诊断依据

本病检查结果缺乏特异性,确诊较困难,目前主要依靠患者的前驱感染症状、心脏相关表现、心肌损伤、心电图异常以及病原学检查结果进行判定。

1.病史与体征

在上呼吸道感染、腹泻等病毒感染后 3 周内出现心脏表现,如出现不能用一般原因解释的感染后重度乏力、胸闷、头昏(心排血量降低所致)、心尖第一心音明显减弱、舒张期奔马律、心包摩擦音、心脏扩大、充血性心力衰竭或阿-斯综合征等。

2.心电图检查

上述感染后 3 周内新出现下列心律失常或心电图改变可作为诊断依据。

(1)窦性心动过速、房室传导阻滞、窦房阻滞或束支阻滞。

(2)多源、成对室性期前收缩,自主性房性或交界性心动过速,阵发或非阵发性室性心动过速,心房或心室扑动或颤动。

(3)2 个以上导联 ST 段呈水平型或下斜型下移≥0.01mv 或 ST 段异常抬高或出现异常 Q 波。

3.心肌损伤的参考指标

病程中血清心肌肌钙蛋白 1 或肌钙蛋白 T(强调定量测定)、血清肌酸激酶同工酶明显增高。超声心动图示心腔扩大或室壁活动异常和(或)核素心功能检查证实左心室收缩或舒张力功能减弱。

4.病原学依据

(1)在急性期从心内膜、心肌、心包或心包穿刺液中检测出病毒、病毒基因片段或病毒蛋白抗原。

(2)病毒抗体:第二份血清中同型病毒抗体(如柯萨奇 B 组病毒中和抗体或流行性感冒病毒血凝抑制抗体等)滴度较第一份血清升高 4 倍(2 份血清应相隔 2 周以上)或一次抗体效价≥640 者为阳性,320 者为可疑阳性(如以 1:32 为基础者则宜以≥256 为阳性,128 为可疑阳性,根据不同实验室标准作决定)。

(3)病毒特异性 IgM≥1:320 者为阳性(按各实验室诊断标准,需在严格质控条件下)。如同时有血中肠道病毒核酸阳性者更支持有近期病毒感染。

对同时具有上述第一、第二项或前三项中任何两项,在排除其他原因心肌疾病后,临床上可诊断为急性病毒性心肌炎。如同时具有第四项第一条者,可从病原学上确诊急性病毒性心肌炎;如仅具有第四项第二、第三条者,在病原学上只能拟诊为急性病毒性心肌炎。如患者有阿-斯综合征发作、充血性心力衰竭伴或不伴心肌梗死样心电图改变、心源性休克、急性肾功能衰竭、持续性室性心动过速伴低血压或心肌心包炎等一项或多项表现,可诊断为重症病毒性心肌炎。如仅在病毒感染后3周内出现少数期前收缩或轻度T波改变,不宜轻易诊断为急性病毒性心肌炎。

对难以明确诊断者,可进行长期随访,有条件时可做心内膜心肌活检进行病毒基因检测及病理学检查。

在考虑病毒性心肌炎诊断时,应除外β受体功能亢进、甲状腺功能亢进、二尖瓣脱垂综合征及影响心肌的其他疾患,如风湿性心肌炎、中毒性心肌炎、冠心病、结缔组织病、代谢性疾病以及克山病(克山病地区)等。

三、辨证论治

(一)辨证要点

1.辨分期

由于本病病机复杂,目前多数医家予以分期治疗。根据临床表现,初期热毒较为突出,邪盛正实;中、末期瘀血、痰浊等病理因素逐渐显露,在气阴耗伤基础上兼有余毒不清。

2.辨虚实

本病部位在心,涉及肺、脾、肾诸脏,总属本虚标实。虚者系脏腑气血阴阳亏虚,实者多是热毒,痰浊、瘀血等上扰心神。

(二)治疗原则

首当分虚实论治,虚证分别予以补气、养血、滋阴、温阳,实证则应清热祛火、祛痰、化饮、行瘀。其次,分期论治。初期邪毒较甚,予以清热解毒祛邪为主;中、末期邪去正虚,扶正为主。本病虚实错杂,气阴两虚为病机关键,扶正贯穿始终,益气养阴为基本大法,在益气养阴基础之上加以清热解毒,化痰祛瘀,即根据症情缓急不同,标本兼顾。

此外,本病多数伴有心神不宁的病理特点,故应酌情运用安神宁心或镇心安神之法。

(三)分证治疗

1.邪毒侵心证

证候:起病时可见发热,或不发热,或恶寒发热,鼻塞流涕,头痛,身痛,心悸,胸痛,气短乏力,咽痛,咳嗽,口干口苦,小便黄赤。舌质红,舌苔黄,脉浮数或促,或结代。

治法:清热解毒,养心复脉。

例方:银翘散合清营汤加减。银翘散辛凉透表,清热解毒;清营汤清心解毒,养阴生津,两方合用。适用于疾病初期,邪陷心包证。

常用药:金银花、连翘、薄荷、牛蒡子、荆芥穗、淡豆豉、苦桔梗、芦根、竹叶、连翘心、莲子心、麦冬、玄参、竹叶、水牛角、甘草。

加减:热毒盛,咽喉肿痛者加马勃、玄参、板蓝根等解毒利咽;肺气不利,咳喘甚者,加杏仁、瓜蒌皮、黄芩等清泻肺热;热毒入里,如再不解,耗伤阴液,加生地黄、麦冬、栀子、黄芩、知母等清热养阴。

2.心脾两虚证

证候:心悸气短,头晕目眩,失眠健忘,面色无华,倦怠乏力,纳呆食少。舌淡红,苔薄白,脉细。

治法:补血养心,益气安神。

例方:归脾汤加减。本方具有益气补血、健脾养心的作用,重在益气,意在生血。适用于心悸怔忡、健忘失眠、头晕目眩。

常用药:黄芪、人参、白术、炙甘草、熟地黄、当归、龙眼肉、茯神、远志、酸枣仁、木香。

加减:兼有阴虚者,重用麦冬、沙参、地黄、玉竹、石斛滋养心肾之阴;兼有阳虚而汗出肢冷,加制附子、炙黄芪、煅龙骨、煅牡蛎温阳敛汗;纳呆腹胀,加陈皮、谷芽、麦芽、神曲、山楂、鸡内金、枳壳等健脾助运;失眠多梦,加合欢皮、夜交藤、五味子、柏子仁、莲子心等养心安神。

3.气阴两虚证

证候:心悸怔忡,气短乏力,自汗盗汗,五心烦热。舌红少津,苔少或无,脉虚数或促,或涩,或结代。

治法:补气养阴,益心复脉。

例方:生脉散合炙甘草汤加减。前方益气养阴,敛汗生脉;后方气血双补,通阳复脉。二者合用,适用于气阴两虚之脉结代,心动悸。

常用药:炙甘草、人参、大枣、阿胶、生地黄、麦冬、麻仁、桂枝、生姜。

加减:气虚明显者加用黄芪、白术、茯苓等益气健脾;阴虚较甚,肾水不能上制心火,五心烦热,心烦失眠者可合天王补心丹加减化裁,滋阴清火;心悸怔忡较甚者加酸枣仁、柏子仁等安神定悸,虚劳阴伤较甚者,应酌减桂枝、生姜、酒等,以防温药耗阴劫液之弊。

4.心阳不振证

证候:心悸甚,胸闷气促,动则加剧,畏寒肢冷,面色苍白,疲乏无力。舌质淡胖或有齿痕,苔白腻,脉沉而细迟,或结代。

治法:温补心阳,安神定悸。

例方:桂枝甘草龙骨牡蛎汤合参附汤加减。前方温补心阳,安神定悸,后方益心气,温心阳。二者相用,适用于心阳不足、心悸不安。

常用药:桂枝、附子、人参、黄芪、麦冬、枸杞子、炙甘草、龙骨、牡蛎。

加减：形寒肢冷者，重用人参、黄芪、附子、肉桂等温通阳气；兼有水饮内停者，加葶苈子、五加皮、车前子、泽泻等利水化饮；夹瘀血者，加丹参、赤芍、川芎、红花等活血通脉；兼见阴伤者，加麦冬、玉竹、五味子等滋阴生津；若心阳不振，以心动过缓者，酌加炙麻黄、补骨脂，重用桂枝以温通心阳。

5.心血瘀阻证

证候：心悸不安，胸闷不舒，心痛时作，痛如针刺，痛有定处，唇甲青紫。舌质暗紫或有瘀斑，脉涩或结代。

治法：活血化瘀，理气通络。

例方：桃仁红花煎合桂枝甘草龙骨牡蛎汤加减。前方养血活血，理气通脉止痛，适用于阵发性心悸伴心痛、胸闷不适等瘀血阻脉证；后方温通心阳，镇心安神，适用于胸闷不舒、心烦失眠等。

常用药：桃仁、红花、丹参、赤芍、川芎、延胡索、香附、青皮、生地黄、当归、桂枝、甘草。

加减：气滞血瘀，加用柴胡、枳壳等行气化瘀；兼气虚者加黄芪、党参、黄精等益气；兼血虚者，加制何首乌、枸杞子、熟地黄等补血；兼阴虚者加麦冬、玉竹、女贞子等滋阴；兼阳虚者，加附子、肉桂、淫羊藿等温补肾阳；若瘀血痹阻心脉，胸部窒闷，加沉香、檀香等行气化瘀；夹痰浊，加用瓜蒌、薤白、半夏、广陈皮等化痰泄浊；胸痛甚者，加乳香、没药、五灵脂、蒲黄、三七等化瘀止痛。

6.痰火扰心证

证候：心悸时发时止，受惊易作，胸闷烦躁，失眠多梦，口干苦，大便秘结，小便短赤。舌红，苔黄腻，脉弦滑。

治法：清热化痰，宁心安神。

例方：黄连温胆汤加减。本方清心降火，化痰安中，用于痰热扰心而见心悸时作，尿赤便结，失眠多梦。

常用药：黄连、栀子、竹茹、半夏、胆南星、全瓜蒌、陈皮、生姜、枳实、远志、石菖蒲、酸枣仁、生龙骨、生牡蛎。

加减：痰火互结，大便秘结者，加生大黄通腑泻热；心悸重者，加珍珠母、石决明、磁石重镇安神；火郁阴伤重者，加麦冬、玉竹、天冬、生地黄等滋阴清热；兼脾虚者加党参、白术、谷麦芽、砂仁等益气健脾。

7.心阳虚脱证

证候：起病急骤，心悸气短，不能平卧，烦躁不安，自汗不止，四肢厥冷，口唇青紫。舌淡苔白，脉微欲绝。

治法：温补心阳，救逆固脱。

例方：参附龙牡救逆汤。本方回阳救逆，用于元气大亏，心阳虚衰出现胸闷气喘、手足厥逆、脉微欲绝等重症。

常用药：人参、附子、龙骨、牡蛎、白芍、炙甘草。

加减：气阴两竭，可加生脉散育阴潜阳救逆；兼有寒凝血瘀者，可酌加当归、红花、紫丹参等活血化瘀之品，以助血行畅利；若兼有肾阳虚衰，不能制水，水饮上凌心肺，症见水肿、喘促、心悸，加用真武汤温阳化水；若阳虚厥逆者，用四逆汤加人参汤，温阳益气，回阳救逆；或参附汤注射液 40～60mL 加入 5％ 葡萄糖注射液 250～500mL 中静脉点滴，可增强疗效。

四、其他疗法

（一）单方、验方

1.小柴胡汤

柴胡 10g，人参 5g，半夏 10g，生姜 10g，大枣 10g，黄芩 10g，麦冬 20g，黄芪 30g，生甘草 10g。上述中药水煎 2 次，分 2 次服用，每日 1 剂，疗程 2～4 周左右。功擅和解少阳，主治伤寒少阳病证邪在半表半里，妇人伤寒，热入血室，以及疟疾、黄疸等内伤杂病而见少阳证者。诸药相伍，上焦得通，津液得下，胃气因和，身濈然汗出而解。现代医学研究证明：柴胡、黄芩均有广泛抗菌、抗病毒复制、促进机体免疫功能作用；半夏有肾上腺皮质激素样作用；黄芪可提高心肌耐缺氧能力；麦冬改善心功能，抗心肌缺血，调节免疫功能；人参能直接兴奋心肌，增强心肌收缩力，增加心排血量，改善循环，增强机体特异性抵抗力；生姜、甘草均有不同程度的抗炎作用。

2.炙甘草汤

甘草 12g，人参 6g，大枣 10g，生地黄 20g，阿胶 6g，麦冬 10g，麻仁 10g，桂枝 6g，生姜 6g。上述中药水煎 2 次，分 2 次服用，每日 1 剂，疗程 2～4 周左右。益气滋阴，通阳复脉。主治阴血不足，阳气虚弱，心脉失养证。现代医学研究证明：炙甘草汤有抗心律失常作用机制，可能与改善植物神经系统功能紊乱，抑制交感神经偏亢有关；亦有改善心肌缺血作用。

3.生脉散

人参 9g，麦冬 9g，五味子 6g。上述中药水煎 2 次，分 2 次服用，每日 1 剂，疗程 2～4 周左右。益气滋阴，生津敛汗。主治心之气阴两虚证。现代医学研究证明生脉散能增加冠脉血流，保护心肌损伤，增强心肌收缩力，营养心肌细胞，改善心肌细胞代谢，改善心功能，抗休克，对人体皮质醇分泌有促进作用等。

4.旋覆郁金汤

旋覆花 10g（包煎），广郁金 10g，丹参 10g，三七粉 3g（冲服），川芎 6g，赤白芍各 10g，香附 10g，全瓜蒌 10g。水煎服，早、晚各 1 次。上述中药水煎 2 次，分 2 次服用,每日 1 剂,疗程 2~4 周。全方具有理气活血、通阳化痰、开胸顺气之功效。主要治疗病毒性心肌炎气滞血瘀证而致胸脘部憋满、气短、心悸、胸痛、痰多等症。

(二)中成药

1.清热养心颗粒

由金银花、黄连、黄精、百合、山豆根、甘草等组成。清热解毒,养心安神。适用于热毒侵心,气阴两伤,心神失宁所致的病毒性心肌炎急性期及合并心律失常、心悸、胸闷等。口服,1 次 1 袋,每日 3 次。

2.黄芪口服液

主要成分为黄芪提取物。具有补气固表、利尿托毒作用,用于病毒性心肌炎见心悸、气短、自汗、虚脱、久泻及内脏下垂等气虚症。口服,1 次 10mL,每日 2 次。

3.参松养心胶囊

由人参、麦冬、山茱萸、丹参、酸枣仁、桑寄生、赤芍、土鳖虫、甘松、黄连、五味子、龙骨等组成。益气养阴,活血通络,清心安神。用于治疗病毒性心肌炎见室性期前收缩属气阴两虚,心络瘀阻,症见心悸不安,气短乏力,动则加剧,胸部闷痛,失眠多梦,盗汗,身倦懒言等。口服,1 次 2~4 粒,每日 3 次。4 周为 1 个疗程,或遵医嘱。

4.玉屏风口服液

由黄芪、防风、炒白术组成。具有益气、固表、止汗作用。主要治疗病毒性心肌炎见表虚不固,自汗恶风,面色㿠白,或体虚易感风邪等。口服,1 次 10mL,每日 3 次。

5.天王补心丸

主要由丹参、当归、党参、石菖蒲、茯苓、五味子、麦冬、天冬、地黄、玄参、桔梗、制远志、甘草、炒酸枣仁、朱砂、柏子仁等组成。具有滋阴、养血、补心安神作用。用于病毒性心肌炎症见心阴不足,心悸健忘,失眠多梦,大便干燥等。口服,1 次 8 丸,每日 3 次。

(三)针灸

1.体针

邪毒犯心高热者,取曲池;咽痛者,取少商、合谷,以上采用泻法;心悸脉促者,取内关、郄门、厥阴俞、心俞、三阴交;期前收缩者,取阴郄;心动过缓者,取通里、素髎、列缺;心动过速者,取手三里、侠白;心绞痛者,取神门、内关、膻中。

2.耳针

取穴心、皮质下、交感、小肠,毫针轻刺激,每日 1 次。

(四)推拿

先按揉内关、神门、心俞、膈俞、脾俞、胃俞,反复数次,再推拿内关、神门,对心悸、怔忡有效。

五、预后

成人病毒性心肌炎急性期死亡率低，大部分病例预后良好；少数患者病情进行性发展，急性期死亡原因主要是心力衰竭、严重心律失常、休克或猝死。暴发型和重型患者少数可出现亚急性或慢性心肌炎、扩张型心肌病综合征等，自然病程不尽相同；也有少数患者心腔扩大，而无心力衰竭的临床表现，持续数月至数年后心功能自然改善并保持稳定；其中一部分患者可能病情再度恶化，预后不佳。

六、预防与调护

接种疫苗是预防病毒感染的主要措施。对麻疹、脊髓灰质炎、腮腺炎、流感病毒进行疫苗接种有一定预防作用，但柯萨奇病毒、埃可病毒尚无特异的疫苗。积极锻炼身体，增强机体的抗病能力，预防呼吸道和消化道的病毒感染。免疫力低的易感患者，可注射较大剂量的丙种球蛋白。已有病毒感染者应充分休息和及时治疗，防止病毒性心肌炎的发生和发展。

注意避风保暖，保持居住环境安静、空气流通。饮食宜清淡，忌油腻，避免辛辣燥热刺激之品，戒烟酒。保持心情愉快，避免精神刺激，有充足的睡眠。

第六章　心力衰竭

第一节　慢性心力衰竭

心力衰竭（简称心衰）是由于任何心脏结构或功能异常导致心室充盈或射血能力受损的一组临床综合征。主要以呼吸困难和乏力（活动耐量受限）及体液潴留（肺淤血和外周水肿）为临床表现。

近年来，尽管一些常见心血管疾病的发病率和病死率有所下降，但心力衰竭的发病率却在升高。根据 Framingham 地区对 5192 名男女随访 20 年，发现男性心力衰竭发病率平均为 3.7‰，而女性为 2.5‰；在美国约有 400 万人罹患心力衰竭，每年死于心力衰竭者约为 40 万人。我国部分地区 42 家医院。对 10714 例心力衰竭患者的病例回顾性调查，各年龄段心力衰竭病死率均高于同期其他心血管疾病；病因以冠心病居首，其次是高血压，而风湿性心脏瓣膜病比例有所下降。总体来看，我国心力衰竭发病率逐年增高，有症状患者 5 年存活率与恶性肿瘤相仿。

根据心衰发生的时间、速度、严重程度可分为急性心力衰竭和慢性心力衰竭。在原有慢性心脏疾病基础上逐渐出现心衰症状、体征的为慢性心力衰竭。

古代医籍中虽有"心衰"之名，但常常是对部分疾病发病过程中的病机描述，与现代意义上的心力衰竭关系并不密切。慢性心力衰竭根据其临床表现不同分属于中医学的"心悸""喘证""水肿""心水"等范畴，部分左心衰夜咳、咯血、右心淤血性肝硬化、胸腔积液、腹腔积液则当属中医学的"咳嗽""血证""癥积""悬饮""鼓胀"等范畴。现代中医学为了临床研究的规范化，将心力衰竭的中医病名统一称为"心衰病"，并制订了相应的 ICD 编码。2014 年我国还公布了《慢性心力衰竭中医诊疗专家共识》，这为探讨慢性心力衰竭病因病机及辨证施治规律提供了新的依据。

本文主要讨论慢性收缩性心力衰竭的辨证施治，但对舒张性心力衰竭及瓣膜病引起的心力衰竭，亦可以本篇为基础，结合辨病治疗。

一、病因病机

(一)病因

1.外邪侵袭

寒性收引、凝滞,阻碍阳气运行,心之血脉失于温养而致本病。

2.饮食不节

过食肥甘厚味,致脾失健运,酿生痰湿,阻碍气血运行,血脉不畅,发为心衰病。

3.情志失调

过喜、过于忧思等五志七情过极均可伤及于心,致心气、心血亏虚,而发病。

4.劳逸失度

过劳致心之气血亏虚可发为本病;过逸易致气血运行不畅,血脉瘀滞,亦可发为本病。

5.其他

年老久病、禀赋异常、妊娠分娩导致心之气血阴阳虚衰,亦可发为心衰病。

此外,心脏自病或他脏之病累及心均可先损心体,后伤心用而发为心衰病。心衰病发病之后,由于个体所涉脏腑及气血阴阳虚损情况的不同,可以表现为多种病理变化及不同证候,为此,必须辨证论治。

(二)病机

1.病理变化

病理变化主要为心之气血阴阳虚损,脏腑功能失调,心体失养,心血不运,血脉瘀阻。

无论何种因素致心体受损,心之气血阴阳皆伤,心失所养,而成衰竭之象。心衰之人,心主血,运血功能下降,不能鼓动血液流行。血行失畅,引起肺、脾、肾、肝诸脏功能失调。瘀血在肺,则肺气不降,不能平卧,呼吸短促。肝藏血,若心病及肝,肝失疏泄之机,血结于内则见右胁下癥块。心主火,肾主水,阴阳互根,肾为血之源,水火既济之脏。心病及肾,水不化气,气滞而为水肿。脾为统血之脏,火不生土,则脾失运化而腹胀、纳呆、呕恶及水湿泛溢肌肤等证。因此,心病日久可影响肺、肾、肝、脾诸脏,正所谓"主不明则十二官危"。另一方面,病因部分已经提及,肺、肾、肝、脾诸病日久亦可累及于心,加重病情。由此可见,心衰病临床常见多脏同病,交相为患,故主病之脏在心,与肺、肾、肝、脾互为因果。从本病的病理发展来看,心衰病初起以心气虚为主,进而可发展成气阴两虚或气阳两虚,病情进一步加重可见心肾阳衰、心阳暴脱等危重证候。

审证求因,慢性心衰表现以心系证候为主,但因内脏之间的整体关系,往往与肺、肾、肝、脾因果相关,其中,尤以心肺、心肾关系密切。心气虚是本病的病理基础,阳虚是疾病发展的标志,阴虚是本病常见的兼症。

2.病理因素

心衰病的病理因素为瘀血、水饮,瘀血是本病病理的中心环节,水饮是本病的主要病理产物。

心衰病的病理性质总属本虚标实,本虚可引起标实,而标实又可加重本虚,从而形成虚实夹杂,气、血、水相互为患的病理特点。气虚、血瘀和水饮三者在心衰中的病理关系,可以从"血不利则为水""水化于气,亦能病气""水病则累血,血病则累气"的理论得到进一步的认识。具体而言,心之阳气亏虚,营运无力,血脉不利而成瘀。关于水的形成,《血证论》云:"血积既久,其水乃成","瘀血化水,亦发水肿"。此外阳气不足,气化不利,输布失职,亦可致水饮潴留。瘀阻络脉,脏腑失养,则心气更虚。水为阴邪,水饮内停,凌于心,则心阳(气)被戕;射于肺,则肺气不利;困于脾,则化源不足;泛于肾,则命火益虚。气、血、水在生理上相互依存、相互为用,病理上则相互影响、互为因果、相兼为病。

总之,心衰病的病理性质为本虚标实,气血阴阳亏虚为本,瘀血水饮为标。气、血、水三者相互作用,瘀从气虚来,水自阳虚生,血不利为水,而瘀水又可阻遏心之气阳。长此以往,形成因虚致实,因实更虚的恶性病理循环,使病情反复迁延。

3.病理转归

本病病位在心,初起以心气虚为主,心气虚则心主血脉功能失常,产生气虚血瘀的表现;随着疾病的进展或气虚及阴,进一步发展成心脏气阴两虚之证;或气虚及阳,则心脏气阳两虚,鼓动无力;进一步则因心阳衰微,不能归藏、温养于肾,致肾阳不足,主水无权,水液泛滥而外溢肌肤、上凌心肺,则肿、喘、悸三证并见,成心肾阳虚,甚者引起暴喘而心阳欲脱。

总之,在心衰病的发病中,心气虚是病理基础,随着疾病的发展,中间常夹有气阴两虚或阴阳两虚的情况,最终出现亡阴亡阳,阴阳离决。

二、诊断依据

慢性左心衰竭的诊断依据原有心脏病的体征和肺循环充血的表现。右心衰竭的诊断依据为原有心脏病的体征和体循环淤血的表现,且患者大多有左心衰竭的病史。除了病史、症状、体征外,BNP(B型脑利钠肽)或 NT-proBNP(N-末端脑利钠肽前体)、心电图、动态心电图、超声心动图、心脏 ECT(心肌灌注显像)及心导管等客观检查有助于本病的诊断。临床慢性心力衰竭的诊断多采用 Framingham 诊断要点。

（一）心力衰竭诊断标准（Framingham 诊断标准）

1.主要标准

夜间阵发性呼吸困难或端坐呼吸，颈静脉怒张，肺部啰音，胸片显示心脏增大，急性肺水肿，第三心音奔马律，静脉压增高>16cmH$_2$O，循环时间延长≥25秒，肝颈回流征阳性。

2.次要标准

双侧踝部水肿，夜间咳嗽，日常劳动时发生呼吸困难，肝脏增大，胸腔积液，肺活量较既往最大测值降低1/3，心动过速（心率≥120次/分）。

3.主要或次要标准

治疗5日以上时间，体重减轻≥4.5kg。

4.判断方法

同时存在以上2项主要指标或1项主要指标加2项次要指标；次要指标只有在不能用其他疾病解释时才可作为心力衰竭的诊断要点。

（二）心力衰竭诊断要点

1.左心衰竭

有劳力性呼吸困难，咳嗽，端坐呼吸，阵发性夜间呼吸困难，心脏扩大，肺底湿啰音，奔马律和肺静脉淤血。

2.右心衰竭

静脉压升高，肝脏肿大，体位性水肿。

三、辨证论治

（一）辨证要点

1.辨本虚标实

心衰病属本虚标实之证，本虚以气虚为基础，或兼阴虚或兼阳虚，终可至阴阳两虚；标实有痰浊、血瘀、水停、气滞，临证须当明辨。

2.明脏腑病位

心衰病以心为本，五脏相关。病在心则心悸怔忡，失眠多汗，气短乏力；累及肺则咳嗽咯痰，气逆喘促；累及脾则脘腹痞满，纳呆，大便异常；累及肝则胁痛黄疸；累及肾则尿少肢肿。

3.分病势缓急

心衰病常有胸痹、心痹、咳嗽等病史，输液过快、劳累、妊娠、七情、外邪侵袭等因素常诱使病情突然加重，甚者引起暴喘、心悸、烦躁、面绀唇紫、汗出不止等心阳欲脱征象，可危及生命。宜温阳益气，固脱平喘治标为主。待诸症稍平，病势趋缓，再分型辨治。

（二）治疗原则

治疗当以补虚泻实为原则，根据邪正关系，或补或攻或攻补兼施。治以补益心气，温补心阳，滋养心阴，以心为主兼顾五脏，并可配活血、理气、化痰、利水、逐饮之法。

（三）分证治疗

1.气虚血瘀证

证候：气短喘息，乏力，心悸，倦怠懒言，活动易劳累，自汗，语声低微，咳嗽咯痰，腹胀痞满，胁下积块，肢肿尿少，面色或口唇紫暗。舌质紫暗或有瘀斑、瘀点，或舌下脉络迂曲、青紫，舌体不胖不瘦，苔白、白滑或白腻，脉沉细，或虚而无力，或滑。

治法：益气活血。

例方：保元汤合桃红饮加减。前方益气温阳为主，主治虚损劳怯，元气不足；后方活血化瘀为主，主治败血入络之痹证。

常用药：人参、黄芪、肉桂、生姜、甘草、桃仁、红花、川芎、当归。

加减：血瘀较重者加三七、丹参、地龙化瘀通络；心悸、自汗加龙骨、牡蛎止汗定悸；喘咳、咯痰加葶苈子、半夏泻肺化痰；尿少肢肿加茯苓、泽泻、车前子利水消肿；胁下癥块，膈下逐瘀汤加减行瘀消癥。

2.气阴两虚证

证候：心悸气短，动则尤甚，乏力，五心烦热，失眠，口渴咽干，自汗、盗汗，面颧暗红，咳嗽咯痰带血，下肢浮肿。舌质暗红或紫暗或有瘀斑、瘀点，或舌下脉络迂曲、青紫，舌体瘦，少苔，或无苔，或剥苔，或有裂纹，脉细数无力或结代。

治法：益气养阴，活血。

例方：生脉散合血府逐瘀汤加减。前方益气养阴为主，主治气阴两伤证；后方活血通脉，主治胸中瘀血证。

常用药：人参、麦冬、五味子、地黄、黄精、玉竹、桃仁、红花、柴胡、当归、川芎、赤芍。

加减：若兼口干，心烦内热著者，加生地黄、地骨皮、知母清热生津；胸闷、胸痛者加炒枳壳、延胡索、檀香理气止痛；若胁下癥块者，加三棱、莪术化瘀消癥；失眠多梦者加炒酸枣仁、夜交藤养心安神；兼水停者加白术、泽泻、茯苓皮、猪苓、益母草、炒葶苈子健脾利水。

3.阳虚水瘀证

证候：心悸气喘，难以平卧，肢体浮肿，或伴腹水，脘痞腹胀，尿少，乏力、怕冷喜温，腰背或肢体冷感，冷汗，面色或口唇紫暗，纳差，恶心。舌质紫暗或有瘀斑、瘀点，或舌下脉络迂曲、青紫，舌体胖大，或有齿痕，脉细沉或迟而无力。治法：益气温阳，活血利水。

例方:真武汤合血府逐瘀汤加减。前方温阳利水,主治脾肾阳虚,水饮内停证;后方活血化瘀,主治胸中瘀血证。

常用药:熟附子、生姜、桂枝、茯苓、白术、当归、生地黄、桃仁、红花、赤芍、怀牛膝、川芎、柴胡。

加减:血瘀明显,水肿不退,加毛冬青、泽兰、益母草、车前子、冬瓜皮、五加皮活血利水;腰背冷可加淫羊藿、鹿角片温肾强督;脘痞腹胀、恶心食少加砂仁、椒目、姜半夏、大腹皮、木香行气运脾;大便溏泻者,加干姜或炮姜温脾止泻;气短喘促明显加参蛤散补肺肾,定喘嗽;若痰多可加苏子、白芥子、莱菔子降气化痰;痰热痰多可加桑白皮、杏仁、瓜蒌皮、浙贝母清肺化痰。

4.阴阳两虚证

证候:心悸,动则气短,时尿少肢肿,或夜卧高枕,腰膝酸软,头晕耳鸣,四肢不温,步履无力,或口干咽燥,手足心热,盗汗,心烦少寐,咯吐泡沫痰液或带血。舌淡红质胖,苔少,或舌红胖,苔薄白乏津,脉沉细无力,或数,或结代。

治法:益阴助阳。

例方:方选左归丸、右归丸合生脉散加减。左归丸主治真阴不足证,右归丸主治命门火衰证,生脉散主治气阴两伤证。合用此类方剂心肾同治,阴阳并调之功。

常用药:阳虚较甚,选右归丸合生脉散,常用熟地黄、山药、山茱萸、枸杞子、菟丝子、鹿角片、制附子、肉桂、红参、麦冬、五味子等;阴虚较甚,选左归丸合生脉散,常用生地黄、熟地黄、山茱萸、枸杞子、菟丝子、鹿角片、山药、茯苓、泽泻、生晒参、麦冬、五味子等。

加减:兼见尿少肢肿,加车前子、防己、黑丑利水治标;气急、夜难平卧,加葶苈子、白芥子、苏子泻肺平喘;胁下癥积,加鳖甲煎丸和三棱、莪术等消癥化积。

5.心阳暴脱证

证候:心悸喘促,倚息不得平卧。大汗淋漓,兼见四肢厥逆,尿少肢肿,唇甲青紫。面色青灰,喉中痰鸣,咯吐涎沫。舌淡苔白,脉动沉,微欲绝。

治法:温阳益气,固脱。

例方:参附龙牡汤加味。此方益气固脱、敛汗潜阳。主治阴阳俱竭,阳越于上,汗出肢冷。

常用药:人参、炮附子、煅龙骨、牡蛎、干姜、炙甘草。

加减:动则喘甚,加胡桃肉、坎脐或紫河车、紫石英、沉香补肾纳气。若大汗不止,加山茱萸、补骨脂、五味子养阴固脱;阴伤口干,烦热汗黏,舌红加麦冬、玉竹养阴,酌减温阳药;若肢冷如冰,加桂枝、鹿角片温阳散寒;暴喘汗多,心阳欲脱,用参附汤送服蛤蚧粉定喘止汗。中成药可选用参附注射液等益气回阳固脱。

四、其他疗法

(一)单方、验方

1.葶苈子

具泻肺平喘,利水消肿之效。主治痰涎壅盛,喘息不得平卧以及水肿、悬饮、胸腹积水等证。每日用量 6～10g,入煎剂;若用粉剂,1 次 1～2g,水冲服,每日 3 次。

2.福寿草

具有强心、利尿之效。主治心悸、水肿、癫痫等。粉碎过筛,1 次 25mg,水冲服,每日 1～3 次。

3.人参粉

具有大补元气、补脾益肺、生津、安神益智之效。主治元气虚脱证,肺、脾、心、肾气虚证等。在心功能衰竭时,强心作用更为显著。1 次 3～5g,每日 3 次,温开水送服。

4.北五加皮

具有利水消肿、祛风湿、强筋骨之效。主治水肿、小便不利、风湿痹证。有强心、升压之效。研末,每日 3～6g,水煎服或冲服。

5.万年青

具有清热解毒、凉血止血、强心利尿之效。主治心悸水肿,咽喉肿痛,呕血咯血,崩漏等。每日 10～15g,水煎,分 3 次口服。

6.丽参虫草汤

高丽参 15g,冬虫夏草 10g。适用于各种心脏病发展而来的心力衰竭,表现为动则气急、形寒肢冷、腰脊酸软的心阳不足,肺肾两亏的患者。取上述 2 味药加水150mL,1 次炖 1 小时,每日服 2 次,每日 1 剂,连服 8 周。

7.坎离煎

生黄芪 30g,熟附片 12g,白术 12g,白芍 12g,葶苈子 30g,黄连 3g,麦冬 12g,猪苓、茯苓各 12g,车前子 30g。适用于慢性心力衰竭急性加重,或慢性心力衰竭伴有尿少、浮肿,或有喘促、气急,甚至不能平卧者。上述诸药水煎 2 次,每次煎 30 分钟。分 2 次服,每日 1 剂,连服 2 周。

8.强心饮

党参 24g,黄芪、丹参、茯苓皮各 30g,麦冬、益母草、玉米须、万年青根各 20g,炙甘草 10g,泽兰、葶苈子各 15g,北五加皮 7g。适用于慢性心力衰竭急性加重气喘水肿明显者。水煎服,每日 1 剂。

(二)中成药

1.芪苈强心胶囊

由黄芪、人参、黑顺片、丹参、葶苈子、泽泻、玉竹、桂枝、红花、五加皮、陈皮组成。具有益气温阳、活血通络、利水消肿的功效。治疗冠心病、高血压病所致轻、中度充血性心力衰竭属阳气虚乏，络瘀水停证，症见心慌气短，动财加剧，夜间不能平卧，下肢浮肿，倦怠乏力，小便短少，口唇青紫，畏寒肢冷，咯吐稀白痰。1次4粒，每日3次。

2. 芪参益气滴丸

由黄芪、丹参、三七、降香组成。具有益气通脉、活血止痛的功效。治气虚血瘀型胸痹或心衰病，症见气短乏力，心悸自汗，面色少华，胸闷或胸痛。舌体胖有齿痕，舌质紫暗或有瘀点瘀斑，脉沉或沉弦。1次0.5g，每日3次。

3. 心宝丸

由洋金花、人参、肉桂、附子、鹿茸、冰片、人工麝香、三七、蟾酥组成。具有温补心肾、益气助阳、活血通脉的作用。用于治疗心肾阳虚，心脉瘀阻引起的慢性心力衰竭。1次2～6丸，每日3次。

4. 生脉胶囊

由红参、麦冬、五味子组成。具有益气复脉、养阴生津之功效。治疗慢性心力衰竭之气阴两虚证，症见心悸气短，脉微自汗。1次3粒，每日3次。

5. 冠心舒通胶囊

由广枣、丹参、丁香、冰片、天竺黄组成。具有活血化瘀、通经活络、行气止痛的功效。治疗慢性心力衰竭及冠心病心绞痛等以心血瘀阻为主要表现者，症见心慌气短，胸闷胸痛。1次3粒，每日3次。

6. 参麦注射液

由红参、麦冬组成。具有益气固脱、养阴生津的作用。适用于失代偿的心衰偏气虚或阴虚者。静脉滴注，1次10～60mL（用5%葡萄糖注射液250～500mL稀释后应用）。2周为1个疗程。

7. 参附注射液

由红参、黑顺片组成。具有益气温阳、救逆固脱之功效。治疗慢性心力衰竭失代偿急性加重期偏阳虚者。静脉滴注，1次20～100mL（用5%～10%葡萄糖注射液250～500mL稀释后使用）。静脉推注，1次5～20mL（用5%～10%葡萄糖注射液20mL稀释后使用）。每日1次，2周为1个疗程。

（三）食疗

慢性心力衰竭的患者，一般病情较重，有的整日卧床休息，活动量大大减少，再加上肝脏和胃肠道瘀血，食欲与消化能力均较差，有的患者还出现腹胀、恶心、呕吐等消化道症状。因此，应采用定时定量和少食多餐的方法，每餐吃八分饱，利于心脏的康复。

1.洋参益心膏

西洋参30g,麦冬150g,炒酸枣仁120g,龙眼肉250g。将上述4味药用水煎3遍,合并滤液,浓缩,兑适量炼蜜收膏。每日早、晚各服15~30g。适用于心衰病心阴不足患者,症见心悸心烦,失眠多梦,口干咽燥。

2.白茯苓粥

白茯苓粉15g,粳米100g。粳米、茯苓粉放入锅内,加水适量,用武火烧沸后,转用文火炖至米烂成粥。每日2次,早、晚餐食用。健脾利水效果较好。

3.莱菔子山楂红枣汤

莱菔子10g,山楂50g,红枣100g。将莱菔子用小纱布袋装好,红枣、山楂去核、洗净一同放入锅内煮熟即可食用。每日2次,早、晚餐服用。具有利尿、补血、消食的作用。

4.桂圆百合粥

龙眼肉、百合各15~30g,大枣6枚,糯米100g,白糖适量。将上5味共煮为粥,早、晚服食。适用于慢性心力衰竭有气虚、阴虚或血虚,表现为心悸气短者。

(四)针灸治疗

1.常用穴位

主穴:心俞、厥阴俞、内关。

配穴:神门、通里、三阴交、期门、膻中、胃俞、脾俞、肺俞、足三里、下侠白。

心动过速:配内关、间使;心动过缓:配内关、通里;肝大、肝痛:配肝俞、期门、太冲;水肿:配肾俞、脾俞、三焦俞、膀胱俞、维道、水分、三阴交、中极、阴陵泉;腹胀:配足三里、天枢、气海;咳喘:配肺俞、孔最、丰隆、少府、合谷、膻中;失眠:配内关、间使、郄门、曲池、三阴交、膈俞;食欲缺乏(调节胃肠功能):配足三里、脾俞。

心俞、厥阴俞为足太阳膀胱经在背部的腧穴,心俞与心相关,厥阴俞与膀胱相关,针刺此二穴可壮心阳;内关为手厥阴经络穴,别走少阳,针此穴能安心神,并善于调理脾胃以治本,故以此三穴为主穴。神门为手少阳心经的原穴,通里为手少阴经之络穴,三阴交为足三阴之交会穴,针此三穴皆有清心安神的作用,并能滋养心血;郄门为手厥阴经郄穴,膻中为宗气之所聚,针此二穴者能理气以治心痛。又因心脏常出现脾肺肾等症状,针肾俞,补肾纳气以壮真阳;针脾俞、足三里以健脾胃而治本;肺俞是肺气所输之处,可针肺俞、下侠白能宽胸理肺,并能清肃肺热。故取此诸穴为配穴。主穴与配穴可适当编组,用30~32号毫针,每组3~4个穴,交替使用,如此以调整气血,强壮机体,调节机体与内外环境的统一,达到治疗的目的。

2.背俞穴针刺手法和针感

背俞穴针刺选用28号的毫针,选准穴位后外旁开3~5分,针柄向外45°,快速刺到皮下,然后不变角度慢慢地进针 1.5～2 寸,针尖遇有抵触感为止(触及横突根部),再将针提起 1～2 分,患者出现感应时,即可刺激。

针感特点:针刺时患者产生由背向胸前传导的麻胀感、闷压感及揪心感。

3.常用手法和疗程

手法:根据患者敏感情况,使用不同手法中等刺激,留针 10～20 分钟,配合使用提插、捻转、刮针和抖针等手法。

疗程:通常每日针 1 组穴位,10～20 次为一个疗程,2 个疗程间隔 3～5 日。如病情重者可每日针二次。

4.耳针辅助治疗

主穴:心、肺、内分泌、肾上腺。

配穴:脑干、皮质下、脾、肾、小肠、神门。

穴位按摩:对于少数针感不好、经常晕针或不能接受针刺的老年人和小儿,采用穴位按摩,用右手拇指顶端压住穴位,逐渐加压,按照经络上下移动,使患者出现类似针刺酸麻胀的感觉。

第二节　急性心力衰竭

急性心力衰竭是指由于急性心脏病变引起心排血量显著、急骤减少导致组织器官灌注不足和急性淤血综合征。急性右心衰肺源性心脏病少见,主要为大块肺梗死引起。临床上急性左心衰竭较为常见,是严重的急危重症,抢救是否及时、合理与预后密切相关。

一、临床诊断要点与鉴别诊断

(一)诊断标准

1.存在心脏病病史及诱发因素

(1)病史:①慢性心力衰竭急性加重;②急性心肌坏死和(或)损伤,如广泛急性心肌梗死(AMI)、重症心肌炎;③急性血流动力学障碍。

(2)诱发因素:①可能导致慢性心力衰竭迅速恶化的诱因,如快速性心律失常或严重心动过缓如各种类型的房室传导阻滞;急性冠状动脉综合征及其并发症,如室间隔穿孔、二尖瓣腱索断裂、右心室梗死等;急性肺栓塞;高血压危象;心包填塞;主动脉夹层;手术的围术期;感染;围产期心肌病。②可能导致慢性心力衰竭急性失代偿的诱因,如感染,包括感染性心内膜炎;慢性阻塞性肺疾病(COPD)或支气管哮喘急性加重;贫血;肾功能不全(心肾综合征);药物治疗和生活管理缺乏依从性;医源性因素如应用了非甾体类抗炎剂、皮质激素、抗肿瘤治疗(化疗或放疗)以及药物相互作用等;心律失常;未控制的高血压;甲状腺功能亢进或减退。

(3)疑似患者可行 BNP/NT-proBNP 监测鉴别,阴性者几乎可排除急性心力衰竭的诊断。

2.临床表现

突发严重呼吸困难,可以在几分钟至几小时,或数日至数周内恶化。呼吸频率达每分钟 30~40 次,强迫体位、面色灰白、发绀、大汗、烦躁,同时频繁咳嗽,咳粉红色泡沫状痰。听诊两肺满布湿啰音和哮鸣音,心尖部第一心音减弱,心率快,同时有舒张早期第三心音奔马律,肺动脉瓣第二心音亢进,常可闻及奔马律。

3.急性心力衰竭的监测

(1)无创性监测:患者需应用床边监护仪,监测心率、呼吸频率、血压、血氧饱和度、体温、动脉血气、心电图等。

(2)血流动力学监测:适用于血流动力学状态不稳定,病情严重且治疗效果不理想的患者,如伴肺水肿或心源性休克患者。

具体方法如下所述。①右心导管:适用于患者存在呼吸窘迫或灌注异常,但临床上不能判断心内充盈压力情况;急性心力衰竭患者在标准治疗的情况下仍持续有症状伴有以下情况之一者:容量状态、灌注或肺血管阻力情况不明,收缩压持续低下,肾功能进行性恶化,需静脉血管活性药物维持,考虑机械辅助循环或心脏移植。②外周动脉插管:可持续监测动脉血压,还可抽取动脉血样标本检查。③肺动脉插管:不常规应用。

(3)生物学标志物检测:如心肌坏死标志物,测定 cTnT 旨在评价是否存在心肌损伤、坏死及其严重程度,其特异性和敏感性均较高,AMI 时可升高 3~5 倍以上。重症急性心力衰竭往往存在心肌细胞坏死、肌原纤维崩解,血清中 cTnT 水平持续升高。

4.急性左心衰竭严重程度分类

Killip 分级适用于评价急性心肌梗死时心力衰竭的严重程度(表 6-1)。

表 6-1　Killio 分级

分级	症状与体征
Ⅰ	无心力衰竭的临床症状与体征
Ⅱ	有心力衰竭的临床症状与体征,两肺中下部有湿性啰音,占肺野下 1/2,可闻及奔马律,胸部 X 线检查有肺瘀血
Ⅲ	严重心力衰竭的临床症状与体征,严重肺水肿,细湿啰音遍布两肺(超过肺野下 1/2)
Ⅳ	心源性休克

（二）鉴别诊断

1.主动脉夹层

胸痛一开始即达到高峰,常有高血压,两侧上肢的血压和脉搏常不对称,此为重要特征,少数可出现主动脉瓣关闭不全的听诊特点。没有 AMI 心电图的特征性改变及血清酶学的变化。胸部 X 线检查、超声心动图、CT 和磁共振有助于诊断。

2.肺动脉栓塞

有胸痛、咯血、呼吸困难、休克等临床表现;有引起肺动脉栓塞的诱因;常有急性肺源性心脏病改变,与 AMI 心电图改变明显不同。

3.急腹症

急性胆囊炎、胆石症、急性坏死性胰腺炎、溃疡病合并穿孔常有急性上腹痛及休克的表现,但常有典型急腹症的体征。心电图及心肌坏死标志物与心肌酶不增高。

4.急性心包炎

胸痛与发热同时出现,有心包摩擦音,心包积液的体征。心电图改变常为普遍导联 ST 段弓背向下型抬高,T 波倒置,无异常 Q 波出现。彩超可有助于诊断。

5.急性左心衰竭与肺部疾病相鉴别

急性左心衰竭时以呼吸困难为主要表现,应与肺部疾病引起的呼吸困难相鉴别。虽然大多数呼吸困难的患者都有明显的心脏病或肺部疾病的临床表现,但有部分患者心源性和肺源性呼吸困难的鉴别是困难的。①慢性阻塞性肺疾病也会在夜间发生呼吸困难而憋醒,但常伴有咳痰,痰咳出后呼吸困难缓解,而左心衰竭者坐位时可减轻呼吸困难。有重度咳嗽和咳喘病史的呼吸困难常是肺源性呼吸困难。②急性心源性哮喘与支气管哮喘发作有时鉴别较为困难,前者常见于有明显心脏病临床证据的患者,正发作时如咳粉红色泡沫痰,或者肺底部有水泡音则进一步与支气管哮喘相鉴别。呼吸和心血管疾病两者并存时,如有慢性支气管炎或哮喘病史者发生左心衰竭常发生严重的支气管痉挛,并出现哮鸣音。对支气管扩张剂有效者支持肺源性呼吸困难,对强心、利尿、扩血管药有效,则支持心力衰竭是呼吸困难。若呼吸困难病因难以确定时肺功能测定对诊断有所帮助。此外,代谢性酸中毒、过度换气及心脏神经官能症等,有时也可引起呼吸困难,应注意鉴别。

二、辨病诊断

（一）诊断依据

心力衰竭的主要特征为动则气促,乏力明显,甚至喘息不止,不能平卧,烦躁不安,频繁咳嗽并咳出痰血,严重者面色苍白,冷汗淋漓,身凉肢厥,神倦息微,脉促或脉微欲绝。

（二）类证鉴别

1.肺胀

肺胀是多种慢性肺系疾病反复发作,迁延不愈,导致肺气胀满,不能敛降的一种疾病。临床表现为胸部膨满,憋闷如窒,喘息上气,咳嗽痰多,烦躁,心悸,或唇甲发绀,肢体浮肿。

2.支饮

支饮亦有咳逆上气喘满、咳痰、气促等症状,但具有心包积液症状和体征。

三、病因病机

（一）外感六淫

外感风寒、燥火、暑湿,外邪乘虚内犯于心,伤及心脉,侵蚀心阳,阳伤气欲脱,则心乏开合之能,血行无力,瘀滞于心,血脉不通,因而发为心力衰竭。或六淫之邪、温热之气损伤肺体,引起肺失肃降之力,治节之功,不能通调水道,则水津内蓄于上焦,停留于肺,则生肺水,水气内结,血液循环不畅而为瘀,发为心力衰竭。

（二）情志不调

因暴喜伤心,突受外惊,侵蚀心阳,阳伤气欲脱,血行无力,瘀滞于心,血脉不通,因而机体内气血不充,外而肌腠血少不润,发为心力衰竭。或暴怒伤肝,则肝失疏泄之机,藏血不能疏泄于外,血结于内,则肝之络脉不能受血于肝,引起肝气郁滞,气短乏力,乏则心气脱,无力推动血循,血碍于心,而生心力衰竭。

（三）饮食不节

饮食无度,或嗜食肥甘厚味,伤及脾胃,不能运化水谷,水谷精微不能上荣于心,心气虚,不能推动血行,发为心力衰竭。

心力衰竭就其脏腑标本来说,心病为本,而肺、肝、脾、肾是心病之标,之所以为标者,是以经络连接,气血循环使然,概五脏受邪终使人气血上犯于心所致。

概而言之,心力衰竭虽是局部之病,然为是全身之患。故心气不足,则血行不畅而留于心,致心悸而烦,动则少气,汗出。心与五脏一气相连,一脉相承。脉瘀则肺瘀水结,而气短,不能平卧,口唇发绀,爪甲青。瘀血在肝,则肝脏大;瘀血在肾,或肾病及心,则水道不利而成水肿;瘀血在脾,或胃阳不达于心,则胃脘不舒、腹胀、纳少、恶心等。

四、辨证要点

（一）辨病变脏腑

心力衰竭病位早期在心肺,中晚期涉及脾肾,与肝亦密切相关。在心表现为心悸、胸闷胸痛、神疲、眩晕、不寐、健忘、乏力、四肢不温、口唇发绀等心之气血阴阳亏虚之象；若兼见气促、咳嗽、咳痰、自汗、怕风、易感冒则为肺气亏虚、痰饮阻肺之象；若兼见纳差、腹胀、便溏、恶心欲呕则为痰湿中阻之象，则与脾有关；若见胁肋部胀满不适、情志不舒则与肝相关；若兼见腰膝酸软、畏寒肢冷、五更泄泻、喘促不能平卧则与肾相关。

（二）辨气血阴阳亏虚

心悸，气促，疲倦乏力，或有自汗，动则加剧，肢体轻度水肿，脉数而无力，为气虚；伴多梦、口干，或五心烦热、舌红、少苔、脉细数为阴虚；阳虚则表现为畏冷肢凉、舌淡胖或紫黯、苔白滑、脉弱或结或代。

（三）辨病理因素（痰浊、水饮、瘀血）

痰浊、水饮、瘀血等贯穿于心力衰竭整个病程。偏于痰浊者，表现为胃脘满闷、咳嗽咳痰、胸闷较重、眩晕、苔厚浊、脉滑；偏于瘀血者，表现为胸部刺痛、口唇及肢体发绀、舌有瘀斑、脉细涩；偏于水饮者，表现为肢体浮肿、胁肋胀闷、腹部胀满、咳吐清稀痰涎、纳差、便溏、苔滑。

五、确立治疗方略

积极顾护气阴或气阳之本，加强活血、利水、化痰、解表、清热以治其标，必要时需急救回阳固脱。

六、辨证论治

（一）肺脾肾虚证

1.抓主症

胸闷气短，咳逆喘促，咳痰，纳呆，下肢浮肿。

2.察次症

心悸眩晕，胸脘痞满，畏寒肢冷，小便短少，或有腹水，腹胀，腰酸，肢体乏力，面色晦暗。

3.审舌脉

舌淡白或紫暗，苔黄腻，脉沉细数或脉微欲绝。

4.择治法

清热化痰，活血利水。

5.选方用药思路

肺脾肾虚，肺不布津，脾不运化水湿，肾不纳水，水湿内阻，痰阻气道，瘀热内阻，症见心悸眩晕，胸闷气短，咳逆喘促，故用葶苈大枣泻肺汤合泻白散以清热化痰、活血利水。葶苈子、大枣泄肺利水、降气平喘；桂枝温阳；桑白皮清泻肺热、止咳平喘；地骨皮清降肺中伏火；粳米、炙甘草养胃和中。

6.据兼症化裁

痰黄色稠,加石膏、知母清泻肺热;腰膝酸软、五心烦热等阴虚内热之象明显,可加知母、黄柏。

(二)心肾阳虚证

1.抓主症

喘憋气促,不能平卧,咳痰清稀,或咳出痰血。

2.察次症

心悸怔忡,气短,神疲乏力,形寒肢冷,面色㿠白,下肢浮肿或重度水肿,大便溏薄,小便不利,或夜尿频数,眼睑、腰以下或全身浮肿,少尿或无尿。

3.审舌脉

舌紫暗,脉沉弦。

4.择治法

温阳利水,降逆平喘。

5.选方用药思路方药

心脾肾阳虚,饮凌心肺,心阳不振,肺不布津,症见心悸怔忡、气短、喘憋,故选用真武汤合苏子降气汤或葶苈大枣泻肺汤以温阳利水、降逆平喘。附子、桂枝振奋心阳;白术、茯苓、泽泻、车前子利水消肿;生姜温阳;苏子降气平喘;半夏、前胡、陈皮燥湿化痰;肉桂纳气平喘;甘草、大枣和药调中;葶苈子、大枣降气平喘、泄肺清热。

6.据兼症化裁

气促明显,咳嗽咳痰,或咳血痰者,加桑白皮、芦根、白茅根;纳差、恶心加大腹皮、茯苓、泽泻;汗出肢冷、喘促欲脱,脉虚浮者,加人参、五味子、牡蛎。

七、中成药选用

参附注射液

药物组成:人参、附子。

功能作用:益气助阳,强心利水。用于慢性心力衰竭而引起的心悸、气短、胸闷喘促、面部肢体水肿等症,属于心肾阳衰者。

用法用量:注射液,每支 2mL。肌内注射,每次 2～4mL,每日 1 次或每日 2次。静脉滴注,每次 20～100mL,用 5%或 10%葡萄糖注射液 250～500mL 稀释后使用。静脉注射,每次 5～20mL,用 5%或 10%葡萄糖注射液 20mL 稀释后使用。

八、单方验方

1.活络除痹汤

当归、赤芍、枳实、桃仁、水蛭、穿山甲,水煎服,每日2次,用于阳虚血瘀型心力衰竭。

2.茯苓参芪汤

茯苓、太子参、黄芪、桂枝、丹参、葶苈子、泽泻、五加皮、益母草、车前子、白术、生姜皮,水煎服,每日2次,用于气虚水停型心力衰竭。

3.强心通脉丸

黄芪、丹参、人参、红花、益母草、三七粉,蜜和为丸,每日2次,用于气虚血瘀型心力衰竭。

4.扶正强心汤

人参、檀香、黄芪、麦冬、五味子、丹参、泽兰、石菖蒲、葶苈子、枳壳、薤白、瓜蒌,水煎服,每日2次,用于气阳虚型心力衰竭。

5.黄芪葶苈子汤

黄芪、葶苈子、红参、泽泻、附子、丹参、茯苓、白芍、红花,水煎服,每日2次,用于气虚水停型心力衰竭。

6.益气活血化瘀汤

黄芪、人参、赤芍、丹参、川芎、当归、红花、牛膝、三七粉(单包冲服),水煎服,每日2次,用于气虚血瘀型心力衰竭。

7.强心生脉饮

西洋参(另煎)、黄芪、益母草、香加皮、丹参、麦冬、茯苓、五味子、炙甘草,水煎服,每日2次,用于阴虚阳衰型心力衰竭。

8.芪苓强心汤

黄芪、茯苓、人参、附子、丹参、白术、泽泻、车前子、红花、桂枝,水煎服,每日2次,用于气阳两虚型心力衰竭。

九、中医特色技术

(一)针刺疗法

治法:调理心气,安神定悸。以手厥阴、手少阴经穴为主。主穴:内关、郄门、神门、厥阴俞、巨阙。配穴:心胆虚怯者,加胆俞;心脾两虚者,加脾俞、足三里;阴虚火旺者,加肾俞、太溪;水气凌心者,加膻中、气海;心脉瘀阻者,加膻中、膈俞;浮肿者,加水分、中极。操作:毫针平补平泻法。

（二）刮痧疗法

患者取坐位，疼痛剧者先取仰卧位，术者首先在刮治部位涂以活血化瘀作用的刮痧介质，然后以中等力度刮胸部穴位 3～5 分钟，刮至局部出现痧痕为好。继刮手部穴位，刮至局部潮红。然后患者转侧卧位，术者以较重力度刮背部穴位，刮至局部痧痕显现。具体穴位如下所述。背部：肺俞、心俞、肾俞。胸腹部：天突、膻中、天枢、中脘、水分、气海。

（三）贴敷疗法

处方：生天南星、川乌各 30g。用法：两药研为细末，用黄醋融化摊于手心、足心，每日一次，晚敷晨取。

十、预防调护

（一）预防方面

预防外感，患者若发生外感，否则容易使病情急剧恶化；饮食宜少盐低脂，多食用蔬菜水果。盐摄入过多会加重体液潴留，加重水肿；及时治疗各种心脏病的原发疾病，如脚气病、甲状腺功能亢进、高血压、风湿病、动脉硬化等；积极治疗各种心脏疾病，如心痛、胸痹、肺胀、心悸、怔忡、眩晕等，以防止急性心力衰竭的发生。

（二）调护方面

1.保证患者充分休息

应根据心功能情况决定活动和休息原则：心功能Ⅰ级患者，可不限制活动，但应增加午休时间；心功能Ⅱ级患者，可起床稍事轻微活动，但需增加活动的间歇时间和睡眠时间；心功能Ⅲ级患者，以卧床休息、限制活动量为宜；心功能Ⅳ级患者，必须严格卧床休息，给予半卧位或坐位。对卧床患者应照顾其起居，方便患者的生活。病情好转后可逐渐增加活动量，以避免因长期卧床。

2.吸氧

一般流量为 2～4L/min，应观察吸氧后患者的呼吸频率、节律、深度的改变，随时评估呼吸困难改善的程度。

3.控制静脉补液速度

一般为每分钟 1～1.5mL（20～30 滴）。

4.心理调节

患者常因严重缺氧而有濒死感，紧张和焦虑可使心率加快，加重心脏负担，应加强床旁监护，给予精神安慰及心理支持，减轻焦虑，以增加安全感。

第七章 心包疾病

第一节 急性心包炎

急性心包炎是细菌、病毒、自身免疫、物理、化学等多种因素引起的心包脏层和壁层的急性炎症。临床除原发疾病的表现外,以心前区疼痛、心包摩擦音、呼吸困难和一系列心电图改变为特点。结核是国内心包炎的首位病因,男性多于女性。

渗出性心包炎中医病名"支饮"。《金匮要略》记载:"咳逆倚息,短气不得卧,其形如肿,谓之支饮。"支饮是指水液在体内运化输布失常,停聚某些部位的一类病证。随着病情进展,出现厥脱证候时,则属"心厥"范畴。

一、病因病机

中医认为,支饮多因感染痨虫,或温热、湿热邪毒侵袭,郁而不解,入侵心包之络,或因肾衰水毒上泛,损伤心包所致。

1.正气虚弱

先天不足或后天失养,正气亏虚,御外无力,易感染痨虫或热毒。

2.感染痨虫

感染痨虫,郁而不解,痨虫侵袭心包而发病。心包受损,心气亦伤,难以统血运行,患者除胸痹、心痛外还可有胁下癥积、胀满疼痛等气滞血瘀之象。心气亏虚不能下交于肾,肾虚难以化气行水,加上肺失宣降,脾失运化,水溢肌肤发为水肿。

3.邪毒侵袭

温热或湿热之邪入侵,正邪相搏而见发热;邪客于心,心脉瘀阻而胸部刺痛,痛有定处,心悸;毒邪犯肺,使肺气失宣而气促咳喘;毒邪伤及脾胃,脾失运化,水湿内停而肢体水肿、腹大如鼓,胃气上逆而呃逆。

4.肾衰水毒

上犯肾气衰竭,气化失司,湿浊水毒不得下泄,逆犯心包而发病。

总之,本病病位主要在心,涉及肺、脾、肝、肾等脏。病性本虚标实,正虚邪盛。心、肺、脾、肾亏虚为本,风、热、湿、毒、瘀血、水饮、痰浊、气滞为标。急性心包炎病程短,多以邪实为主,且痰饮、瘀血、热毒、气滞交互为患。

二、临床表现

(一)纤维蛋白性心包炎

1. 主要症状

心前区疼痛为主要症状,疼痛的性质和程度因病因不同而异。急性非特异性和感染性心包炎疼痛较明显,而结核性、尿毒性和肿瘤性心包炎则不明显或无心前区疼痛。疼痛性质可尖锐或呈压榨性,咳嗽、深呼吸、吞咽或变换体位时加重。疼痛可放射至颈部、左肩、左臂、左肩胛骨、上腹部等。

2. 体征

心包摩擦音为纤维蛋白性心包炎的典型体征,具有诊断意义。该音性质粗糙,呈抓刮样,多位于心前区,以胸骨左缘第3、4肋间最为明显,坐位时身体前倾、深吸气或将听诊器胸件加压更容易听到。心包摩擦音可持续数小时至数周;当积液增多时将心包的脏层与壁层分开,摩擦音多消失,但如有部分心包粘连则仍可闻及。

(二)渗出性心包炎

临床表现取决于积液对心脏的压塞程度,轻者仍能维持正常的血流动力学,重者则出现循环障碍或衰竭。

1. 症状

呼吸困难是心包积液时最突出的症状,可能与支气管、肺受压及肺瘀血有关。呼吸困难严重时,患者呈端坐呼吸,身躯前倾、呼吸浅速、面色苍白,可有发绀。也可因压迫气管和食管而产生干咳、声音嘶哑及吞咽困难。此外,尚可有发冷、发热、心前区或上腹部闷胀、乏力、烦躁等。

2. 体征

心脏叩诊浊音界向两侧增大,皆为绝对浊音区;心尖搏动弱,位于心浊音界左缘的内侧或不能扪及;心音低而遥远;在有大量积液时可在左肩胛骨下出现浊音及左肺受压迫所引起的支气管呼吸音,称心包积液征(Ewart 征);少数病例中,在胸骨左缘第3、第4肋间可闻及心包叩击音(见缩窄性心包炎)。大量渗液可使收缩压降低,而舒张压变化不大,故脉压变小。按积液时心脏压塞程度,脉搏可正常、减弱或出现奇脉。大量渗液可累及静脉回流,出现颈静脉怒张、肝大、腹水及下肢水肿等。

(三)其他

1. 结核性心包炎

常伴有原发性结核病灶,有结核的全身反应如长期发热、咳嗽、疲乏、体重减轻等。有心包积液体征,但心前区疼痛及心包摩擦音少见。心包积液多为中等至大量的浆液纤维蛋白性或血性渗液。

2.急性非特异性心包炎

男性、青壮年多见,病因不明。发病前数周常有上呼吸道感染史,起病多急骤;心前区疼痛较剧烈,呈刀割样;持续发热,为稽留热或弛张热;心包摩擦音明显且出现早。心包积液为少量至中量,草黄色或血性,很少发生严重心脏压塞。本病能自行痊愈,但可以多次反复发作。

3.化脓性心包炎

常有原发病的感染病灶,致病菌多为葡萄球菌、革兰阴性杆菌和肺炎球菌等。临床表现有高热、明显的毒血症状,同时可有呼吸困难、颈静脉怒张或心脏压塞。心包炎的症状常被原发病掩盖而易被漏诊。心包积液为中等至大量,为脓性。

4.风湿性心包炎

发病前半月多有上呼吸道感染史,常伴有风湿热的其他临床表现,不规则的低热或中度发热,明显的心脏杂音,心脏扩大,心包摩擦音。心包渗液较少,多为草黄色液体。

5.肿瘤性心包炎

转移性肿瘤较多见,如肺癌、乳腺癌、淋巴瘤、白血病等;原发性肿瘤主要为间皮瘤,较少见。临床表现除原发病外可有心包摩擦音,但常无明显胸痛。心包渗液多呈血性,抽出后又迅速产生,找到肿瘤细胞可明确诊断。

6.心肌损伤后综合征

指心脏手术、心肌梗死和心脏创伤等后出现的心包炎,可能由自身免疫反应引起。临床表现有发热、心前区疼痛、干咳、肌肉关节痛及白细胞增多、血沉加快等,可引起心脏压塞。症状一般在心脏损伤后 2 周或数月出现,可反复发作,有自限性。

三、实验室及其他检查

1.血液检查

感染性者有白细胞计数及中性粒细胞增多,血沉增快等。心肌酶学检查正常或稍增高。

2.心电图

心电图改变为心包炎症波及心包下的心肌所致。表现如下:①ST 段抬高,除 aVR 外的所有导联 ST 段呈弓背向下型,aVR 导联中 ST 段压低;②一至数日后 ST 段回到基线,T 波低平或倒置,持续数周至数月后 T 波逐步恢复正常;③心包积液时 QRS 波群低电压,积液量大时可有电交替;④窦性心动过速及心律失常;⑤无病理性 Q 波。

3.超声心动图

简单易行,迅速确定诊断。可见心包内液性暗区,可观察心包积液量及其变化。

4.X线

心包渗液大于250mL时,可见心影向两侧增大,心影随体位改变而移动。心脏搏动减弱或消失。

5.磁共振显像

能清晰地显示心包积液的多少和分布情况,并有助于分辨积液的性质。

6.心包穿刺

用于心脏压塞或未明原因的渗出性心包炎。心包穿刺抽取一定量的积液可解除心脏压塞症状,还可对抽取液进行生物学、生化、细胞检查,寻找病因,必要时可心包内注入治疗药物。

7.心包活检

心包积液持续时间较长,病因仍不明者可行心包活检。

四、诊断与鉴别诊断

(一)诊断

在心前区闻及心包摩擦音,则心包炎诊断成立。如伴发胸痛、呼吸困难、心动过速和原因不明的体循环静脉淤血或心影扩大,应考虑渗出性心包炎可能。临床表现有心前区疼痛、呼吸困难、心尖搏动减弱、心音低而遥远、颈静脉怒张、奇脉等;X线检查显示心脏正常轮廓消失,心影向两侧增大,心脏搏动减弱;心电图示低电压、电交替、ST-T的改变等均有利于本病的诊断。对少量(>50mL)的心包积液,超声心动图即可发现,更有诊断价值。病因诊断需结合各种心包炎的临床类型特征、心包穿刺或活体组织检查综合判断。

(二)鉴别诊断

1.急性心肌梗死

胸痛,心电图ST段抬高,有时血清酶升高,与急性心包炎相似。但急性心肌梗死常有冠心病心绞痛等病史;心包摩擦音出现于起病后3~4天;心电图有异常Q波、ST段弓背向上抬高及其演变;血清酶显著升高及酶谱变化等有助于鉴别。

2.夹层主动脉瘤

疼痛为撕裂样,程度较剧烈,多位于胸骨后或背部,可向下肢放射,破口入心包腔可出现急性心包炎的心电图改变,超声心动图有助于诊断,增强CT有助于揭示破口所在。

3.肺栓塞

胸痛、胸闷甚至晕厥等表现,心电图典型表现为 $S_ⅠQ_ⅢT_Ⅲ$ 型,也可见 ST-T 改变,D-二聚体通常升高,确诊需增强肺动脉 CTA。

4.急性心肌梗塞

发病年龄较大,常有心绞痛与心梗病史,心包摩擦音常出现在起病后 3 天,心电图有异常 Q 波、有心肌酶学的系列改变等。

5.扩张型心肌病

心界虽也有扩大,但心音清晰,无奇脉,超声波无液平。

五、治疗

(一)治疗思路

急性心包炎的治疗以西医为主,中医为辅,非急性期可加强中医治疗。急性心包炎病因复杂,预后及治疗效果与原发疾病有很大的关系,故首先要针对病因治疗,如结核性心包炎的抗结核治疗,化脓性心包炎的抗感染治疗等。对症处理也是心包炎治疗的重要方面,如镇痛、抗感染、促进积液的吸收、心脏压塞的解除等。对于积液量不多的某些病因类型的心包炎,可考虑以中医为主治疗,采用清热解毒、涤痰逐饮、行气活血等法。对于大量心包积液或出现心脏压塞,以西医治疗为主,酌情心包穿刺放液或手术治疗,待病情缓解后再用中药调理以巩固疗效。

本病病位在心及心包,与肺、肾、肝、脾等脏相关。病性方面有本虚、标实之分,其本在于气阴亏损或心肾阳虚,其标多为气滞、痰饮、瘀血、热毒等交互为患,而临床上本虚标实夹杂为病亦不少见。病程急性期、早期以标实为主,后期则多以本虚或本虚标实为主,应根据病程的不同阶段拟方用药。

急性心包炎的初起阶段,由于胸痛、发热等症状明显,临床常按结胸证等方法治疗。临床辨证属邪热与痰饮互结上焦,气阴两虚者可用清热化痰、逐饮散结法治之,具体选方可用大、小陷胸汤方加清热涤痰之品,临床辨证属热毒蕴结肺胃,瘀血阻络,阳明热炽,可用银翘散、白虎汤清泻肺胃,待日后壮热大减,胸痛好转,入益气养阴之品,有邪热逆传心包之化脓性心包炎,可选清开灵注射液清热解毒、醒神开窍。若热邪久羁不解,则进而伤津耗液,成为虚实夹杂之证。辨证属温邪伤津,肾阴不足,痰浊瘀血阻遏心包,可以滋阴清心、凉血化瘀、除痰宁心为法。对于临床无发热症状,以心包积液为主的,多从痰饮入手治疗;根据邪正的标本关系,有以攻邪为主的,或采用攻补兼施之法,临床可选用葶苈大枣泻肺汤或瓜蒌薤白汤等。对于大量心包积液出现心包填塞,严重影响心功能及血液循环者,则应中西医结合治疗,待病情缓解之后再用中药进行调理以巩固疗效。

(二)中医治疗

1.辨证论治

(1)风热袭表,内舍心包证

症状:发热恶寒,口渴咽干,烦躁汗出,咳嗽,心悸气短,胸闷胸痛,舌质红,苔薄黄,脉浮数或结代。

治法:疏风清热,宣肺开胸。

方药:银翘散加减。热毒盛者,加黄芩、大青叶、板蓝根清热解毒;风热偏盛者,加桑叶、菊花疏风清热;湿邪重者,加泽泻、薏苡仁利湿;痰热壅盛者,加浙贝母、瓜蒌仁清热化痰。

(2)痨虫痊心,阴虚内热证

症状:午后发热,两颧潮红,五心烦热,自汗或盗汗,心悸气短,咳嗽,痰中带血,舌红少津,脉细数或促、结、代。

治法:养阴清热,补虚杀虫。

方药:月华丸加减。阴虚甚者,酌加知母、黄柏、银柴胡、地骨皮清虚热;肺热壅盛,灼伤脉络,加仙鹤草、侧柏叶、白及宁血止血。

(3)热毒侵袭,壅结心包证

症状:发热面赤,咳嗽气急,烦躁不安,胸闷胸痛,心悸,舌红苔黄,脉数有力。

治法:清热解毒,活血止痛。

方药:仙方活命饮加减。热毒盛者,加黄芩、黄连、黄柏清热泻火解毒;热伤阴津者,加生地黄、玄参、麦冬养阴生津。

(4)湿热浸淫,痹阻心脉证

症状:发热气急,口干口苦,烦闷不安,关节红肿热痛,心悸胸痛,小便黄赤,舌红,苔黄浊或腻,脉滑数。

治法:清热利湿,宣痹复脉。

方药:宣痹汤加味。湿热之邪凝滞经络,加桑枝、秦艽、香附通痹止痛;气滞血瘀者,加桃仁、红花、丹参活血化瘀。

(5)肾阳虚衰,水毒上犯证

症状:气喘胸痛,精神萎靡,面色无华,腰酸腿软,畏寒肢冷,下肢水肿,口有尿味,少尿或无尿,舌质淡胖,有齿痕,苔薄白,脉沉弱。

治法:温补肾阳,利水排毒。

方药:真武汤加味。肾阳虚衰,水气凌心,而致心之阳气不足,寒凝经脉,心脉痹阻,加枳实、薤白、桂枝、香附通阳散结,活血止痛。

(6)湿浊内聚,饮停心包证

症状:饮停心包,胸闷胸痛,痰多喘息,不能平卧,头昏心悸,肢体浮肿,小便短少,苔白腻,脉滑数或濡数。

治法:利湿蠲饮,开胸通阳。

方药:苓桂术甘汤合葶苈大枣泻肺汤加减。气虚者,加黄芪、党参补气;瘀血阻滞者,加三七、桃仁、延胡索活血祛瘀;脾虚湿困者,加陈皮、砂仁、莱菔子行气健脾除湿。

(7)气滞血瘀,痹阻心络证

症状:饮停心包,胸部刺痛,痛有定处,心悸气喘,舌质紫暗或有瘀点、瘀斑,苔薄,脉沉涩或结代。

治法:活血化瘀,行气止痛。

方药:血府逐瘀汤加减。中阳不足,痰饮内停,可合苓桂术甘汤健脾温阳利水。

2.常用中药制剂

(1)生脉饮功效:益气养阴。适用于气阴两虚证。用法:每次 10mL,每日 3 次,7 天为一疗程。

(2)清开灵注射液功效:清热解毒宁心。适用于本病急性期。用法:20～40mL,稀释后静脉滴注,每日 1 次,3～5 天为一疗程。

(3)复方丹参注射液功效:活血化瘀。适用于瘀血阻滞者。用法:10～20mL,稀释后静脉滴注,每日 1 次,5～7 天为一疗程。

六、预后

急性心包炎的预后取决于病因、是否早期诊断、及时正确治疗。病毒性心包炎通常是短暂的、严重的、自限性的疾病,预后大多良好,但有反复发作的倾向。结核性心包炎如未接受抗结核治疗,几乎都发展成缩窄性心包炎,反之则较少发展成慢性缩窄性心包炎。化脓性心包炎未及时诊断并行正确的抗生素治疗,预后极差,早期诊断、及时内科治疗和外科心包切开引流能大大降低死亡率,但即使如此,外科死亡率仍达 8%。风湿性心包炎的预后良好,很少形成缩窄性心包炎。尿毒症性心包炎对强力的透析治疗虽然有效,但预后仍极差。恶性肿瘤性心包炎预后不良。

七、预防与调护

积极参加体育活动,增强体质,生活有规律,预防感冒,对风湿性疾病、结核等进行积极的病因治疗,避免创伤、放射线损伤,合理使用肼屈嗪、苯妥英钠等药物。

发生心包炎后,早期发现,早期治疗。急性期一般应卧床休息,减轻心脏负荷;饮食宜清淡、低盐,忌油腻,戒烟酒;保持心情愉快,避免精神刺激。

第二节 缩窄性心包炎

缩窄性心包炎是指心包增厚、僵硬、纤维化后包围心脏,使心脏舒张充盈受限而产生一系列循环障碍的疾病。临床以呼吸困难、颈静脉充盈、肝大、水肿等为特点。发病率占心脏病的 1.25%～1.60%,占各种心包炎的 20.7%,以青壮年居多,男多于女(1.5∶1)。

目前中医病名尚未统一。根据喘促气短、腹胀、乏力、胁痛、水肿等主要临床表现,属中医"心悸""胸痹""喘证""水肿"等病证范畴。

一、病因病机

中医认为,缩窄性心包炎系支饮日久,水饮阻滞填塞,久病内伤虚损,耗气伤阳,致气虚或阳虚或气滞血瘀而成。

1.正气虚弱

先天不足或后天失养,正气亏虚,御外无力,易感染痨虫或热毒。

2.感染痨虫

感染痨虫,郁而不解,痨虫侵袭心包而发病。

3.邪毒侵袭

温热或湿热之邪入侵,郁而不解,入侵心包。

4.肾衰水毒上犯

肾气衰竭,气化失司,湿浊水毒不得下泄,逆犯心包。

总之,本病病位在心及心包,与肺、脾、肝、肾等脏相关。病性多属本虚标实,本虚主要是心脾气虚、心肾阳虚,标实主要是血瘀、水饮、气滞,本虚是发病的关键。

二、临床表现

(一)主要症状

起病隐匿,多于急性心包炎后数月至数年发生心包缩窄。常见症状有劳力性呼吸困难、乏力、腹部胀满或痛、纳差、肝区疼痛等。

(二)体征

体征有颈静脉怒张、肝肿大、腹水、下肢水肿、Kussmaul 征(吸气时颈静脉扩张更明显)等。心脏体征有心尖搏动减弱或消失;心浊音界不增大;心率增快,心音遥远,部分患者可闻及心包叩击音(在第二心音后约 0.1 秒,呈拍击性质,为舒张期充盈突然受阻引起心室壁的振动所致)。晚期可有心房颤动、动脉收缩压降低、脉压变小、脉搏细弱无力。

三、实验室及其他检查

1.X 线检查

心影大小正常,亦可呈三角形或球形,左右心缘变直,上腔静脉扩张,有时可见心包钙化。

2.心电图

QRS 波群低电压,T 波低平或倒置。

3.超声心动图

可见心包增厚、室壁活动减弱、室间隔矛盾运动等。

4.右心导管检查

特征性表现是肺毛细血管压力、肺动脉舒张压力、右心室舒张末期压力、右心房压力均升高且都在同一高水平。

四、诊断与鉴别诊断

(一)诊断

如患者有腹水、肝肿大、颈静脉怒张、Kussmaul 征阳性和静脉压显著升高等体循环淤血的体征,而无显著心脏扩大或心瓣膜杂音时,应考虑缩窄性心包炎的可能。结合急性心包炎的病史、奇脉、心包叩击音、X 线发现心包钙化、心电图 QRS 波呈低电压及 T 波低平等,常可明确诊断。必要时可做右心导管、CT 或 MRI 检查。

(二)鉴别诊断

缩窄性心包炎需与肝硬化、充血性心力衰竭、限制型心肌病等鉴别。

肝硬化及其他有门静脉高压的患者无颈静脉怒张、体循环静脉压升高、心包钙化及心搏动减弱;心瓣膜病引起的充血性心力衰竭,特别是有二尖瓣病变的病例,其静脉淤血表现与缩窄性心包炎者很相似,但前者有瓣膜病的特征性杂音、心脏明显增大及下肢水肿较腹水明显等特征可作为诊断的依据,两者病史不同,也可帮助鉴别,超声心动图检查可确诊。

限制型心肌病包括心内膜弹性纤维增生症、心内膜纤维变性、心肌淀粉样变等。其血流动力学与缩窄性心包炎相似,故其症状、体征与无钙化的缩窄性心包炎极为相似,鉴别十分困难。限制型心肌病的患者在症状出现后病情发展较迅速,常可听到室性或房性奔马律或四音节律,又可听到二尖瓣或三尖瓣关闭不全的杂音。心电图较少见到低电压(但在心肌淀粉样变较多见),可有 T 波变化,有时可见病理性 Q 波,少有心房扑动,但可见其他心律失常如房室传导阻滞、室内传导阻滞(包括左、右束支阻滞)等。CT 和 MRI 见心包正常,限制型心肌病时,心导管检查示右心房压力曲线呈不典型的 M 或 W 型,右心室压力曲线有舒张早期下陷,但曲线一直降到基线,舒张末期压力小于收缩期压力的 1/3,右心室与肺动脉的收缩压较缩窄性心包炎者为高,毛细血管压高于右心房平均压。心血管造影示在限制型心肌病中无心包增厚,心脏边缘外面的阴影不超过 3～5mm。心内膜心肌活检有助于鉴别,难鉴别的患者可考虑开胸探查。

五、治疗

(一)治疗思路

手术是治疗的主要方法,治疗目的是通过切除增厚、僵硬的心包,使心脏恢复原有的伸缩性。治疗以西医为主,在施行心包剥离术前后辅以中医治疗。中医辨证治疗本病,重点在于消除心包增厚、僵硬的内因。慢性缩窄性心包炎病性多属本虚标实,以虚为主。在治疗上以补益为主,可选用多种补益药物,而以补益心脾更为常用。久病入络,病程中常有瘀血,或痰瘀互结,在辨证论治的基础上常加具有活血祛瘀化痰的药物治疗。

(二)中医治疗

1.痰瘀互结证

症状:心悸怔忡,喘促气短,胸闷胸痛,胁下癥积胀满疼痛,口唇青紫,纳呆肢肿,身体困重,舌质紫暗或有瘀斑,苔白腻,脉涩或结代。

治法:活血涤痰,通络止痛。

方药:膈下逐瘀汤或血府逐瘀汤合瓜蒌薤白半夏汤。气滞血瘀甚者,加郁金、延胡索行气活血止痛;痰饮扰心者,加茯苓、白术、酸枣仁、龙齿健脾宁心定悸。

2.脾虚水泛证

症状:喘促气急,神疲乏力,脘腹胀满,纳少便溏,下肢水肿,舌质淡,苔白腻,脉沉缓或沉弱。

治法:健脾温阳,行气利水。

方药:实脾饮加减。气虚甚者,加人参、黄芪补脾益气;夹痰者,加瓜蒌皮、薤白、半夏化痰宽胸;兼瘀者,酌加丹参、川芎、降香等活血化瘀。

3.心肾阳虚证

症状:喘促气急,心悸怔忡,面色灰白,腰膝冷痛,畏寒肢冷,下肢水肿,舌质淡,苔白,脉沉细无力。

治法:补益心肾,温阳利水。

方药:真武汤加味。血瘀水停者,可酌加丹参、益母草、车前子、泽泻活血利水;瘀血阻滞者,加香附、延胡索、三七行气活血止痛。

六、预 后

慢性缩窄性心包炎早期进行心包切除术,大部分患者可获得满意效果;少数患者因病程长,发生心肌萎缩和心源性肝硬化,则预后较差。

七、预防与调护

积极治疗急性心包炎及其原发疾病,防止慢性缩窄性心包炎的发生。

缩窄性心包炎发生后,可适度散步,练气功、太极拳,注意劳逸结合。重症卧床休息。饮食宜低盐、清淡,忌肥甘,戒烟酒。保持心情愉快,避免精神刺激。

第八章　其他常见心血管疾病

第一节　感染性心内膜炎

感染性心内膜炎是由于病原微生物感染所致的心内膜和心脏瓣膜的炎症,临床变现为发热、心脏杂音、脾肿大、动脉栓塞现象及血培养阳性等基本特征,多伴有赘生物的形成,心脏瓣膜最易受累,间隔缺损部位、腱索或者心壁内膜也可累及。按其致病原、起病缓急以及临床表现的不同,可分为急性和亚急性感染性心内膜炎两种。前者系继发于其他部位的严重感染,患者多无心脏病史,以金黄色葡萄球菌感染最多见;后者则多发生于有心脏瓣膜病或先天性血管畸形的患者,病程较长,其发病远比急性感染性心内膜炎常见。根据病因不同又可分为自体瓣膜心内膜炎和人工瓣膜和静脉药瘾者心内膜炎。

本病当属于中医温病、心悸、胸痹等病范畴。心悸是指患者自觉心中悸动,惊惕不安,甚则不能自主的一种病证,临床多呈发作性,常因情绪波动或劳累过度发作,常伴有胸闷、气短、耳鸣、眩晕、失眠、健忘等症状,临床上将病情较轻者称为惊悸,病情较重者称为怔忡。胸痹是指以胸部闷痛,甚则胸痛彻背,喘息不得卧为主要症状的病证,轻者仅感胸闷如窒,呼吸欠畅,重者则感胸痛,严重者则心痛彻背,背痛彻心。温病是指由外感温邪引起的一类外感疾病,以发热为主症,具有热象明显,易化燥伤阴等特点。

一、病因病机

本病属于温病的范畴。病因与正气亏虚、感受风寒湿热或手术创伤,从而导致温热毒邪侵袭有关。

1.风热外袭

先天禀赋不足,或饮食不节,或房劳过度,或情志失调,导致正气不足,卫外不固,温热毒邪乘虚内犯于心,心体受损,发为本病。

2.热炽气分

温热毒邪,或经卫传气,或由表及里,也可直中气分,气分炽热,损伤心体,影响心用,发为本病。

3.热入心营

心主血脉,正气亏虚,温热邪毒内舍于心脉营血,则可致肌肤内脏出血,心体受损,发为本病;温热邪毒煎熬营血,热血互结,阻遏血脉,则可致血脉栓塞诸证。

4.阴虚火旺

年老、久病体虚,或劳倦过度,耗伤气血阴精,导致正气不足,温热毒邪乘虚而入,内犯于心,心体受损,发为本病。

5.气阴两虚,血脉瘀滞

病至后期,余邪未尽,阴液已伤,热邪恋于阴分,或阴虚血涩,瘀血内停,或虚热内扰心神,气阴两虚,气血不足,心失所养,心体受损,则诸证丛生。

本病病机关键为温热毒邪内犯于心,心体受损。病位在心,病性虚实夹杂,实以温热毒邪为主,虚以气虚、阴虚、血虚为主。正气亏虚则易招邪侵,而温热毒邪又可以耗气、伤阴、动血,形成虚实夹杂之证。温热毒邪侵犯心脉营血,迫血妄行,可致肌肤内脏出血;若温热毒邪煎熬营血,血行瘀滞,瘀热互结,阻遏血脉,则可致血脉痹阻诸证。

二、临床表现

从短暂性菌血症的发生到症状出现的时间长短不一,多在 2 周以内,但不少患者无明确的细菌进入途径可寻。

(一)主要症状

发热是感染性心内膜炎最常见的症状。急性者呈暴发性败血症过程,有高热寒战,常伴突发心力衰竭。亚急性者起病隐匿,发热较低,很少超过 39℃,午后和晚上稍高,不伴寒战。老年人、严重衰弱、心力衰竭、肾衰竭患者可无发热或仅轻微发热。此外可伴有头痛、背痛、肌肉关节痛以及全身不适、乏力、食欲缺乏和体重减轻等非特异性症状。

(二)体征

1.心脏杂音

80%~85%的患者可闻及心脏杂音,由基础心脏病和(或)本病引起的瓣膜损害所致。新的或变化的杂音在急性者中较为常见。

2.周围体征

多为非特异性,目前已不常见,包括:①瘀点,以口腔黏膜和睑结膜常见,病程长者较多见;②指(趾)甲下线状出血;③Osler 结节,为指和趾垫出现的豌豆大的红或紫色痛性结节,常见于亚急性者;④Roth 斑,为视网膜的椭圆形黄斑出血伴中央苍白,多见于亚急性感染;⑤Janeway 损害,为手掌和足底处直径 1~4mm 无痛性出血红斑,主要见于急性患者。引起这些周围体征的原因可能是微血管炎或微栓塞。

3.感染的非特异性体征

占 15%～50%,脾大见于病程 6 周以上的患者,急性者少见。可见轻、中度贫血,晚期患者有重度贫血。部分患者可见杵状指(趾)。

(三)并发症

1.心脏损害

①心力衰竭为最常见并发症,主要由瓣膜关闭不全所致,瓣膜穿孔或腱索断裂导致急性瓣膜关闭不全时可诱发急性左心衰竭;②心肌脓肿常见于急性患者,可致房室和室内传导阻滞;③急性心肌梗死多由冠状动脉栓塞引起,常见于主动脉瓣感染;④化脓性心包炎;⑤心肌炎。

2.动脉栓塞

占 20%～40%。栓塞可发生在机体的任何部位,脑、肺、心脏、脾、肾、肠系膜和四肢为临床常见的栓塞部位,可出现各个部位栓塞、坏死的表现。脑栓塞的发生率为 5%～20%,在有左向右分流的先天性心血管疾病或右心膜炎时,肺循环栓塞常见。

3.细菌性动脉瘤

占 3%～5%,多见于亚急性者。受累动脉依次为近端主动脉、脑、内脏和四肢。发生于周围血管时易诊断,如发生在深部组织的动脉,往往直至动脉瘤破裂出血时方可确诊。

4.迁移性脓肿

多发生于肝、脾、骨髓和神经系统,多见于急性患者。

5.神经系统

30%～40%的患者有神经系统症状和体征,主要是脑栓塞、脑细菌性动脉瘤、脑出血以及中毒性脑病、脑脓肿、化脓性脑膜炎。后三种情况主要见于金黄色葡萄球菌性心内膜炎。

6.肾脏损害

大多数患者有肾损害,肾动脉栓塞和肾梗死多见于急性患者,免疫复合物致局灶性和弥漫性肾小球肾炎常见于亚急性患者。

三、实验室及其他检查

1.常规检查

(1)血液检查:亚急性者正常色素型正常细胞性贫血常见,白细胞计数正常轻度升高,分类计数轻度核左移。急性者常有血白细胞计数增高和明显核左移。红细胞沉降率几乎均升高。

（2）尿液检查：常有显微镜下血尿和轻度蛋白尿。肉眼血尿提示肾梗死。红细胞管型和大量蛋白尿提示弥漫性肾小球性肾炎。

2.血培养

是诊断菌血症和感染性心内膜炎的最重要方法，结合药物敏感试验可以指导抗生素的使用。持续低水平（＜100/mL）的菌血症是感染性心内膜炎的典型表现。对于未经治疗的亚急性患者，应在第1日间隔1时采血1次，共3次。如次日未见细菌生长，重复采血3次后，开始抗生素治疗。已用过抗生素者，停药2～7天后采血。急性患者应在入院后3小时内，每隔1小时采血1次，共取3个血标本后开始治疗。本病菌血症为持续性，故无需在体温升高时采血。每次取静脉血10～20mL做需氧和厌氧培养。

3.免疫学检查

25％的患者有高丙种球蛋白血症，80％的患者出现循环中免疫复合物，病程6周以上的亚急性患者中50％有类风湿因子试验阳性。血清补体降低见于弥漫性肾小球肾炎。

4.超声心动图

超声心动图发现赘生物、瓣周并发症时，有助于明确感染性心内膜炎诊断，但检查未发现赘生物时并不能除外本病。超声心动图和多普勒超声还可明确基础心脏病（如瓣膜病、先天性心脏病）和心内并发症（如瓣膜关闭不全、瓣膜穿孔、腱索断裂、瓣周脓肿、心包积液等）的情况。

5.X线检查

肺部多处小片状浸润阴影提示脓毒性肺栓塞所致肺炎。左心衰竭时有肺淤血或肺水肿征。主动脉细菌性动脉瘤可致主动脉增宽。细菌性动脉瘤有时需经血管造影诊断。CT扫描有助于脑梗死、脓肿和出血的诊断。

6.心电图

偶可见急性心肌梗死或房室、室内传导阻滞。

四、诊断与鉴别诊断

（一）诊断

1.诊断标准

凡符合2项主要诊断标准，或1项主要诊断标准和3项次要诊断标准，或5项次要诊断标准者，可确诊感染性心内膜炎。

主要诊断标准：①2次不同时间的血培养阳性，而且病原菌完全一致，为典型的感染性心内膜炎致病菌或多次血培养检出同一IE致病微生物（2次至少间隔12小时以上的血培养阳性；所有3次血培养均阳性；4次或4次以上的多数血培养阳性)或 Q 热病原体 1 次血培养阳性或其 IgG 抗体滴度＞1∶800。②超声心动图发现赘生物,或新的瓣膜关闭不全。

次要诊断标准:①基础心脏病或静脉滥用药物史。②发热,体温≥38℃。③出现栓塞、细菌性动脉瘤、颅内出血、结膜出血以及 Janeway 损害。④免疫反应,肾小球肾炎、Osler 结节、Roth 斑及类风湿因子阳性。⑤血培养阳性,但不符合主要诊断标准;或与 IE 一致的活动性致病微生物感染的血清学证据。⑥超声心动图发现符合感染性心内膜炎,但不符合主要诊断标准。

2.分型

本病根据病程分为急性和亚急性。后者占据至少 2/3 的病例。

急性感染性心内膜炎特征:①中毒症状明显;②病程进展迅速,数天至数周引起瓣膜破坏;③感染迁移多见;④病原体主要为金黄色葡萄球菌。

亚急性感染性心内膜炎特征:①中毒症状轻;②病程数周至数月;③感染迁移少见;④病原体以草绿色链球菌多见,其次为肠球菌。

本病还可分为自体瓣膜心内膜炎、人工瓣膜和静脉药瘾者心内膜炎。

(二)鉴别诊断

本病的临床表现涉及全身多脏器,既多样化,又缺乏特异性,需鉴别的疾病较多。急性者应与金黄色葡萄球菌、淋球菌、肺炎球菌和革兰阴性杆菌败血症鉴别。亚急性者应与急性风湿热、系统性红斑狼疮、左房黏液瘤、淋巴瘤、腹腔内感染、结核病等鉴别。

五、治疗

(一)治疗思路

本病是急性、亚急性严重感染性疾病,针对性地使用强力的抗生素抗感染治疗,以争取尽快消灭致病菌,必要时行外科手术置换人工瓣膜为西医治疗的优势。但患者免疫力低下,而且致病菌隐藏,难以完全消灭。中药益气养阴、扶正固本可以调节机体免疫功能,部分清热解毒药具有抗感染作用,而清热解毒、活血化瘀法在减轻毒血症和炎性因子损害等方面具有独特的优势。中西医结合可以获得更好的治疗效果。

(二)中医治疗

1.辨证论治

(1)风热外袭证

症状:发热,微恶风寒,头身疼痛,无汗或少汗,胸闷心悸,咽痛,咳嗽,痰黄,口微渴,舌尖红,苔薄黄,脉浮数。

治法:疏风清热,辛凉解表。

方药:银翘散加减。

（2）热炽气分证

症状:壮热烦渴,汗出热不解,心悸气促,胸闷胸痛,小便黄赤,舌红,苔黄燥,脉滑数或洪。

治法:清热生津,泻火解毒。

方药:白虎汤合五味消毒饮加减。心气不足,心悸气促者,加人参补益心气;心血瘀阻,胸闷胸痛者,加丹参、桃仁、延胡索以行气活血止痛。

（3）热入心营证

症状:发热不退,入夜尤甚,渴不多饮,心悸胸闷,斑疹隐隐,或出现瘀点、瘀斑,烦躁不安,甚则神昏谵语,舌红绛,苔黄燥,脉细数。

治法:清营解毒,凉血活血。

方药:清营汤合犀角地黄汤加减。心气虚者,加人参以补益心气。

（4）阴虚火旺证

症状:低热不退,午后或夜间发热,心烦心悸,失眠多梦,胸闷气短,自汗盗汗,手足心热,两颧发红,口燥咽干,舌红少津,苔少或光剥,脉细数。

治法:滋阴清热,凉血活血。

方药:青蒿鳖甲汤加减。

（5）气阴两虚,血脉瘀滞证

症状:低热乏力,五心烦热,动则气短,自汗或盗汗,心悸怔忡,失眠多梦,或有身痛,或皮色暗红、紫红或肌肤甲错,或肢体偏瘫,舌紫暗或有瘀点、瘀斑,脉细涩。

治法:益气养阴,活血祛瘀。

方药:生脉散合补阳还五汤加减。

2.常用中药制剂

（1）安宫牛黄丸

功效:清热解毒,镇惊开窍。适用于感染性心内膜炎热入心营证,高热惊厥,神昏谵语者。用法:口服,每次 1 丸,每日 1 次。

（2）鱼腥草注射液

功效:清热解毒。适用于热病,痰热咳嗽、痈肿疮毒等。用法:每次 50～100mL,直接静脉滴注,或以 5%～10% 葡萄糖注射液或 0.9% 氯化钠注射液适量稀释后静脉滴注,每日 1 次。

（3）清开灵注射液

功效:清热解毒,化痰通络,醒神开窍。适用于高热神昏者。用法:静脉滴注,每次 20～40mL,以 5%～10% 葡萄糖注射液 200mL 或 0.9% 氯化钠注射液 100mL 稀释后使用,每日 1 次。

（4）生脉注射液

功效：益气养阴，复脉固脱。适用于感染性休克气阴两亏，脉虚欲脱，见心悸、气短、四肢厥冷、汗出、脉欲绝等症者。用法：静脉滴注，每次20～60mL，以5％葡萄糖注射液250～500mL稀释后使用，每日1次。

六、预后

未治疗的急性患者几乎均在1个月内死亡，亚急性患者一般≥6个月。除耐药的革兰阴性杆菌和真菌感染者以外，大多数患者可获细菌学治愈，但预后不良，五年存活率仅60％～70％，约10％的患者在治疗后数月或数年内复发。

七、预防与调护

有易患因素（人工瓣膜置换术后、感染性心内膜炎史、体-肺循环分流术后、心脏瓣膜病和先天性心脏病）的患者，在接受口腔、上呼吸道、泌尿、生殖和消化道手术或操作时，应预防性地应用抗生素。

第二节　心脏瓣膜疾病

心脏瓣膜病是指各种原因，如炎症、退行性改变、缺血坏死、黏液样变性、先天发育畸形等引起的心脏瓣膜结构（瓣叶、瓣环、腱索及乳头肌）或功能的异常，造成单个或多个瓣口的狭窄及（或）关闭不全，导致心脏血流动力学变化，并出现一系列临床综合征。心室和主动脉、肺动脉根部严重扩张也可产生相应瓣膜的相对性关闭不全。瓣膜狭窄，使心腔压力负荷增加；瓣膜关闭不全，使心腔容量负荷增加。这些血流动力学改变可导致心房或者心室结构及功能的改变，最终导致心力衰竭、心律失常等。病变可以累及一个瓣膜，也可以累及多个瓣膜，后者称为多瓣膜病。风湿炎症导致的瓣膜损害称为风湿性心脏病，简称风心病。主累及40岁以下的人群，随着生活水平的提升，风湿性心脏病的发病率正在逐年降低，但是仍然是我国最为常见的瓣膜病。另外，黏液样变性及老年瓣膜钙化退行性改变所致的心脏瓣膜病也日益增多。心脏瓣膜病最常累及二尖瓣及主动脉瓣，而三尖瓣和肺动脉瓣则较少见。本病归属于中医"心痹"范畴。如《素问·痹论》说："脉痹不已，复感于邪，内舍于心。""心痹者，脉不通，烦则心下鼓，暴上气而喘。"

一、病因病机

中医认为本病主要是由于外邪（如风寒湿热之邪）侵袭肌表，久留不去或反复侵袭，由表入里，内舍于心，邪耗正气，邪阻心脉而发病；或因先天不足、年老体虚等正气虚弱,影响及心,致心气衰弱,气不行血,致气虚血瘀,或损及心阳、心阴,气血衰败,发为此病。

1.心肺瘀阻

本证多由于感受风寒湿之邪,引起气血运行不畅,经络阻滞。心在体合脉,主脉行血,若痹证久迁不愈,反复感受外邪,则邪气可通过经络内舍于心,发为心痹。由于肺主气、朝百脉,心痹日久影响及肺,则心肺瘀阻,而表现心悸气短,胸痛憋闷,两颧紫红,甚者面色瘀暗、唇紫。

2.气血亏虚

本证多由于先天禀赋不足,素体亏虚,或后天失养,或年老体虚,以致正气不足,气血亏虚,腠理疏松,卫外不固,外邪易于侵袭,或感邪之后难以驱邪外出,导致外邪深入,累及于心;或因思虑日久劳伤心脾,气血化源不足,心神失养而发为心痹。

3.气阴两虚

本证由于外邪入侵,内舍于心,邪耗正气,或素体正气虚弱,日久心气衰弱,气虚致气化机能障碍,使阴液生成减少,或素体阴虚,损及心阴,致气阴两虚。

4.气虚血瘀

血液的正常运行全赖心气推动。心气不足,鼓动无力,则血行不畅形成瘀血,导致气虚血瘀。

5.心肾阳虚

久病之后,阳气虚弱,不能温养心脉,心阳虚衰,累及肾阳,肾不能气化水湿而生水饮,饮邪上犯凌心则心悸,射肺则咳喘,泛溢肌肤则水肿。

总之,本病病位主要在心,常涉及肺、脾、肾。基本病机为正虚邪入,痹阻心脉。病属本虚标实,虚指气血阴阳亏虚,实以瘀血、水饮为主。发病初期,可无明显症状,日渐损及气血阴阳,日久不愈,可出现"心悸"、"胸痹"、"心衰病"等。本病严重时可见心气、心阳暴脱及阴盛格阳之危候。

二、临床表现

(一)二尖瓣狭窄

1.症状

(1)呼吸困难:劳力性呼吸困难为最早出现的症状,运动、感染、发热、情绪紧张、妊娠或心房颤动为常见诱因。随着病程发展,日常活动以至休息时出现呼吸困难,端坐呼吸和夜间阵发呼吸困难,甚至急性肺水肿。

(2)咯血有以下几种情况:①痰中带血丝或血痰,与支气管炎肺淤血或肺毛细血管破裂有关,常伴夜间阵发性呼吸困难;②突然大咯血,色鲜红,见于严重二尖瓣狭窄,为左心房压力突然增高,导致肺静脉与支气管静脉间侧支循环曲张破裂所致,多见于早期,后期因静脉壁增厚以及随着病情进展致肺血管阻力增加及右心功能不全,大咯血发生率降低;③粉红色泡沫样痰,为急性肺水肿的特征;④肺栓塞时咯血量较大,多为暗红色黏稠血痰。

(3)咳嗽:常见,冬季明显。常为干咳,多在夜间睡眠(平卧)或劳动后加重,可能与支气管黏膜水肿、增大的左房压迫左主支气管有关。并发支气管或肺部感染时,咳嗽,咯黏液样或脓性痰。

(4)右心衰竭:出现体循环淤血症状,纳差、腹胀、尿少、水肿,夜尿增多,肝区胀痛甚至出现黄疸等。右心衰出现后,肺淤血减轻,原有的呼吸困难及咯血可以减轻。

(5)血栓栓塞:为二尖瓣狭窄的严重并发症,约20%的患者在病程中发生血栓栓塞,其中的15%～20%由此导致死亡,发生栓塞者约80%有心房颤动,故合并房颤的患者需予预防性抗凝治疗。

(6)其他症状:扩张的左肺动脉和扩大的左心房压迫喉返神经引起声音嘶哑,扩大的左心房压迫食道可引起吞咽困难。部分患者发生血栓栓塞症状。

2.体征

(1)视诊:重度二尖瓣狭窄可见"二尖瓣面容",两颧紫红色,口唇轻度发绀。儿童期发生二尖瓣狭窄,可见心前区隆起。

(2)触诊:明显右心室肥厚者心尖搏动弥散、左移,胸骨左缘3～4肋间右心室收缩期抬举性搏动,心尖区可触及舒张期震颤。

(3)叩诊:心浊音界向左扩大,心腰消失而呈梨形。

(4)听诊:心尖区舒张中、晚期低调的隆隆样杂音,呈递增型,较局限,左侧卧位明显,用力呼气或体力活动后更清楚。心尖部第一心音亢进和开瓣音,提示瓣膜尚有弹性,活动度好;如瓣叶钙化僵硬,则第一心音减弱,开瓣音消失。肺动脉高压时出现肺动脉瓣区第二心音亢进、分裂;由于肺动脉扩张,在胸骨左上缘可闻及收缩期喷射样杂音和递减型高调叹气样舒张早期杂音(Graham-Steel杂音,相对性肺动脉瓣关闭不全)。右心室扩大伴三尖瓣关闭不全时,出现三尖瓣区全收缩期吹风样杂音,吸气时明显。

(5)其他体征:右心衰竭出现颈静脉怒张、肝肿大压痛、肝颈静脉回流征阳性、下肢浮肿、腹水和发绀等。右心室扩大伴三尖瓣关闭不全时,可有肝脏搏动。

(二)二尖瓣关闭不全

1.症状

慢性二尖瓣关闭不全的无症状期可长达20年。轻度二尖瓣关闭不全可终身无症状。一旦出现症状,多已有不可逆心功能损害,且进展迅速。常见有疲乏无力、劳力性呼吸困难、端坐呼吸等心排血量减少及肺淤血症状。后期出现右心衰及体循环淤血症状。急性二尖瓣关闭不全重者很快发生急性心力衰竭，甚至心源性休克。

2.体征

(1)视诊:心尖搏动向左下移位。

(2)触诊:心尖搏动向左下移位,常呈抬举性。

(3)叩诊:心浊音界向左下扩大,后期亦可向右扩大。

(4)听诊:心尖部第一心音减弱;心尖部较粗糙的吹风样全收缩期杂音范围广泛,常向左腋下及左肩胛下角传导,并可掩盖第一心音;主动脉瓣区第二心音分裂,严重反流可出现低调第三心音。肺动脉高压时可闻及肺动脉瓣区第二心音亢进、分裂。

(三)主动脉瓣狭窄

1.症状

出现较晚。呼吸困难、心绞痛和晕厥为典型主动脉瓣狭窄三联征。

(1)呼吸困难:劳力性呼吸困难为肺淤血引起的常见首发症状,见于95%的有症状患者,进而发生阵发性夜间呼吸困难、端坐呼吸,严重者有急性肺水肿。

(2)心绞痛:见于60%的有症状患者,多为劳力性,常由运动诱发,休息后缓解,主要由心肌缺血引起。

(3)晕厥或黑矇:见于15%~30%的有症状患者,多发生于直立、运动中或运动后即刻,少数在休息时发生,由于运动时外周血管扩张而心排血量相对减少,心肌氧耗量增加加重心肌缺血,致心排血量进一步减少,脑循环灌注压降低,发生脑缺血所致。休息时晕厥多由于心律失常导致心排血量骤减所致。

(4)其他症状:主动脉瓣狭窄晚期可出现明显的疲乏、虚弱、周围性发绀等表现。右心衰竭出现肝肿大、心房颤动、三尖瓣反流等。

2.体征

(1)视诊:心尖搏动向左下移位。

(2)触诊:心尖搏动向左下移位,呈抬举性;主动脉瓣区可出现收缩期震颤。

(3)叩诊:心浊音界向左下扩大。

(4)听诊:心尖部第一心音正常;因左室射血时间延长,主动脉瓣区第二心音减弱或消失,也可出现第二心音逆分裂。典型杂音为主动脉瓣听诊区可听到高调、粗糙的递增-递减型收缩期喷射性杂音,向颈部传导。

(5)其他体征:重度狭窄可有收缩压降低,脉压减小,脉搏细弱。后期可有心衰体征。

（四）主动脉瓣关闭不全

1.症状

慢性主动脉瓣关闭不全可多年无症状,甚至可耐受运动。最先的主诉与心搏量增多有关,如心悸、心前区不适、头部搏动感等。晚期左室功能失代偿出现呼吸困难等症状。心肌缺血所致胸痛较主动脉瓣狭窄少见。体位性头晕常见,与脑供血不足有关;晕厥罕见。急性主动脉瓣关闭不全轻者可无症状,重者可发生急性左心衰竭和低血压。

2.体征

（1）视诊:颜面较苍白,颈动脉搏动明显,心尖搏动向左下移位且范围较广,可见点头运动及毛细血管搏动。

（2）触诊:心尖搏动向左下移位并呈抬举性,有水冲脉。

（3）叩诊:心浊音界向左下扩大,心腰明显,呈靴形。

（4）听诊:心尖部第一心音减弱;主动脉瓣区第二心音减弱或消失;主动脉瓣第二听诊

区可闻及叹气样递减型舒张期杂音,前倾位和深吸气更易听到,可向心尖部传导;重度关闭不

全时,可在心尖区闻及舒张中期柔和低调隆隆样杂音（Austin-Flint 杂音）,系反流血液冲击二尖瓣引起二尖瓣处于半关闭状态形成相对狭窄所致。可有动脉枪击音及杜氏双重杂音。

（五）联合瓣膜病变

多个瓣膜损害时,总的血流动力学异常较各瓣膜单独损害者严重,两个体征轻的瓣膜损害可出现较明显的症状。但联合瓣膜病的联合存在常使单个瓣膜病变的典型体征改变,从而给诊断带来困难。如二尖瓣狭窄伴主动脉瓣关闭不全时可使二尖瓣狭窄的舒张晚期杂音减弱或消失,主动脉瓣关闭不全的周围血管征不明显。二尖瓣狭窄合并主动脉瓣狭窄时主动脉瓣区收缩期杂音减弱,第四心音减弱或消失,同时心尖区舒张期杂音亦可减弱。临床诊断时须仔细分析,超声心动图检查对心脏瓣膜病具有特别的诊断价值。

（六）并发症

1.心力衰竭

是心脏瓣膜病最常见的并发症和致死原因,约发生于 70% 的患者。呼吸道感染是最常见诱因,其次为心律失常、劳累、情绪激动、妊娠等。严重左心衰竭及重度二尖瓣狭窄时,常在上述诱因下发生急性肺水肿,表现为严重呼吸困难,不能平卧,濒死感,发绀,咳粉红色泡沫痰,满肺干湿啰音,甚至昏迷、死亡。

2.心律失常

以心房颤动最常见,尤其是二尖瓣狭窄和左房明显扩大者。房性早搏为房颤的前奏,开始为阵发性心房扑动和颤动,以后转为持续性心房颤动。房颤形成后可诱发或加重心衰,易形成心房内血栓,引起动脉栓塞。

3.栓塞

最常见于二尖瓣狭窄伴房颤患者。左房扩大和淤血易形成左房血栓,脱落后可引起动脉栓塞,其中以脑栓塞最多见。心房颤动和右心衰竭时,在周围静脉、右房可形成血栓,脱落后造成肺动脉栓塞。

4.感染性心内膜炎

随着器械检查和静脉输液的机会增多,感染性心内膜炎有增多趋势,但多见于狭窄不严重而炎症尚未静止者。瓣膜增厚、变形、狭窄严重且合并心房颤动反而少见。

5.肺部感染

肺部感染常见,并诱发或加重心力衰竭。

三、实验室及其他检查

(一)二尖瓣狭窄

1.X 线检查

左房增大,肺动脉段突出,右室增大,主动脉球缩小,二尖瓣叶可有钙化,见肺淤血及肺间质水肿等征象。

2.心电图

轻度狭窄可正常。典型改变为 P 波增宽且呈双峰形,即"二尖瓣型 P 波",和(或)V_1 导联 P 波终末电势≤$-0.04mV \cdot s$,提示左房增大。右室肥大出现右室 QRS 波群高电压和电轴右偏。可有心房颤动。

3.超声心动图

为确定和定量诊断二尖瓣狭窄的可靠方法,对判断病变的轻重、决定手术方法及评价手术的疗效均有很大价值。M 型超声显示:EF 斜率降低,双峰不明显,前后叶于舒张期呈同向运动即城垛样改变;二尖瓣瓣叶增厚、畸形和钙化;左房增大且排空减慢;左心室腔正常或缩小;可有右室肥大。二维超声显示:舒张期前叶呈圆拱状,后叶活动度减小,交界处融合,瓣叶增厚,瓣口面积常$<1.0cm^2$,左房右室大,可发现左房内附壁血栓。彩色多普勒显示缓慢而渐减的血流通过二尖瓣。

4.右心导管检查

右心室、肺动脉及肺毛细血管压力增高,肺循环阻力增大,心排血量降低。穿刺房间隔后可直接测定左房左室跨瓣压力阶差和计算瓣口面积,明确狭窄程度。

（二）二尖瓣关闭不全

1.X 线检查

左室肥大,左房肥大,肺淤血,间质性肺水肿,晚期肺动脉高压,右室亦增大。

2.心电图

轻度二尖瓣关闭不全心电图可正常,严重者可出现左房大、左室肥大及劳损、心房颤动。

3.超声心动图

M 型和二维超声可测定出左房、左室大,瓣叶及瓣下结构增厚、融合、缩短,瓣口关闭时对合不佳等。多普勒超声能清楚显示二尖瓣关闭不全时左房内出现的高速异常反流束,诊断的敏感性可达 100%,并能评定二尖瓣反流的程度,定量诊断标准为:轻度是指射流面积 $<4cm^2$,每次搏动的反流量 $<30mL$,反流分数 $<30\%$;中度是指射流面积为 $4\sim8cm^2$,每次搏动的反流量 $30\sim59mL$,反流分数为 $30\%\sim49\%$;重度是指射血面积 $>8cm^2$,每次搏动的反流量 $>60mL$,反流分数 $>50\%$。

4.心导管检查

右心导管检查,右心室、肺动脉及肺毛细血管压力增高,肺循环阻力增大;左心导管检查,左心房压力增高,压力曲线 V 波显著,心排血量降低,严重反流。

（三）主动脉瓣狭窄

1.X 线检查

心影正常或左室轻度增大,左房可轻度增大;升主动脉根部常因收缩期血流急促喷射冲击而有狭窄后扩张;晚期心衰时有左室明显增大及肺淤血征象。

2.心电图

左室肥厚伴劳损,左房肥大;可有传导阻滞及其他心律失常。

3.超声心动图

M 型诊断本病不敏感,缺乏特异性。二维超声心动图探测主动脉瓣异常很敏感,有助于确定狭窄和病因,但不能准确定量狭窄程度。连续多普勒可测定通过主动脉的最大血流速度,并可计算最大跨膜压力阶差以及瓣口面积。

4.心导管检查

通过左心导管做左室造影可明确瓣口狭窄程度,也可通过测定跨瓣压差计算瓣口面积。

（四）主动脉瓣关闭不全

1.X 线检查

左室增大,心影呈靴形;可有左心房增大;升主动脉扩张、迂曲、延长,严重瘤样扩张提示为 Marfan 综合征或中层囊性坏死;左心衰时有肺淤血征。透视下可见主动脉和左室搏动振幅明显增加。

2.心电图

慢性者常见左心室肥厚劳损,电轴左偏;可有房性、室性早搏及束支传导阻滞。急性者心电图常见窦性心动过速。

3.超声心动图

M型显示舒张期二尖瓣前叶或室间隔纤细扑动,为主动脉瓣关闭不全的可靠诊断征象;左室增大,左室流出道增宽,左室后壁及室间隔搏动幅度增加。二维超声可显示瓣膜和主动脉根部的形态改变,可见瓣膜闭合不全。多普勒超声为最敏感的确定主动脉瓣反流的方法,在左心室侧可探及全舒张期涡流,通过计算反流血量与搏出量的比例,估计病情程度。

4.磁共振显像

可确定主动脉瓣血液反流并估计其程度,准确诊断主动脉夹层等主动脉疾病。

5.其他

左心导管检查示左心室增大,舒张末期容积增加。心室造影可见造影剂反流入左心室,并可估测反流量及左室功能。

四、诊断与鉴别诊断

(一)诊断

1.二尖瓣狭窄

心尖区有舒张期隆隆样杂音伴左心房增大(X线或心电图提示),即可做出诊断。超声心动图可进一步明确诊断。

2.二尖瓣关闭不全

心尖区可闻及Ⅲ级以上粗糙全收缩期杂音伴左房、左室增大,诊断即可成立。脉冲多普勒和彩色多普勒血流显像检查可确诊。

3.主动脉瓣狭窄

主动脉瓣区喷射性收缩期杂音,向颈部传导。超声心动图检查可明确诊断。

4.主动脉瓣关闭不全

主动脉瓣第二听诊区舒张早期递减型吹风样杂音,伴左心室增大和周围血管征,可诊断为主动脉瓣关闭不全。

(二)鉴别诊断

1.二尖瓣狭窄

(1)"功能性"二尖瓣狭窄:见于各种原因所致的左心室扩大,二尖瓣口血流量增加,或二尖瓣在心室舒张期开放时受主动脉反流冲击等情况。如动脉导管未闭、心室间隔缺损、甲亢、重度贫血及主动脉瓣关闭不全等。这类杂音一般历时短暂,性质柔和,无开瓣音。

(2)左房黏液瘤:发生于左房的良性肿瘤。瘤体在舒张期阻塞二尖瓣口,可产生与二尖瓣狭窄相似的症状与体征。但左房黏液瘤产生的杂音呈间歇性,随体位而变化,杂音前有肿瘤扑落音,无开放拍击音,有昏厥史,常伴有发热、贫血、反复体循环动脉栓塞等表现。超声心动图可见左房内有云雾状光团往返于左房与二尖瓣口之间。

2.二尖瓣关闭不全

(1)二尖瓣脱垂综合征:由于收缩期中一或二瓣叶脱入左心房,引起瓣膜关闭不全。心尖区或其内侧可闻及收缩中晚期喀嚓音,紧接喀嚓音可听到收缩期杂音。M型超声心动图可见二尖瓣于收缩中晚期向后移位呈"吊床样"波形;二维超声图像上可见二尖瓣叶于收缩期突向左心房,并超过瓣环水平;多普勒超声可证实二尖瓣反流。

(2)相对性二尖瓣关闭不全:由于各种病因导致左心室扩张,二尖瓣环明显扩大,造成二尖瓣关闭时不能完全闭合而出现血流反流,表现为心尖区收缩期吹风性杂音。见于高血压性心脏病、心肌炎、扩张型心肌病及贫血性心脏病等。这类杂音性质较柔和,无明显传导。原发病改善后,杂音可减轻。

(3)三尖瓣关闭不全:为全收缩期杂音,胸骨左缘第4、5肋间最响,吸气时增强,常伴颈静脉搏动(V波)和肝收缩期搏动。

3.主动脉瓣狭窄

(1)梗阻性肥厚型心肌病:因左心室非对称性肥厚致左室流出道梗阻,可产生与主动脉瓣狭窄相似的血流动力学改变,在胸骨左缘第4肋间可闻及收缩期杂音。该杂音最响部位不在主动脉瓣第一听诊区,不向颈部传导,主动脉瓣区第二心音正常。超声心动图检查显示左室壁不对称性肥厚,室间隔明显肥厚,左室流出道狭窄。

(2)主动脉扩张:可因高血压、梅毒等所致。在胸骨右缘第2肋间可闻及短促的收缩期杂音,主动脉瓣区第二心音正常或亢进,无第二心音分裂。超声心动图可明确诊断。

(3)肺动脉瓣狭窄:在胸骨左缘第2肋间可闻及粗糙响亮的收缩期杂音,常伴收缩期喷射音,肺动脉瓣区第二心音减弱并分裂,主动脉瓣区第二心音正常,右心室肥厚增大,肺动脉主干呈狭窄后扩张。

4.主动脉瓣关闭不全

(1)肺动脉瓣关闭不全:常为肺动脉高压所致。颈动脉搏动正常,肺动脉瓣区第二心音亢进,胸骨左缘第2~4肋间闻及舒张期杂音,吸气时增强,无周围血管征。心电图示右心房和右心室肥大,X线示肺动脉主干突出。

（2）主动脉窦瘤破裂：常破裂入右心，在胸骨左下缘有连续性杂音，有突发性胸痛，进行性右心功能衰竭，主动脉造影及超声心动图检查可确诊。

五、治疗

（一）治疗思路

手术是治疗本病的主要方法。对失去手术机会和不愿意进行手术治疗的患者，常采用对症治疗的原则。中西医内科治疗的重点是预防感染性心内膜炎及风湿热反复发作，避免心瓣膜损害进一步加重，积极防治各种并发症。对心功能代偿期、早期心衰、风心病合并风湿活动及手术后患者，采用中医药扶正固本、祛邪等治法，有一定的作用。对有严重并发症者，在西医治疗的基础上，根据中医辨证论治原则采用补气活血化瘀、温阳利水等方法，对于减轻症状、控制病情发展、恢复心脏功能、提高生活质量等有一定效果。

（二）中医治疗

1.辨证论治

（1）心肺瘀阻证

症状：心悸气短，胸痛憋闷，或咯痰咳血，两颧紫红，甚者面色瘀暗、唇紫，舌质瘀暗或有瘀点，脉细数或结、代。

治法：行气活血化瘀。

方药：血府逐瘀汤加减。若兼心阳不足者，加桂枝甘草汤；若兼气阴不足者，合用生脉散。

（2）气血亏虚证

症状：心悸气短，动则尤甚，头晕目眩，身困乏力，面色无华，纳少失眠，舌淡苔薄白，脉细弱。

治法：益气养血，宁心安神。

方药：归脾汤加减。

（3）气阴两虚证

症状：心悸气短，倦怠乏力，头晕目眩，面色无华，动则汗出，自汗或盗汗，夜寐不宁，口干，舌质红或淡红，苔薄白，脉细数无力或促、结、代。

治法：益气养阴，宁心复脉。

方药：炙甘草汤加味。

（4）气虚血瘀证

症状：心悸气短，头晕乏力，面白或暗，口唇青紫，自汗，甚者颈脉怒张，胁下痞块，舌有紫斑、瘀点，脉细涩或结代。

治法：益气养心，活血通脉。

方药:独参汤合桃仁红花煎加减。若夹有痰浊,胸满闷痛,苔浊腻者,合用瓜蒌薤白半夏汤。

（5）心肾阳虚证

症状:心悸,喘息不能平卧,颜面及肢体浮肿,或伴胸水、腹水,脘痞腹胀,形寒肢冷,大便溏泻,小便短少,舌体胖大,质淡,苔薄白,脉沉细无力或结代。

治法:温补心肾,化气行水。

方药:参附汤合五苓散加减。若亡阳欲脱者,急用参附汤回阳固脱。

2.常用中药制剂

（1）血府逐瘀口服液功效:活血化瘀,行气止痛。适用于心肺瘀阻证。口服,每次 10mL,每日 3 次。

（2）归脾丸功效:益气健脾,养血安神。适用于气血亏虚证。口服,每次 8～10 粒,每日 3 次。

（3）通心络胶囊功效:益气活血,通络止痛。适用于气虚血瘀证。口服,每次 2～4 粒,每日 3 次。

（4）生脉注射液功效:益气养阴,复脉固脱。用于气阴两虚证。2～4mL,肌肉注射,每日 1 次,或 20～60mL 加入 5％葡萄糖注射液 250mL 静脉滴注,每日 1 次。

（5）参附注射液功效:回阳救逆,益气固脱。用于心肾阳虚证。2～4mL,肌肉注射,每日 1 次,或 20～60mL 加入 5％葡萄糖注射液 250mL 静脉滴注,每日 1 次。

六、预后

慢性心脏瓣膜病患者,可多年无症状,但大多数患者瓣膜损害在逐渐加重,一旦出现症状则病情加重或迅速恶化。二尖瓣狭窄患者从发生症状到完全致残平均 7.3 年,死亡原因为心力衰竭、血栓栓塞、感染性心内膜炎。二尖瓣关闭不全重度患者内科治疗 10 年存活率为 60％。主动脉瓣狭窄和关闭不全患者出现症状后病情迅速恶化,死亡率很高。手术治疗为治疗心脏瓣膜病的主要方法,提高了患者的生活质量和存活率。

七、预防与调护

重点是预防反复发作及并发症的出现。平素起居要有规律,谨避风寒,避免潮湿阴冷,防止风湿热的发生。对已有瓣膜病损者,积极预防链球菌感染、风湿活动及感染性心内膜炎。避免和控制诱发、加剧心脏瓣膜病的因素,积极防治各种并发症。

心功能处于代偿期,可适度散步,练太极拳、气功等健身活动,避免过劳及剧烈运动;年轻妇女患者做好计划生育工作,避免妊娠增加心脏负荷,促使病情加重。

心功能失代偿者,应限制体力活动,以休息为主。饮食清淡而富有营养,应低盐饮食,不宜摄入油炸燥热食品,忌辛辣,戒烟酒,宜少吃多餐,多食水果蔬菜。树立战胜疾病的信心,心情舒畅,有利于保护心脏功能,减缓心脏瓣膜损害。

第三节　心脏神经官能症

心脏神经官能症是以心血管、呼吸和神经系统为主要表现的临床综合征,临床和病理方面均无器质性病变。本症也称"神经性血循环衰弱症""DaCosta 综合征""焦虑性神经官能症"等。它是神经官能症的一种特殊类型,以心血管系统功能失常为主要表现,可兼有神经官能症的其他症状。大多发生在青年和壮年,以 20～40 岁者为多。本症多见于女性,尤其是更年期的妇女。一般并无器质性心脏病证据,但可与器质性心脏病同时存在,或在后者的基础上发生。症状多种多样。时好时坏,影响劳动力,常与器质性心脏病的症状相混淆,造成鉴别诊断上的困难,因而有一定的重要性。本病属于中医学"心悸""怔忡""惊悸""郁证"范围。

一、临床诊断与鉴别诊断

(一)诊断标准

(1)根据心血管系统功能失调的症状,加上全身性神经官能症的表现,且经详细的全身和心血管系统方面检查,证实并无器质性心脏病证据时,应考虑本病的诊断。

(2)某些器质性心脏神经官能症同时存在,或后者发生在前者的基础上,因此诊断时宜慎重地全面考虑。

(3)必要时定期随访,观察病情发展后再下结论。

(二)鉴别诊断

1.内分泌代谢疾病

甲状腺功能亢进、嗜铬细胞瘤等亦可有心率增快、心搏增强、多汗、手抖、易激动和紧张等类似心脏神经官能症的表现;部分患者心电图尚可有 ST-T 段改变。甲状腺功能亢进大多伴有甲状腺肿大,且甲状腺上有杂音及震颤,少数患者即使甲状腺肿大不明显,亦有血清 T_3、T_4 和甲状腺吸^{131}I 率增高,可资鉴别。嗜铬细胞瘤心悸发作时,除心率增快外大多伴有血压显著增高,尿中儿茶酚胺及其代谢产物增高,组胺激发试验或酚妥拉明试验阳性等。

2.嗜铬细胞瘤

嗜铬细胞瘤可有心率增快、心搏增强、多汗、手抖,易激动和紧张等类似心脏神经官能症的表现;部分患者心电图尚可有 ST-T 段改变。心悸发作时除心率增快外大多伴有血压显著增高,尿中儿茶酚胺及其代谢产物增高,组胺激发试验或酚妥拉明试验阳性等。

3.器质性心脏病

心脏神经官能症应与冠心病、主动脉瓣狭窄引起的心绞痛、二尖瓣脱垂引起的心前区不适鉴别。典型心绞痛多在体力活动的当时发作,部位大多固定,以胸骨后最常见,可放射至左肩和左臂,发作时有胸部紧束感,一般仅持续 2~3 分钟,常需停止活动或舌下含服硝酸甘油片才能中断发作,与心脏神经官能症的一过性刺痛或持续性隐痛不同。不少冠心病无典型心绞痛发作,诊断有赖于心电图上心肌缺血的改变(ST 段下斜或水平样压低或 T 波倒置),此时鉴别诊断有一定困难,尤其是伴高血压或高脂血症的更年期女性。心脏神经官能症患者 ST-T 改变多见于心率增快、立位或过度换气后,口服美托洛尔 25mg 后分别在 30 分钟和 60 分钟时检查,可见大多数心脏神经官能症患者的 ST-T 段异常消失,而冠心病患者的 ST-T 段改变大多不受影响。二尖瓣狭窄和二尖瓣脱垂常可引起心绞痛,两者属于心脏器质性改变,心脏彩超可明显鉴别。二尖瓣脱垂二维超声可显示二尖瓣叶越过二尖瓣环突入左心房,M 型超声显示脱垂的后瓣叶呈吊床样改变(或呈倒置的问号)。二尖瓣狭窄时超声可见二尖瓣结构增厚,纤维化和钙化使其回声增强,尤其瓣尖部分可呈团状回声,腱索粘连、缩短,以及乳头肌肥厚、胸骨旁左心室短轴二尖瓣水平可观察到瓣叶交界处粘连情况。二尖瓣活动受限的典型实时图像表现为前叶呈圆顶状运动,开放时瓣体向室间隔方向运动,带动钩状瓣尖呈垂直方向运动,后叶与前叶呈同向运动。二尖瓣开放幅度小及瓣口面积变小是超声诊断二尖瓣狭窄的最主要依据之一,据此不难鉴别。

4.颈心综合征

颈心综合征是指由于颈椎病引起心脏方面症状及心电图改变的一组疾病。该类患者虽有明显心血管方面症状,但心脏检查无异常发现。其发生机制可能是颈椎骨质增生压迫或刺激颈交感神经,冲动向下通过心下及心中交感支产生内脏感受反射;同时也可能由于椎动脉交感神经丛受累,影响椎动脉供血,使心血管调节中枢缺血所致。本病多伴有椎动脉供血不足表现,因此对中老年"心血管病"患者应予颈椎相关检查,以免使颈心综合征漏诊。

5.冠心病

患者的胸部不适常与活动或体力劳动有关,普萘洛尔试验和针刺内关穴试验阴性,运动试验阳性。

6.病毒性心肌炎

患者多有上呼吸道感染病史,急性期血清心肌酶升高可供鉴别。

7.慢性心肌炎

慢性心肌炎尤其心脏无明显扩大者,心脏各种检查可能均正常,易误诊为心脏神经官能症。对慢性心肌炎诊断至今未见统一标准,心内膜心肌活检(EMB)对确诊虽有帮助,但敏感性不高且各家报道相差甚大,甚至有人认为其敏感性为50%。SPECT是近年应用于临床的一种无创检测手段,综合国内外报道,其对心肌炎诊断的敏感性和特异性均优于目前常用的一些方法(包括 EMB)。^{99m}Tc-MIBI 心肌显像是目前诊断心肌炎理想方法之一。

8.心肌病

患者心脏超声检查有阳性发现。

9.小心脏综合征

小心脏综合征属一种心脏先天性发育不良,其特点是:①胸部 X 线片示心胸比例成人<0.40,小儿<0.42;②心电图 I 导联 QRS 低,I、II 导联 R 相对增高;③安静时可无症状,活动或兴奋时由于心排血量相对不足可出现心悸、胸闷、乏力等症状;④常伴体位调节障碍。由于本征除心脏相对较小外,无其他异常发现,出现心悸、胸闷时临床容易误诊为心脏神经官能症。本组 8 例误诊时间 3～8 年,可能和对本病认识不足有关。

10.X 综合征

X 综合征是指各种原因的冠脉微小血管病变导致心肌供血不足的一组疾病。1987 年 Picano 等提出的诊断标准为:①有典型心绞痛发作;②心电图运动试验阳性;③左心室功能及冠状动脉造影正常;④麦角新碱激发试验阴性。由于该类患者常有劳累后心前区疼痛,而一般心脏检查正常,因此也易误诊为心脏神经官能症。

11.其他

其他原因引起的 ST-T 波改变的心脏神经官能症尚需与低血钾、洋地黄或其他药物反应及"幼年型 T 波"改变相鉴别。

心脏神经官能症一般并无器质性心脏病证据,但可与器质性心脏病同时存在,或在后者的基础上发生,因此在症状上易与器质性心脏病相混淆,造成鉴别诊断上的困难。严重的心脏神经官能症可对活动能力及生活质量造成影响。将其误诊为器质性心脏病反可加重症状,而判断失误掩盖了器质性心脏病对人体健康带来更大的危害。

二、辨病诊断

(一)诊断依据

心脏神经官能症常表现为胸闷或胸痛、心悸、气短、乏力等一系列的心血管系统疾病表现,而相对应的实验室检查多不支持实质性疾病的诊断。本病的发生常与情志刺激相关,其病因病机可归纳为虚实二类。属虚者有气、血、阴、阳之别;属实者有痰、火、瘀之分。虚实之间可互相夹杂或转化,实证日久,正气亏耗,均可分别兼见虚象,而虚证则往往兼有实象。属于气虚者则见心悸易惊、胸闷、气短、体倦多汗、舌质淡红、脉细;属于血虚者则症见面色不荣、头晕心悸、失眠多梦、舌淡、脉细弱;属于痰火扰心者则见心悸,胸闷痰多,烦躁失眠,恶梦纷纭,舌红、苔黄腻,脉弦滑;属于心血瘀阻者多见心悸、心前后或胸骨后刺痛,引及肩背,舌质紫暗,有瘀点或瘀斑,脉涩或结代。

(二)类证鉴别

1.与癫、狂、脏躁鉴别

癫、狂临床表现中均有精神情志变异,如喜哭善悲、情绪忧郁或哭笑无常等。癫、狂属西医学所示精神病范畴,"癫"多为抑郁型,而"狂"则属狂躁型。狂病临床特点为精神失常或躁妄打骂,动而多怒,甚者弃衣上房,持刀行凶;癫病表现为呆钝僵滞,极度抑郁,或丧失生志,悲哀寻死;这些均与心脏神经症官能症有异。有关检查如脑电图等可进一步提供鉴别诊断的依据。

2.围绝经期综合征

围绝经期综合征表现为不同程度的自主神经功能紊乱的症状,尤其是精神神经症状,如忧虑、抑郁、失眠、烦躁易怒、喜怒无常、悲喜不定等。围绝经期综合征有明显的年龄界限,多发病于 45~55 岁自然绝经前后,或有少数患者因手术切除卵巢(双侧),或因应用药物或放射治疗而致卵巢功能衰退,呈现为类"围绝经期综合征",上述表现,类似心脏神经官能证,则病史可资鉴。

3.梅核气

梅核气多见于青中年女性,因情志抑郁而起病,自觉咽中如有物阻塞,但无咽痛及吞咽困难,咽中阻塞的感觉与情绪波动有关,在心情愉快、工作繁忙时,症状可减轻或消失,而当心情抑郁或注意力集中于咽部时,则阻塞感觉加重。

4.胸痹

胸痹的疼痛部位在胸,疼痛随呼吸、运动、转侧而加剧,常合并咳嗽、咳痰、喘息等呼吸系统症状。胸部 X 线检查等可助鉴别。

三、病因病机

(一)病因

1.情志刺激

凡惊恐、恼怒及思虑过度可影响气血运行,心脉受阻,肝气郁滞,则可引发该病。《素问·举痛论篇》云:"惊则心无所倚,神无所归,虑无所定,故气乱矣。"《金匮要略》云:"病有奔豚,有吐脓,有惊怖,有火邪,此四部病,皆从惊发得之。"

2.饮食不节,伤及脾胃

饮食偏嗜,饥饱过度,导致脾胃运化失常,影响气血生成,加之生湿生痰,影响气机运行,引发本病。朱丹溪认为:"惊悸者,有时而作,大概属血虚与痰······时觉心跳者亦是血虚。"

3.禀赋孱弱

先天禀赋不足,肾气亏虚,脏腑功能运行失常,导致气血不足,肝失所养,加之情志刺激,进而导致该病。

此外,纵情饮酒、劳欲过度也可引起该病。

(二)病机

1.病理变化

病理变化主要为肝郁血虚,气失调达。

心脏神经症的临床表现多以肝经病候为主,脏腑以肝为主,涉及心、脾。肝体阴用阳,主藏血。心主血而脾生血,若心脾素亏,则肝血不足,肝用失健,气机郁滞,共为斯病。因此,本病临床表现主要是肝郁与血虚两个方面的病变。

2.病理因素

病理因素涉及气、火、风、痰、瘀、虚。

肝郁不离于气郁,周仲瑛认为气机郁结的病位以肝为主,涉及心、脾。受不良情志刺激影响,如惊恐、恼怒等,可导致肝气郁结,疏泄失司。肝气不疏,郁而化火,火性上炎,则导致面部诸窍不利。火动生风,肝火旺往往导致肝风内动,肝风上扰则导致头痛、头晕、目眩等不适。因肝火旺盛,往往可火炼成痰,形成痰热郁结,进而影响气机。肝气郁滞,气机失常,往往导致气血运行障碍,导致气滞血瘀,从而引起本病发生。又火性炎热,同时病久则伤津耗气,导致气阴两虚的发生。

血虚受肝、心、脾三脏病变综合因素的影响,互为因果。先天素体血亏或女子月经过多,或崩或漏;或心脾不足,后天营血滋养不足,或殚精竭虑,忧思困苦,房事过度,均可暗耗精血,导致血不荣肝,肝用失健,肝气郁结。

3.病理转归

心脏神经症属于中医学郁证范畴,多为七情内伤,素体虚弱.心虚胆怯,突遇惊恐,触犯心神,导致心神摇动,不能自主而发病。久则成气机逆乱之症,气滞心胸,瘀血阻络,以致心脉不畅;脏腑功能紊乱,机体功能失调,则气滞、瘀血、痰浊实邪壅滞,而致病位深入,虚实夹杂,见气滞血瘀、痰瘀交阻、郁火扰心等病理转归的演变过程。

四、辨证要点

（一）辨虚证

患者禀赋不足，素体亏虚、病程迁延、反复发作，可由实变虚，症见心悸气促，头晕乏力，汗出较多，形寒肢冷，气虚明显者，稍事活动即出现心悸气短汗出，心脏超声和步行 6 分钟评估心功能试验正常，排除器质性因素，常见的证候包括心气虚、心血虚、心阴虚。

（二）辨实证

本病常见于青壮年，体质尚可，常因郁怒忧思或不良刺激，紧张不安，致使心悸心慌、胸闷痛、心烦意乱、口干苦、舌质红、苔黄腻、脉弦滑数；有瘀血者，胸刺痛，酷似心绞痛，但症状与体征不相符，心电图和肌钙蛋白无异常，舌质有瘀点或瘀斑，脉细弦或涩。

五、确立治疗方略

中医认为本病的病机为本虚标实，以阴阳气血不足为本，痰饮、气滞、血瘀为标。病在心，而涉及肝、脾、肾等脏腑。常用调心神、疏肝郁、化痰饮、滋补心肾等方法治之。

六、辨证论治

（一）发作期

1.痰火内扰证

(1)抓主症：心悸而烦，胸脘窒闷。

(2)察次症：形体肥胖，寐则多梦，口苦口干少饮，痰多。

(3)审舌脉：舌红，苔黄腻或浊腻，脉滑数。

(4)择治法：清化痰火。

(5)选方用药思路：本证为郁怒忧思，气滞生痰，或饮食肥甘厚味，致痰浊内生，日久化瘀化火，火性上扬，导致痰火内扰证，方用黄连温胆汤加减。常用黄连、竹茹、黄芩、半夏、陈皮、茯苓、石菖蒲、枳实、甘草。本方具有清热、化痰、开窍、醒神、活血化瘀之功效。方中半夏、竹茹降逆和胃、燥湿化痰，枳实行气消痰，使痰随气下；陈皮理气燥湿，茯苓健脾渗湿、安神定志，石菖蒲开窍醒神，黄连泻心火，酸枣仁养心安神。

(6)据兼症化裁：胸闷甚者，加瓜蒌、薤白、郁金，以化痰宽胸；心悸多梦者，加磁石、远志，以镇惊宁神化痰。

2.心血瘀阻证

(1)抓主症：心悸，心前区刺痛，痛引肩背，固定不移。

(2)察次症：轻者时痛时止，重者刺痛不已。

(3)审舌脉：舌质紫暗、有瘀斑，脉涩。

(4)择治法：活血化瘀，重镇安神。

(5)选方用药思路：本证为心气虚、心阳虚，无力推动血行，或气滞血瘀，心脉痹阻而致血脉不通、心脉痹阻证，方用血府逐瘀汤加减。常用当归、生地黄、桃仁、红花、枳实、赤芍、川芎、牛膝、桔梗、枳壳、柴胡。方中桃仁破血行滞而润燥，红花活血祛瘀以止痛，共为君药。赤芍、川芎助君药活血祛瘀；牛膝活血通经、祛瘀止痛、引血下行，共为臣药。生地黄、当归养血益阴、清热活血；桔梗、枳壳一升一降，宽胸行气；柴胡疏肝解郁、升达清阳，与桔梗、枳壳同用，尤善理气行滞，使气行则血行，以上均为佐药。桔梗并能载药上行，兼有使药之用；甘草调和诸药，亦为使药。上药合而用之，使血活瘀化气行，则诸症可愈，为治胸中血瘀证之良方。

(6)据兼症化裁：血瘀重者加三七、延胡索；兼有痰浊者加石菖蒲、郁金；兼有气虚者加黄芪、党参。

3.心气亏虚证

(1)抓主症：心悸易惊，乏力，眩晕。

(2)察次症：面白少华，气短。

(3)审舌脉：舌质淡，苔薄白，脉细弱。

(4)择治法：益气养心安神。

(5)选方用药思路：本证多由禀赋不足、久病体虚而致心神失养，进而出现心悸易惊、胸闷气促、体倦多汗，导致心气虚证，方用养心汤加减。常用黄芪、党参、当归、茯苓、半夏、肉桂、川芎、丹参、酸枣仁、茯神、茯苓、柏子仁、远志、五味子等。方中黄芪、人参为君，补脾益气。臣以当归补血养心，与黄芪、人参配伍，以培气血不足；茯神、茯苓养心安神，以治神志不宁。佐以酸枣仁、柏子仁、远志、五味子补心安神定悸；半夏曲和胃消食，配黄芪、人参补脾和中，以资气血生化之源；肉桂引火归原，并可鼓舞气血运行而增本方温养之效；川芎调肝和血，且使诸药补而不滞；煎加生姜、大枣更增加益脾和中、调和气血之功。甘草调和诸药，且与参芪为伍，以增强益气之功，用为佐使。

(6)据兼症化裁：兼有阴虚者加五味子、麦冬、生地黄，兼有阳虚者加肉桂、桂枝温通心阳；兼有心血不足者加当归、白芍滋阴养血。

（二）缓解期

1.肝郁胆虚证

(1)抓主症：情绪抑郁，胆怯易惊，心悸阵作，常因情志因素诱发。

（2）察次症：少眠易醒，胸胁闷胀，胸痛而无定处。

（3）审舌脉：舌质红，苔薄白，脉弦。

（4）择治法：解郁宁心。

（5）选方用药思路：本证多因情志不畅、肝失疏泄、肝郁气滞，或胆气亏虚、心悸不宁导致肝郁胆虚之证，方用柴胡疏肝散合甘麦大枣汤加减。常用柴胡、白芍、枳壳、川芎、香附、淮小麦、炙甘草、大枣。柴胡疏肝散以柴胡功善疏肝解郁，用以为君；香附理气疏肝而止痛，川芎活血行气以止痛，两药相合，助柴胡以解肝经之郁滞，并增行气活血止痛之效，共为臣药；陈皮、枳壳理气行滞，芍药、甘草养血柔肝，缓急止痛，均为佐药；甘草调和诸药，为使药。甘麦大枣汤所治证系因忧思过度、心阴受损、肝气失和所致。心阴不足，心失所养，则精神恍惚，睡眠不安、心中烦乱；肝气失和，疏泄失常，则悲伤欲哭、不能自主，或言行妄为。方中小麦为君药，可养心阴、益心气、安心神、除烦热；甘草补益心气、和中缓急（肝），为臣药；大枣甘平质润，益气和中、润燥缓急，为佐使药。

（6）据兼症化裁：心悸少眠者，加夜交藤、合欢花、炒酸枣仁，以养心安神；坐卧不安、情绪烦乱、心惊不已者，加百合、知母、磁石，以清肝镇惊；胸痛时作者，加延胡索、川楝子，以理气活血止痛。

2.心脾两虚证

（1）抓主症：心悸头晕，乏力纳差。

（2）察次症：面白神疲，失眠健忘。

（3）审舌脉：舌质淡红，苔薄，脉细弱。

（4）择治法：补益心脾。

（5）选方用药思路：本证多由思虑过度、劳伤心脾、气血亏虚所致，故选用归脾汤加减。常用黄芪、党参、白术、茯神、远志、酸枣仁、龙眼肉、当归、炙甘草、大枣。方中以人参、黄芪、白术、甘草甘温之品补脾益气以生血，使气旺而血生；当归、龙眼肉甘温补血养心；茯苓、酸枣仁、远志宁心安神；木香辛香而散，理气醒脾，与大量益气健脾药配伍，复中焦运化之功，又能防大量益气补血药滋腻碍胃，使补而不滞、滋而不腻；用法中生姜、大枣调和脾胃，以资化源。

（6）据兼症化裁：贫血而见头晕心悸，面白无华者，加熟地黄、白芍、阿胶（烊化）以补血；失眠较重者，加五味子、柏子仁，以加强养心安神；食欲不佳者，加焦山楂、陈皮，以健胃助运。

3.阴虚火旺证

（1）抓主症：心悸不安，心烦不眠，惊悸易怒。

（2）察次症：头晕目眩，耳鸣，手足心热，腰酸梦遗，口干少津。

（3）审舌脉：舌质红，苔少或光剥，脉细数。

（4）择治法：滋阴泻火。

（5）选方用药思路：本证多由忧愁思虑太过，暗耗阴血，使心肾两亏、阴虚血少、虚火内扰所致。方用天王补心丹加减。常用生地黄、麦冬、天冬、玄参、丹参、当归、黄柏、知母。方中重用甘寒之生地黄，入心能养血，入肾能滋阴，故能滋阴养血，壮水以制虚火，为君药；天冬、麦冬滋阴清热，酸枣仁、柏子仁养心安神，当归补血润燥，共助生地黄滋阴补血，并养心安神，俱为臣药。玄参滋阴降火；茯苓、远志养心安神；人参补气以生血，并能安神益智；五味子之酸以敛心气，安心神；丹参清心活血，合补血药使补而不滞，则心血易生；朱砂镇心安神，以治其标，以上共为佐药；桔梗为舟楫，载药上行以使药力缓留于上部心经，为使药。

（6）据兼症化裁：烦热不眠较剧者，加黄连、焦栀子、龙骨、牡蛎，以清热除烦、镇静宁神。

七、中成药选用

1.稳心颗粒

药物组成：党参、黄精、三七、琥珀、甘松。

功能作用：益气养阴、定悸复脉、活血化瘀。其症见心悸不宁、气短乏力、胸闷胸痛；室性期前收缩、房室期前收缩见上述证候者。

用法用量：开水冲服，一次1袋，每日3次。

2.参松养心胶囊

药物组成：人参、麦冬、山茱萸、丹参、酸枣仁(炒)、桑寄生、赤芍、土鳖虫、甘松、黄连、南五味子、龙骨。

功能作用：益气养阴、活血通络、清心安神。其症见心悸不安、气短乏力、动则加剧，胸部闷痛、失眠多梦、盗汗、神倦懒言。

用法用量：口服，一次2~4粒，每日3次。

3.宁神灵颗粒

药物组成：柴胡、半夏、龙骨、黄芩、桂枝、牡蛎、大黄、甘草。

功能作用：舒肝开郁、镇惊安神。其症见头昏头痛、心烦易怒、心悸不宁、胸闷少气、少寐多梦。

用法用量：开水冲服，一次14克，每日2次。

4.柏子养心丸

药物组成：柏子仁、党参、炙黄芪、川芎、当归、茯苓、制远志、酸枣仁、肉桂、醋五味子、半夏曲、炙甘草、朱砂。

功能作用：补气、养血、安神。其症见心悸易惊，失眠多梦，健忘。

用法用量：口服，水蜜丸一次6克，小蜜丸一次9克，大蜜丸一次1丸，每日

2次。

5.刺五加注射液

药物组成:刺五加。

功能作用:平补肝肾、益精壮骨。其症见肝肾不足所致的短暂性脑缺血发作、脑动脉硬化、脑血栓形成、脑栓塞等。亦用于冠心病、心绞痛合并神经衰弱和更年期综合征等。

用法用量:刺五加注射液60mL加入5％葡萄糖溶液250mL中静脉滴注,每日1次。

6.黄芪注射液

药物组成:黄芪。

功能作用:益气养元、扶正祛邪、养心通脉、健脾利湿。其症见心气虚损、血脉瘀阻之病毒性心肌炎、心功能不全及脾虚湿困之肝炎。

用法用量:黄芪注射液20～40mL加入5％葡萄糖溶液250mL中静脉滴注,每日1次。

7.丹参注射液

药物组成:丹参。

功能作用:活血化瘀、通脉养心。其症见用于心脏神经官能症胸闷、心绞痛。

用法用量:用法丹参注射液20mL加入5％葡萄糖溶液250mL中静脉滴注,每日1次。

八、单方验方

1.柴胡加龙骨牡蛎汤

柴胡、半夏、人参、桂枝各10克,黄芩、牡蛎、茯苓、丹参各15克,大黄、甘草各5克。胸痛者加川楝子、延胡索、郁金、香附;面红易怒加牡丹皮、栀子;痰多体胖加郁金、石菖蒲。水煎服,每日1剂,10日为1个疗程。

2.开心汤

柴胡12克,白芍10克,香附、檀香各9克,炒酸枣仁30克,紫石英20克,木香、甘草各6克。阳虚加童参15克,桂枝、薤白各9克;心肾不交加知母、黄柏各12克。水煎服,每日1剂,10日为1个疗程。

3.甘麦大枣汤

兼肝肾阴虚者加二至丸;兼心脾亏虚加归脾丸;痰蒙心窍加温胆汤;血瘀者加行气活血药。水煎服,每日1剂,15日为1个疗程。

4.镇心汤

人参、肉桂、薄荷、地龙、三七各10克,葶苈子、五味子、龙骨、牡蛎各30克,酸枣仁、薤白、炙甘草各 20 克,冰片 3 克,延胡索 15 克。全方具有益气养心、滋阴养血、温通心阳、镇惊安神、通络止痛之功。水煎服,每日 1 剂,10 日为 1 个疗程。

5.复方丹参滴丸

口服复方丹参滴丸 10 粒,每日 3 次,治疗 4 周,能较好改善心脏神经官能症的临床症状;调整心脏及神经系统的功能且没有明显的不良反应,是一个理想治疗心脏神经官能症的药物,可以长期服用。

6.黄连温胆汤加味

黄连、半夏、陈皮、茯苓、枳实、竹茹、大枣、炙甘草。

7.血府逐瘀汤加减

心烦易怒、舌苔白腻、脉滑者加陈皮、半夏、竹茹。失眠、多汗、健忘者加石菖蒲、柏子仁、丹参。

8.归脾汤加减

心悸重者加柏子仁、琥珀;呼吸困难重者用木香、瓜蒌;倦怠乏力明显者重用红参、黄芪。有人用归脾汤加减,汗出甚者,加龙骨、牡蛎镇心敛汗;失眠者加合欢皮、夜交藤安神定志。

9.半夏泻心汤加味

半夏 10 克,黄芩 10 克,黄连 6 克,炒党参 20 克,干姜 6 克,醋柴胡 10 克,炒白芍 15 克,郁金 30 克,朱茯苓 15 克,炒酸枣仁 30 克,炙甘草 10 克,大枣 5 枚。若惊悸失眠加生龙骨、生牡蛎各 30 克,五味子 10 克;胸痛甚加延胡索、五灵脂、川楝子各 15 克;脘腹胀满、气滞明显者加枳壳、厚朴各 10 克,焦三仙各 15 克;兼有痰热者加陈皮 10 克,竹茹、胆南星各 6 克;气虚重用党参至 30 克,加黄芪 30 克;阴虚加生地黄 20 克,麦冬 15 克;心阳虚加制附子 6 克,桂枝 10 克;期前收缩者加常山 20 克,苦参 15 克。上药以文火煎 2 次,取药液 300mL,分早、晚 2 次温服,15 日为 1 个疗程,共 3 个疗程,2 个疗程间隔 2～3 日。

10.天王补心丹

生地黄(酒洗)120 克,人参、丹参、玄参、茯苓、五味子、远志、桔梗各 20 克,当归(酒洗)、天冬、柏子仁(炒)、酸枣仁、麦冬各 60 克,上药为末,炼蜜丸如梧桐子大小,朱砂 9～15 克为衣,口服每次 3 粒,每日 3 次。

11.四逆汤加减

基本方为柴胡 20～24 克,白芍 24～30 克,枳实 20～30 克,郁金 12～20 克。加减:若胸闷,或胸胁及背部以胀痛为主,兼心情抑郁、嗳气者,加香附、佛手、檀香、苏梗等,重用枳实;若胸痛部位固定,呈针刺样,频频发作,兼胀痛者加三棱、莪术、延胡索等,或合桃红四物汤;若胸闷不舒、泛泛欲呕,尤以阴雨天为甚,头重如裹、苔白腻者,合二陈汤;若胸胁胀满、胸部灼热、心烦易怒、心悸、口干而苦、大便干者,加黄连、栀子、蒲公英、白蒺藜、生地黄等;若患者更年期,基本方合二仙汤;若心神不安、失眠明显者,可加生龙骨、生牡蛎、酸枣仁、琥珀粉等;若血压偏低、脉弱,加人参,每日 2 剂,水煎服,分 2 次服。

12.逍遥散加减

柴胡 12 克,白芍 9 克,白术 9 克,当归 9 克,茯苓 12 克,郁金 12 克,全瓜蒌 20 克,炙甘草 6 克。胸痛为主者全瓜蒌加至 30 克,薤白 12 克;心悸为主者加磁石 30 克,合欢皮 30 克;伴阴虚火旺者加生地黄 15 克,知母 9 克;伴有瘀血者加丹参 15 克,红花 9 克,降香 9 克;伴心阳不振者加桂枝 6 克,党参 12 克,每日 1 剂,水煎服,早晚 2 次分服。

13.瓜蒌薤白半夏汤加减

瓜蒌 15 克,薤白、半夏、陈皮、香附、枳壳各 12 克,大枣 6 个,炙甘草 6 克,脾气不足、纳差乏力,加党参、白术、茯苓;血瘀较重,舌有瘀点,加赤芍、川芎、丹参;焦虑失眠者加酸枣仁、合欢花、五味子。

14.十味温胆汤

太子参 30 克,熟地黄 15 克,酸枣仁 20 克,半夏 15 克,茯苓 30 克,陈皮 12 克,炒枳实 15 克,炙远志 8 克,五味子 10 克,炙甘草 10 克。取水 600mL,浸泡药物 20 分钟,文火煎煮 30 分钟,取汁 150mL,共煎 3 次,合取药液 450mL,分 3 次温服,每日 1 剂,15 日为 1 个疗程。

15.调神补血汤

党参 30 克,当归 10 克,茯神 15 克,酸枣仁 30 克,柏子仁 10 克,五味子 15 克,生地黄 30 克,麦冬 10 克,丹参 10 克,远志 10 克,石菖蒲 10 克,龙齿 30 克,生牡蛎 30 克,紫石英 20 克,珍珠母 30 克,炙甘草 30 克,琥珀 3 克(冲服)。每日 1 剂,水煎 3 次分 3 次服。

16.加味柴胡疏肝汤

柴胡 6 克,枳壳 16 克,白芍 10 克,香附 10 克,郁金 10 克,陈皮 6 克,制半夏 10 克,石菖蒲 6 克,桃仁 10 克,丹参 15 克,炙甘草 6 克。郁久化热致口苦便干、心肝火旺者,去陈皮、郁金,加栀子、黄连、牡丹皮;胸闷胁肋胀痛、嗳气抑郁者,加佛手、苏梗、旋覆花;心悸、善惊易恐、少寐多梦心虚胆怯者,加人参、茯神、龙骨、琥珀粉;气短、头晕、面色少华、口干、舌淡、脉细,气阴两虚者,加黄芪、太子参、麦冬。每日 1 剂,水煎,分 2 次口服。2 周为 1 个疗程,观察 1～3 个疗程。

17.疏肝理气活血方

柴胡 12 克,枳壳 10 克,白芍 15 克,陈皮 10 克,郁金 10 克,香附 10 克,丹参 15 克,石菖蒲 10 克,桃仁 15 克。郁久化热致心肝火旺者,去桃仁、陈皮,加栀子、牡丹皮、桑叶、菊花;兼脾虚者,去桃仁、丹参,加白术、党参;湿阻甚者,加苍术 10 克。

18.益气养血定惊安神方

黄芪 30 克,党参 20 克,丹参 15 克,酸枣仁 20 克,茯苓 15 克,夜交藤 25 克,珍珠母(先煎)30 克,白芍 15 克,五味子 10 克,麦冬 15 克,生牡蛎 20 克,生龙骨 20 克。每日 1 剂,水煎,早晚各服 1 次。配合灵芝胶囊,每日 3 次,每次 2 粒。加减:失眠者加安神补脑口服液;惊悸、易受恐吓者加珍珠层粉;胸闷、心前区疼痛者予复方丹参液或丹参注射液静脉滴注;气短、乏力、疲倦者予参麦液静脉滴注;头晕者静脉滴注刺五加;脉律不齐者可加心肝宝或宁心宝;肝郁气滞者可予行气疏肝药加减。

19.怡神汤

丹参、生地黄、郁金各 15 克,川芎、枳壳、白芍、炙远志、炒柏子仁各 12 克,煅龙骨 24 克,炙甘草 6 克,五味子、茯苓各 10 克,柴胡 8 克。胸痛甚者加罂粟壳 12 克;胸闷、气短甚者加瓜蒌 12 克,檀香 10 克;眩晕者加磁石 15 克,钩藤 12 克;病程长、倦怠乏力、劳累后症状加重者加人参 12 克,黄芪 15 克,大枣 3 枚;若兼心烦少寐、咽干口苦而表现心火亢盛者可加黄连 8 克,玄参 12 克。上方水煎服,每日 1 剂,分早、晚 2 次服用。10 日为一个疗程。伴有阵发性窦性心动过速并自觉心悸者可予阿替洛尔 50mg,每日 2 次,一般不加服西药。服药期间禁食辛辣刺激性食物。

20.镇心汤

人参、肉桂、薄荷、地龙、三七各 10 克,葶苈子、五味子、龙骨、牡蛎各 30 克,酸枣仁、薤白、炙甘草各 20 克,冰片 3 克,延胡索 15 克。水煎分 6 次温服,2 日 1 剂。

21.交通心肾方

生地黄、玄参、麦冬、五味子、女贞子、当归、黄柏、黄连、桔梗各 10 克,丹参 30 克,肉桂 3 克。每日 1 剂,水煎分 2 次服。

22.养心调肝饮

党参 20 克,当归 15 克,白芍 20 克,炙百合 30 克,生龙骨 30 克,茯神 20 克,酸枣仁 30 克,柴胡 10 克,枳壳 10 克,炙甘草 10 克;心慌重者加紫石英 15 克(先煎),朱砂 1.5 克(冲),琥珀 1 克(冲);胸痛不适者加郁金 15 克,延胡索 15 克;气虚明显加生黄芪 20 克;肝火偏盛、胸中烦热者,加栀子 10 克,龙胆草 10 克,黄芩 15 克;五心烦热者加牡丹皮 10 克,知母 15 克,生地黄 15 克。

23.刺五加注射液

刺五加注射液 60～80mL 加入 5％葡萄糖液 400～500mL,每日 1 次静脉滴注。

24.黄芪注射液合丹参注射液

黄芪注射液 20mL,丹参注射液 20mL 加入 5％葡萄糖溶液 250mL 或 0.9％盐水 250mL,每日 1 次静脉滴注,15 日为 1 个疗程。

九、中医特色技术

(一)针灸治疗

1.体针

主穴取内关、神门、心俞、三阴交、巨阙。心胆气虚者,加胆俞;心脾两虚者,加足三里、脾俞、膈俞;阴虚火旺者加三阴交、太溪、肾俞、太冲、合谷;肝郁化火者,加肝俞、太冲、丰隆。每次主穴、配穴各酌选 1～2 个,进针后行平补平泻法,每日 1 次,留针 20 分钟。

2.芒针

取内关、心俞、风池、通里。配穴关元、支沟、四神聪。刺内关时捻转百次,刺心俞深 1.5 寸,达横突止;刺风池使针感向头顶及前额放散。

3.梅花针

取脊柱两侧常规刺激部位、两手掌大小鱼际、头部、颈部。手法一般用轻刺激,或由轻刺到重刺,症状消失后,再由重刺逐渐变为轻刺,每日 1 次,连用 7 日。

4.水针

取心俞、厥阴俞、足三里、三阴交、肾俞,以 5% 当归液,或 10% 丹参液,任选 1 种,每次 2～3 穴,每穴注入 0.5～1mL 隔日 1 次,连用 10 日。

5.耳针

取心、神门、皮质下、额、枕、交感、肝、肾耳穴。每次 4～5 穴,中等刺激,留针 15～30 分钟,每日 1 次,两耳交替针刺,连用 10 日。

6.头皮针

取感觉区、足运感区、晕听区、胸腔区,留针 15～30 分钟,其间捻转运针 1～5 分钟,捻转角度在 1800 以内,频率为 120～200 次/分。每日 1 次,10～15 次为 1 个疗程。2 个疗程间停针 1～2 周,一般治疗 1～3 个疗程。

7.长圆针

令患者俯卧于治疗床上,触诊患者颈椎、胸椎(主要是 C_1～T_7 节段)棘上韧带及其两侧软组织,点块状或条索样结节且有明显压痛即为结筋病灶点。在触诊后所查的结筋病灶点体表,用聚维酮碘溶液标记。消毒、麻醉后手持长圆针,注意针刃方向和针尾指示标识方向,缓慢用力逐层探至结筋病灶点处,行长圆针关刺法、恢刺法。出针拔罐,10 日后观察疗效。

(二)穴位贴敷法

吴茱萸(米醋炒)、肉桂、柏子仁、远志各 300 克,丁香 6 克,姜汁适量。诸药研为细末,过筛,加入姜汁调为糊状。取关元、神阙、肾俞(或加中脘、期门)穴,将药糊分别涂于布上,置于穴位,纱布盖后胶布固定,每日换药 1～2 次。

（三）艾灸

取穴为背俞穴中的双侧厥阴俞至膈俞段，在腧穴范围内往返温和灸，以局部潮红、患者自觉有温暖之气向胸部即心脏部位透散为好，每次 30 分钟，每日一次，10 日为一个疗程，2 个疗程间歇 7 日，共治疗 2 个月。

（四）耳穴贴压

取耳穴：心、脾、肝、神门、皮质下、交感、神经衰弱区，心动过速加心脏点。每日按压每个穴位 3～4 次，3～5 分/次，刺激强度以患者感到酸胀、麻、灼热，能耐受为度。3 日后更换，30 日为 1 个疗程。

（五）音乐疗法

音乐疗法主要是通过对中枢神经系统的影响来调节机体的身心状态，如听放松性音乐能降低心率、焦虑水平，改善头痛、头晕、胸闷、心悸、失眠等临床症状。根据患者个人兴趣不同，鼓励其自带收录机或耳机，独自享受自己喜欢的音乐。通过音乐疗法使患者松弛交感神经紧张状态，改善患者紧张、忧郁等心理状态。

（六）整脊疗法

按松筋-正骨-推顶-按穴放松操作程序进行治疗。①凡因心血不足所致心悸不安、怔忡、失眠多梦、面色无华、头晕目眩等症状，重点按压心俞、安眠穴，加脾俞、胃俞、足三里、气海俞等穴以益气补血，养心安神之效。②凡因心气不足所致心悸不安、心烦、少气、胸闷、憋气、呼吸不畅者，着重推擦背部、两肋部，点按内关、神门、心俞、肾俞、三焦俞、气海俞、膻中、大陵、三阴交等穴滋肾养阳，补心安神。手法治疗，以 2 周为一个疗程，2 个疗程为一个治疗周期，治疗期间嘱患者避免做躯体扭转性活动，并配合作"飞燕式"功能锻炼。

十、预防调护

（一）护理康复

1.心理护理

因为心脏神经官能症是一种慢性病，不是一朝一夕就能完全控制的，所以患者要经受漫长的痛苦折磨，思想一直处于忧虑和担心中，很容易产生悲观心理，甚至对生活丧失信心。患者的病态心理，对心脏神经官能症的康复产生了消极影响，对临床治愈是很不利的，我们应该做好心理护理，体察患者的思想，使其恢复心理平衡，树立战胜疾病的坚强信心，拥有积极乐观的态度，以期早日康复。

2.生活护理

患者应有良好的生活规律和饮食习惯，避免情感冲动，保证充足的睡眠和休息。食物以清淡为宜，避免辛辣、刺激性食物，戒除烟酒等不良生活习惯，保持大便通畅。参加适当的体力和脑力活动，以及一些有益的社会活动，培养业余爱好，以转移对疾病的注意力,解除患者思想精神负担,培养自信心,应指导和帮助患者适应环境和正常人际交往活动。

3.音乐护理

清代医学家吴尚先曾说:"七情治病,看花解闷,听曲消愁,有胜于服药也。"音乐可促进人体分泌有利健康的激素,改善血循环,并利用心理效应缓解躯体的应激状,解除心理扭曲和紧张,创造自我治愈的机会。通过音乐护理,缓解患者的失眠、紧张、激动、烦乱、心悸、胸闷等症状。运用音乐优化患者的心理状态,激发情感效应,从临床心理、生理和物理诸方面化解患者抑郁、失眠、紧张、心悸等痛苦。

（二）预防调摄

1.保持心情愉快,避免情志劳伤

心脏神经官能症患者应避免意外刺激(如激动、忧虑、情绪过度紧张、吸烟、饮酒或劳累),避免一切诱发因素,让患者掌握一般预防心脏神经官能症的知识,树立战胜疾病的信心,保持良好的心态,积极配合治疗,争取早日康复。

2.起居有时,避免劳伤

心脏神经官能症患者常伴随有生活起居无规律、睡眠不足和情感波动等因素,增加了患者的思想负担,使该病缠绵难愈。因此,患者应建立良好的生活起居规律,保证充足的睡眠,消除精神负担,适当参加社会活动。

3.饮食有节,戒除不良生活习惯

心脏神经官能症患者应有良好的饮食规律,加强饮食调摄,日常饮食应清淡、易消化、富于营养,戒除不良生活习惯,避免饥饱伤脾,损伤正气,加重病情。

4.顺应自然,避免外邪侵袭

心脏神经官能症患者应顺应自然,适应环境,注意寒暑变化,避免外邪侵袭,防止因感受风、寒、温、热等外邪而诱发心悸,或使病情加重。

5.劳逸结合,增强体质

心脏神经官能症轻症患者,可做适当的体力活动,以不感觉到疲劳为度,多参加集体性劳动或体育活动,增强体质,提高机体抗御疾病的能力。

第四节　风湿性心脏病

风湿性心脏病又称风湿性心脏瓣膜病,简称风心病,是风湿性心脏炎后遗留的慢性心脏瓣膜损害,产生不同程度的瓣膜狭窄或关闭不全,或两者同时存在,并导致心脏血流动力学改变,出现一系列临床症候群。该病临床主要有心悸、胸闷、气促、心脏杂音,或颧颊紫红、咯血,或心绞痛、晕厥,后期出现心力衰竭、心律失常、血栓栓塞等表现。风心病主要累及 40 岁以下人群。我国风心病的人群患病率在 20

世纪 70 年代成人为 $0.19\%\sim0.29\%$，儿童为 $0.04\%\sim0.27\%$，80 年代分别为 0.199% 和 0.25%，随着我国经济条件和医药卫生条件的不断提高，抗生素的广泛应用，风心病的发病率逐渐下降，新发病例逐渐减少，其发病率低于发展中国家水平，但仍高于发达国家，风湿性心脏病仍是我国常见的心脏病之一，应给予充分的重视和预防。

中医学没有风湿性心脏病的病名，有关该病的论述首见于《内经》，《素问·痹论》曰："心痹者，脉不通，烦则心下鼓，暴上气而喘，嗌干善噫，厥气上则恐。"关于病因的描述有"脉痹不已，复感于邪，内舍于心"。根据其病因病机及临床表现属于"心痹"范畴。

一、临床诊断与鉴别诊断

(一)诊断标准

1.病史

风湿性心脏病患者可有风湿热病史。

2.症状

风湿性心脏病的临床症状取决于瓣膜病变的部位、程度及病程。在严重病变时，单纯二尖瓣狭窄可出现呼吸困难、咯血及咳嗽；二尖瓣关闭不全可表现为乏力、呼吸困难；主动脉瓣狭窄可出现呼吸困难、心绞痛、晕厥；主动脉瓣关闭不全可表现为心悸、头晕及呼吸困难等症状。风心病进展至晚期常导致右心衰竭。

3.体征

风湿性心脏病最重要的体征是心脏杂音。二尖瓣狭窄时心尖部闻及舒张中晚期隆隆样杂音，二尖瓣关闭不全时心尖部闻及收缩期高调吹风样杂音，主动脉瓣狭窄时于主动脉瓣听诊区闻及较粗糙收缩期杂音并向颈部传导，主动脉瓣关闭不全时于主动脉瓣第二听诊区闻及舒张期高调叹气样杂音。右心衰竭或全心衰竭时可有下肢水肿、肝大的体征。

4.辅助检查

(1)超声心动图是诊断风心病最为重要的检查。

(2)X 线胸片有助于了解心脏外形及大小。

(二)鉴别诊断

1.心尖区舒张期杂音的其他疾病

如主动脉瓣关闭不全患者，有时可在心尖区闻及相对性二尖瓣狭窄的舒张期杂音，即奥-弗杂音。该杂音呈低调、隆隆样舒张期杂音，但性质柔和，且时限较短，无收缩期前增强，不伴震颤，没有拍击性第一心音或开瓣音。此外，尚需与左至右分流的先天性心脏病、贫血性心脏病、扩张型心脏病等所致的相对性二尖瓣狭窄所产生的杂音鉴别。一般说来，根据病史及各病的特点，不难与二尖瓣狭窄相鉴别。

2.左房黏液瘤

可出现相似体征，但杂音往往呈间歇性出现，随体位而改变；一般无二尖瓣开放拍击音，常为窦性心律；并有舒张期额外音即"肿瘤扑落音"；无风湿热史，有昏厥史，易有反复动脉栓塞现象。二维超声心动图可见左房内有云雾状光团往返于左房和二尖瓣口。

3.肺结核或支气管扩张

肺结核咯血常有结核病史，可有潮热、盗汗、乏力等结核中毒症状，X线检查有结核病灶，痰中可找到结核杆菌。支气管扩张咯血可有慢性咳嗽、咳脓痰史，病变部位有局限、持久的湿啰音，心脏检查无病理性杂音，支气管碘油造影可确诊。

二、中医诊断

（一）诊断依据

因为风湿性心脏病临床症状复杂，涉及中医多个病种，所以可根据不同患者的临床表现及所属病种，参考相应病种的中医证候疗效判断标准，进行疗效判断。

（二）类证鉴别

1.二尖瓣狭窄需与以下疾病鉴别

（1）"功能性"二尖瓣狭窄：见于各种原因所致的左心室扩大，二尖瓣口血流量增加或二尖瓣在心室舒张期开放时受主动脉反流冲击所致。杂音一般历时较短，性质柔和，无开瓣音。

（2）左房黏液瘤：症状与体征与二尖瓣狭窄相似，但其杂音呈间歇性，随体位改变，一般无开瓣音，可有肿瘤扑落音，无风湿热病史，有昏厥史，常伴有发热、贫血、反复体循环动脉栓塞等表现。超声心动图可见左心房内有云雾状光团往返于左心房与二尖瓣口之间。

（3）急性风湿性心脏炎：杂音柔和，出现在舒张早期，杂音变化大，风湿热活动控制后杂音可消失。

2.二尖瓣关闭不全需与以下疾病鉴别

（1）相对性二尖瓣关闭不全由于各种病因导致左心室扩大，二尖瓣环明显扩大，造成二尖瓣关闭时不能完全闭合而出现血流反流，心尖区可闻及收缩期吹风性杂音。

（2）功能性杂音：部分正常儿童和青少年可在心尖及胸骨左缘闻及收缩期杂音，杂音柔和、短促，强度1/6～2/6，无传导，心脏无改变。

（3）三尖瓣关闭不全：为全收缩期杂音，在胸骨左缘4肋间最清楚，杂音在吸气时增强，常伴颈静脉搏动和肝收缩期搏动。

3.主动脉瓣狭窄需与以下疾病鉴别

(1)肥厚梗阻型心肌病:因左心室非对称性肥厚致左心室流出道梗阻,产生收缩中晚期喷射性杂音,胸骨左缘第 4 肋间最响亮,不向颈部传导,主动脉瓣区第二心音正常。超声心动图检查显示左心室壁不对称性肥厚,左心室流出道狭窄。

(2)主动脉扩张:在胸骨右缘第 2 肋间可闻及短促的收缩期杂音,主动脉瓣区第二心音正常或亢进,无第二心音分裂。超声心动图可明确诊断。

4.主动脉瓣关闭不全需与以下疾病鉴别

(1)肺动脉瓣关闭不全:常为肺动脉高压所致,颈动脉搏动正常,肺动脉瓣区第二心音亢进,胸骨左缘可闻及舒张期杂音,吸气时增强。心电图示右心房和右心室肥大,X 线示肺动脉主干突出。

(2)梅毒性主动脉瓣关闭不全:该病发病年龄较晚,杂音最响部位多在胸骨右缘第 2 肋间,梅毒血清反应呈阳性,X 线检查可见主动脉明显扩张。

(3)主动脉窦瘤破裂:杂音与主动脉瓣关闭不全相似,有突发性胸痛,进行性右心衰竭,主动脉造影及超声心动图检查可确诊。

三、病因病机

中医认为该病病位主要在心、心脉,与肺、脾、肾三脏关系密切,本虚标实是该病的病机特点。该病病因病机为人体正气虚,外邪(风寒湿热之邪)乘虚而入,久留不去或反复侵袭机体,从而累及心脏称为"心痹",其发病过程中与淤血、水饮、痰浊有密切关系。《素问·痹论》言"诸痹不已亦益内也",认识到关节肿痛与内脏病变有着密切关系。益内,就是指痹病传入五脏六腑,其中主要表现"内舍于心",即心痹。

1.正气虚弱

由于先天禀赋不足,或后天失养,导致正气不足,营卫不固,卫外失司,在气候突变、气温骤降、受寒等情况下,风寒湿热之邪乘虚而入,正不胜邪,以致外邪得以深入,内舍于心而成心痹。

2.外邪侵袭

风寒湿热之邪侵入皮肤、经络、关节,反复侵袭导致日久不愈,外邪由表入里,内舍于心,心气损耗,心脉瘀痹。

3.心血瘀阻

心主血,血行于脉中。风寒湿热之邪客于脉中,久留不去,则心脉痹阻,血行不畅,从而产生淤血。

4.心肺气虚

肺主气,贯心脉而司呼吸,气行则血行。肺气虚,日久则营血化生不足,气血亏虚,乃至心气阴两虚,气损及阳。

5.阳虚水泛

久病阳气虚弱,不能温养心脉,心阳虚衰;或脾肾阳虚,脾不能运化水湿而生水饮、痰浊,饮邪上犯凌心则心悸,射肺则咳喘,泛溢肌肤则水肿。

四、辨证要点

(一)二尖瓣狭窄

1.症状

(1)呼吸困难:呼吸常以运动、精神紧张、性交、感染、妊娠或心房颤动为诱因,并多有劳力性呼吸困难,随狭窄加重,出现静息时呼吸困难、端坐呼吸和阵发性夜间呼吸困难,甚至发生急性肺水肿。

(2)咯血:痰中带血或血痰,或大量咯血,尤其以粉红色泡沫痰为急性肺水肿的特征。

(3)咳嗽:多为干咳,发生于夜间睡眠时或劳动后。

(4)心悸:常因心律失常引起,其中心房纤颤最常见。

(5)声音嘶哑。

2.体征

(1)视诊:重度二尖瓣狭窄者可见"二尖瓣面容",口唇发绀、两颧暗红。

(2)触诊:右心室明显肥厚者,心尖搏动弥散、左移,心尖区可触及舒张期震颤。

(3)叩诊:心浊音界向左扩大,正常的心腰部消失,心浊音界呈梨形。

(4)听诊:心尖区有舒张中晚期低调的隆隆样杂音,呈递增型,左侧卧位明显,常可触及舒张期震颤。心尖区可闻及第一心音亢进和开瓣音,提示瓣膜尚有弹性、活动度好;瓣叶钙化僵硬则第一心音减弱,开瓣音消失。肺动脉高压时出现肺动脉瓣第二心音亢进、分裂;肺动脉高压严重时,在胸骨左缘第2~4肋可闻及一舒张中晚期吹风样高调杂音,呈递减型,沿胸骨左缘向三尖瓣区传导,深吸气时增强。相对性肺动脉瓣关闭不全。重度二尖瓣狭窄者可引起三尖瓣环的扩大,导致三尖瓣相对关闭不全,出现三尖瓣区全收缩期吹风样杂音。

3.辅助检查

(1)X线检查:轻度二尖瓣狭窄时心影可正常。可见左心缘变直,右心缘有双心房影,肺动脉主干突出,左心房、右心室增大,肺淤血及肺间质水肿等征象。老年患者可见二尖瓣叶钙化。

(2)心电图:轻度狭窄可正常。特征性改变为P波增宽且呈双峰形,即"二尖瓣型P波",提示左心房增大。合并肺动脉高压时,出现右心室QRS波群高电压和电轴右偏。晚期常伴有心房颤动。

（3）超声心动图：是最敏感和特异性的诊断方法，可确定瓣口面积，对判断病变的轻重程度、决定手术方法及评价手术的疗效均有很大价值。

（4）右心导管检查：右心室、肺动脉及肺毛细血管压力增高，肺循环阻力增大，心排血量降低。穿刺房间隔后可直接测定左心房左心室的压力。

（二）二尖瓣关闭不全

1.症状

无症状期较二尖瓣狭窄者长，轻度二尖瓣关闭不全可无明显症状或仅有轻度不适感。一旦出现心力衰竭，病情进展迅速。常见症状：劳力性呼吸困难、疲乏无力、端坐呼吸等。晚期可出现右心衰竭症状，如肝脏淤血肿大、双下肢水肿、胸腔积液、腹水。急性二尖瓣关闭不全者可出现急性左心衰竭，甚至出现急性肺水肿或心源性休克。

2.体征

（1）视诊：心尖搏动向左下移位。

（2）触诊：心尖搏动向左下移位。

（3）叩诊：心浊音界向左下扩大，后期可同时出现向右扩大。

（4）听诊：心尖区第一心音减弱，出现第二心音分裂，严重二尖瓣关闭不全时可闻及低调的第三心音；心尖区全收缩期粗糙吹风样杂音，前叶受损时杂音向左腋下或左肩胛下传导，后叶受损时杂音向心底部传导；肺动脉高压时，肺动脉瓣第二心音亢进、分裂。

3.辅助检查

（1）X线检查：轻度二尖瓣关闭不全者，可无异常发现。严重者可见左心房、左心室明显增大，增大的左心房可压迫和推移食管。

（2）心电图：轻度二尖瓣关闭不全者心电图正常，严重者可出现左心室肥大及劳损，伴左心房增大者，心房颤动常见。

（3）超声心动图：多普勒超声能清楚显示二尖瓣关闭不全时左心房内出现的高速异常反流束，可准确定量二尖瓣反流。

（4）心导管检查：右心导管检查，右心室、肺动脉及肺毛细血管压力增高，肺循环阻力增大；左心导管检查，左心房压力增高，压力曲线 V 波显著，心排血量降低。

（5）放射性核素心室造影：可显示左心室收缩、舒张末容量，判断左心室收缩功能；根据左心室与右心室心搏容量之比，可评估反流程度，该比值＞2.5 提示严重反流。

（三）主动脉瓣狭窄

1.症状

因为左心室有较强的代偿能力，所以即使有严重的主动脉狭窄，相当长的时间内患者可无明显症状。当主动脉瓣口面积<1cm² 时出现临床症状,其中呼吸困难、心绞痛和晕厥为典型主动脉瓣狭窄三联征。

(1)呼吸困难:劳力性呼吸困难为晚期肺淤血引起的常见首发症状,见于90%有症状患者,进一步发展成为阵发性夜间呼吸困难、端坐呼吸和急性肺水肿。

(2)心绞痛:见于50%~70%的有症状患者,常由运动诱发,休息后可缓解。与冠心病心绞痛非常相似,其发生机制也是心肌缺血。

(3)晕厥或黑矇:可为首发症状,见于1/3的有症状患者,常伴胸痛,多发生于直立、运动中或运动后,少数在静息状态发生。

(4)其他症状:主动脉瓣狭窄晚期可出现:疲乏无力、虚弱、周围性发绀等。

2.体征

(1)视诊:心尖搏动正常或向左下移位。

(2)触诊:心尖搏动正常或向左下移位,心尖区可触及收缩期抬举样搏动。

(3)叩诊:心浊音界正常或向左下扩大。

(4)听诊:心尖区第一心音正常,主动脉瓣区可听到粗糙、响亮的收缩期喷射性杂音,主要向颈动脉传导,瓣膜活动严重受限或钙化时,主动脉瓣区第二心音减弱或消失,亦可出现第二心音逆分裂。

3.辅助检查

(1)X线检查:心影正常或左心室轻度增大,左心房可轻度增大;升主动脉根部常见狭窄后扩张;晚期可有肺动脉干突出及肺淤血征象。

(2)心电图:轻度狭窄者可正常,严重者心电图提示左心室肥厚和劳损,表现为QRS波群高电压及继发的ST段及T波改变;左心室肥厚伴劳损,左心房肥大;可有传导阻滞及其他心律失常。

(3)超声心动图:二维超声心动图探测主动脉瓣异常很敏感,显示瓣叶数目、大小、厚度、活动度及瓣口大小、形态,但不能准确定量狭窄程度。超声多普勒可测定通过主动脉血流速度,并可计算最大跨膜压力阶差。

(4)心导管检查:可测定主动脉和左心室之间是否存在压力差和压力通过左心导管作左心室造影可明确瓣口狭窄程度,也可通过测定跨瓣压阶差,了解心室的射血能力和射血分数。

(四)主动脉瓣关闭不全

1.症状

心悸,劳累型呼吸困难最早出现,进一步发展成为阵发性夜间呼吸困难、端坐呼吸,甚至肺水肿。头晕或眩晕,多与体位快速改变有关。晚期出现左心衰竭症状。

2.体征

(1)视诊:颜面苍白,颈动脉搏动明显增强,心尖搏动向左下移位。

(2)触诊:心尖搏动向左下移位并呈抬举性,主动脉瓣区可触及舒张期震颤。

(3)叩诊:心浊音界向左下扩大,呈"靴形心"。

(4)听诊:心尖部第一心音减弱;主动脉瓣区第二心音减弱或消失,常可闻及第三心音;主动脉瓣第二听诊区可闻及高调递减型哈气样舒张期杂音,可沿胸骨缘下传至心尖区,坐位前倾呼气末更易听到;重度关闭不全时,可在心尖区闻及柔和、低调的隆隆样舒张中期杂音(Austin Fint 杂音)。可有动脉枪击音及杜氏双重杂音。

3.辅助检查

(1)X线检查:左心室增大明显,升主动脉和主动脉结扩张,呈"主动脉心外型"或"靴形心"。可有左心房增大。肺动脉高压或右心衰竭时,右心室增大。可见肺静脉充血,肺间质水肿。部分患者可见瓣叶、升主动脉钙化。

(2)心电图:轻度关闭不全者心电图可正常。严重者可有左心室肥厚、劳损,晚期可有左心房增大;可有房性、室性期前收缩及束支传导阻滞。

(3)超声心动图:多普勒超声为最敏感的确定主动脉瓣反流的方法,通过计算反流血量与搏出量的比例,估计病情严重程度。

(4)核磁共振显像:可见主动脉瓣血液反流,并估计其程度。

(五)联合瓣膜病变

联合瓣膜病,又称多瓣膜病,是指两个或两个以上的瓣膜病变同时存在。风心病患者约 50% 有联合瓣膜损害。多个瓣膜损害时,血流动力学改变较单一瓣膜损害者严重,对心功能造成综合性不良影响。联合瓣膜病的联合存在常使单个瓣膜病变的典型体征发生改变,从而给诊断带来困难。例如,二尖瓣狭窄伴主动脉瓣关闭不全时,容易将主动脉关闭不全的胸骨左缘舒张早期叹气样杂音误认为Graham-steel 杂音,诊断为单纯的二尖瓣狭窄。多瓣膜病的病变较为复杂,临床诊断时,超声心动图检查对心脏瓣膜病具有特别的诊断价值,并对治疗效果的评价及心功能的随访均有重要意义。

五、治疗原则

该病的主要表现为心悸、咳喘、咳血、胸痛、水肿等,病程较长,临床多本虚标实,治疗以标本兼治为原则。初期因风寒湿热之邪侵袭人体,留注于经络、关节,内舍于心所致,临床以热邪多见,故以清热凉血之法;中期因风寒湿热诸邪内舍于心,心脉痹阻,故营血运行不畅,留而为瘀所致,此期病机以"瘀"为主,治疗应在辨证的基础上加用活血化瘀之品,同时稍佐以理气之品,取"气为血之帅""气滞则血瘀""气行则血行"之意;后期,患者多患病日久,其病机特点除"瘀"外,出现"水"和

"虚",故此期治疗在活血化瘀同时尚需注重补气、利水之法。

六、辨证论治

1.气阴两虚

症候:心悸气短,倦怠乏力,头晕目眩,面色无华,自汗或盗汗,动则汗出,夜寐不宁,口干,舌质红或淡红,苔薄白,脉细数无力或促、结代。

治法:益气养阴,宁心复脉。

方药:炙甘草汤加味(炙甘草、人参、桂枝、生姜、阿胶、生地黄、麦冬、火麻仁、大枣)。

加减:若心悸汗出者,去桂枝,加柏子仁、煅龙骨、煅牡蛎以止悸敛汗;夜寐不宁者,可加夜交藤、酸枣仁以养心安神;尿少水肿者加葶苈子、茯苓、泽泻利水消肿。

2.气虚血瘀

症候:心悸气短,面色晦暗,口唇青紫,自汗,倦怠乏力,胸胁满闷,肋下痞块,或痰中带血,舌有紫斑瘀点,脉细涩或结代。

治法:益气养心,活血通络。

方药:独参汤合桃仁红花煎加减(人参、丹参、赤芍、桃仁、红花、炙香附、延胡索、青皮、当归、川芎、生地)。

加减:若胸部窒闷者,去生地黄,加沉香、降香宽胸行气;夹有痰湿,胸满闷痛,苔浊腻者,加瓜蒌、薤白、法清半夏化痰除湿、理气宽胸;咯血者加三七粉冲服以活血止血。

3.心肾阳虚

症候:心悸,喘息不能平卧,颜面及肢体浮肿,或伴胸腔积液、腹水,脘痞腹胀,形寒肢冷,大便溏泻,小便短少,舌体胖大,质淡,苔薄白,脉沉细无力或结代。

治法:温补心肾,化气行水。

方药:参附汤合五苓散加减(人参、熟附子、生姜、大枣、桂枝、白术、茯苓、猪苓、泽泻)。

加减:可加用益母草、桃仁、红花等活血化瘀,使血行水亦行;喘息汗出者,加麦冬、五味子、煅龙骨以益阴敛汗固脱。

4.阳虚水泛

症候:喘促气急,咳嗽,咯粉红色泡沫痰,下肢浮肿,脘痞腹胀,心悸,颜面灰白,口唇青紫,汗出肢冷,烦躁不安,舌质暗红,苔白腻,脉细促。

治法:温肾助阳,泻肺行水。

方药:真武汤合葶苈大枣泻肺汤加减(炮附子、白术、茯苓、芍药、生姜、葶苈子、大枣)。

加减：痰多上涌者加苏子、法清半夏降气除痰定喘；心胸闷痛者加丹参、降香行气活血；血瘀甚，紫绀明显者，加泽泻、红花、五加皮化瘀行水。

5.心阳虚脱

症候：心悸烦躁，呼吸短促，不能平卧，喘促不宁，额汗不止，精神萎靡，唇甲青紫，四肢厥冷。舌质淡，苔白，脉细微欲绝。

治法：补虚固脱。

方药：参附汤合生脉散加减（人参、熟附子、生姜、大枣、麦冬、五味子）。

加减：加龙骨、牡蛎镇心安神以助固脱之功。该证型适宜用静脉制剂如参附注射液、参芪注射液、生脉注射液益气回阳固脱。

七、中成药

1.心力生Ⅰ号

生黄芪、鹿角胶、制制附片、麦冬、当归、苏叶、木瓜、槟榔、葶苈子、茯苓、泽兰等，功效：益气温阳化水，用于风心病心衰，心肾气（阳）虚证。

2.强心胶囊

黄芪、制附片、人参、桂枝、三七等。功效：益气温阳，活血利水。用于心阳不振，气血瘀滞所致的心悸院、气短、胸闷、小便短少、肢体浮肿等症。

八、单方验方

1.葶苈大枣泻肺汤

功效：祛痰定喘，泻肺行水，伴咳血而面颊及口唇紫癜，舌质紫暗者，加丹参、当归尾、赤芍、红花、桃仁等；伴动则气喘、汗出，身困肢软无力，气短，脉沉弱者，加黄芪及四君子汤；伴畏寒怕冷，四肢不温，脉沉细无力及结代者，加用制附片、桂枝。

2.加味木防己汤

木防己、桂枝、红参、生石膏、益母草。功效：补虚散饮，化瘀理气，用于风心病心衰。

九、中医特色技术

1.针灸治疗

取穴主穴：内关、足三里、三阴交、心俞。配穴：心悸症状明显者加神门、膻中；喘促加肺俞、列缺；心水肿加水分、肾俞、复溜；腹胀加天枢、气海；咳血加肺俞、孔最；纳差加脾俞、膏肓；有风湿活动加风池、大椎。操作：以提插捻转中等感应为主，心动过缓或体质较差用弱感应，心动过速用较强感应，每天或隔天治疗1次，10次为一个疗程。

2.耳穴疗法

脏腑精气在耳均有输注,通过治疗局部而达到全身调节的作用。主穴取耳穴心、肺、肾,配穴取交感、内分泌、肾上腺、胸、神门等穴,采用王不留行籽粘于穴位上,作时时按压。具有养心健脾、活血通络、补肾平喘之功效。注意事项:注意局部皮肤,如有破损勿使用该法。

3.太极拳疗法

太极拳有锻炼身体多种功能的作用,是风心病患者治疗和康复的最好方法之一。可学习简式太极拳、四十八式太极拳。不但可以促进气血周流,增强肌体抗病能力,而且能锻炼心脏,有效地提高心脏储备力,起到"治本"的作用。注意事项:重症患者勿使用该法。

4.穴位注射疗法

穴位注射疗法取命门、内关、足三里、阳陵泉、三阴交。每次选1~2穴。按穴位注射操作常规进行,穴位皮肤常规消毒,用2mL或5mL注射器接6~7号注射针头,抽取复方当归注射液或复方丹参注射液(两药交替使用)后,每穴注射0.3~0.5mL,1次/天,10次为1个疗程。具有活血化瘀之功效。注意事项:注意局部皮肤,如有破损勿使用该法;如患者下肢水肿时,一般不选用此方法。

5.足浴疗法

通过水的温热作用、机械作用、化学作用及借助药物蒸气和药液的熏洗和治疗作用,起到疏通腠理、散风除湿、透达筋骨、理气和血等作用,达到治疗疾病的目的。选择适当的药物,水煎后兑入温水至3000mL左右,置于脚盆中,以能淹没足踝部,且能耐受为宜(冷后可加热或兑入温水),每次洗浴15~30min,当觉得身上有微热感,额上有汗时即可,1次/日,10次为1个疗程。起到活血化瘀、疏通络脉、祛风除痹之功用。注意事项:注意局部皮肤,如有破损勿使用该法;应时时注意水温,防止烫伤,注意汗出过多,防止站立时虚脱跌倒;足浴用具要注意清洁消毒。

6.食疗

原则:多吃含纤维素、含胡萝卜素、含维生素丰富食物。忌食苦寒、过咸、辛辣刺激性、高脂肪、高热量食物。风心病患者多属心脾阳气不足,如过食苦寒食品,会损伤人体阳气,加重病情。此外,因辣椒、芥末等食品,能使心跳加快,增加心脏负担。且这类食品能导致大便秘结,因排便困难过于用力,可加重心脏负担,甚至发生不测。高脂肪、高热量食物摄入后不易消化,会增加心脏负担,有的还会发生心律失常。

(1)玉竹猪心。

功效:补养阴血,用于心律不齐者。

配料:玉竹50g,猪心100g。

制作:将玉竹洗净、切段,用水稍润,煎煮两次,收取煎液约 1500mL。猪心剖开,洗净,与药液、生葱、花椒同置锅内,煮熟捞起,撇净浮沫,在锅内加卤汁适量,放入食盐、白糖、味精和香油,加热成浓汁,将其均匀涂在猪心内外。用法:每日两次,佐餐食用。

(2)梅花粥。

功效:疏肝理气,用于胸闷疼痛、心悸气短。

配料:梅花 5～10g,粳米 50～100g。

制作:粳米淘洗干净,加水煮粥,待粥半熟时,加入梅花、少许砂糖同煮为粥。用法:早餐服用,每日一次,连服 7 天。

(3)莪术猪心饮。

功效:补益气血,化瘀祛滞,用于胸闷胸痛,心悸不安,气短,睡眠不安。

配料:莪术 25 克,猪心 1 具。

制作:将莪术洗净切片,与猪心加水适量煮熟,放入少许调料调味。食肉饮汤,用法:每日一剂,连服数日。

(4)党参泥鳅汤。

功效:健脾除湿,用于心悸气短,身体困重,大便不实。

配料:活泥鳅 100g,党参 20g。

制作:将泥鳅洗净弃头尾及内脏,入少许食盐及姜腌制 15min。锅内放油烧七成热,入泥鳅炒至半熟,入清汤或开水,加入党参同炖至熟烂,加入姜末、盐等佐料,起锅前再加葱花、味精。

用法:每日一次,佐餐食用。

(5)参归山药猪腰汤。

功效:调补气血,用于心悸怔忡,气短懒言,自汗,腰痛。

配料:猪腰 1 个,人参、当归各 10g,山药 30g。

制作:猪腰子对切,去除筋膜,冲洗干净,在背面用刀划作斜纹,切片备用。人参、当归放入砂锅中,加清水煮沸 10min,再加入猪腰子、山药,略煮至熟后加麻油、葱、姜。

用法:佐餐食用,每日一次,连服 7 天。

十、预防与调护

(1)由于风心病的发病与 A 组溶血性链球菌感染密切相关,所以应预防感冒、扁桃体炎、牙龈炎等。如果发生感染可选用青霉素治疗。对青霉素过敏者可选用红霉素或林可霉素。

(2)如需拔牙或做其他门诊小手术,术前应采用抗生素治疗预防感染。

（3）心功能不全者应控制水分的摄入，低盐饮食，切忌食用盐腌制品，必要时可以自己每天记24小时出入量和称体重，当体重增加、饮食减少、尿量减少、咳黏稠痰或痰量增加，可能预示心功能不全加重，需及时到医院就诊。

（4）注意休息，劳逸结合，避免从事重体力劳动，但又不能消极静养。要适当进行锻炼，以不增加症状为度，具体活动量要根据心功能程度而定。

（5）饮食宜少食多餐，每顿饭不能吃得过饱而增加心脏负担，食物宜细软、清淡，易于消化，不要食入过多的盐类，有心衰水肿时更要控制钠盐的摄入。

（6）服用利尿剂者应吃些水果如香蕉、橘子等含钾高的水果。

（7）伴心房颤动的患者不宜做剧烈活动，应定期门诊随访，复查心电图，若服用华法林者需严格遵医嘱复查凝血功能。

十一、名家发挥

1.邵念方教授经验

邵念方教授对"风心病"的辨证施治，提出分期论治。初期重视清热凉血，中期在辨证施治基础上加用活血化瘀药物，佐以理气，对后期治疗的重点在补气、利水。初期见于风湿热初起或风湿活动期而出现风湿性心脏炎症状者，此期是因风、寒、湿、热之邪侵袭入体，注于经络，留于关节，内舍于心所致。临床症状上以热邪为多见。症见：心悸，胸闷，发热，口干口渴，汗出乏力，多伴有关节红肿热痛，舌红苔黄，脉滑数。此期治疗上重视清热凉血之法。常用药物：生地、丹皮、赤芍、金银花、蒲公英、土茯苓、薏苡仁、防己、独活、秦艽、威灵仙、苦参、黄连等。中期多为出现心脏瓣膜病变的患者。此期是因风寒湿热诸邪内舍于心，心脉痹阻，故营血运行不畅，留而为瘀所致。故此期病理因素主要是"瘀"，所以治疗重点应在辨证的基础上加用活血化瘀之品，因"气为血之帅""气滞则血瘀""气行则血行"，同时佐以理气之品。症见：心慌、胸闷，咳喘，或见唇甲青紫，两颧暗红，舌紫暗或有瘀点瘀斑，脉涩或结代。常用药物：丹参、桃仁、红花、赤芍、水蛭、土鳖虫、当归、鸡血藤、檀香、砂仁、陈皮等。后期多见于"风心病"出现心力衰竭的患者。此期患者多患病日久，其病机特点除"瘀"之外，出现了"水"和"虚"两种病理变化。血不利则为水，淤血内阻日久，营津不行，凝结为痰，外渗为饮。久病耗气，患者发展到此期，多存在气虚，而气虚亦可因运血无力而进一步加重血瘀，造成恶性循环。故此期治疗尚需注重补气、利水之法。症见：心悸、气喘，动则尤甚，或卧床不起，胸闷乏力，或有咳，咯痰，或肢体浮肿，口唇发绀，尿少，纳呆，舌淡暗苔白滑，脉细涩或结代。常用药物如黄芪、人参、党参、麦冬、坤草、泽兰、葶苈子、车前子、北五加皮等。

2.邓铁涛教授经验

邓铁涛教授认为，中医治疗风心病：①发挥中医扶正补虚、调整全身的优势。

补益阴阳,巩固卫表,从而减少和避免反复感受风寒湿热之邪,遏制心脏瓣膜病变的进一步恶化,达到减轻患者痛苦、减少并发症、延长寿命的目的。对于慢性风心病心衰,尤其是应用西药不能控制的所谓难治性心衰,严格地按照中医理论辨治,治以益气温阳利水,或佐以祛瘀,或佐以养阴,或佐以通痹,往往能收到良好效果。②虚损、水饮、瘀,标本宜分清。慢性风心病属垂病顽症,必须辨证精确,治法恰当,选方用药合理,方能收效。对于慢性风湿心脏病的病机,邓老主张从标本虚实分析。以心之阳气(或兼心阴)亏虚为本,血瘀水停为标;以心病为本,他脏(肾脾肺肝)之病为标。③补虚兼泻实,治疗重阳气。治本的重点是补气温阳。水饮的停滞、泛滥,淤血留滞,皆因阳气不足之故。心气虚证,用四君子汤加黄芪,配入少量桂枝、当归或枣仁。黄芪可加强益气固表,且可强心利小便;心阳虚,选桂枝甘草汤方加减,配当归、枣仁,以养血安神;阳气衰虚时,用四逆汤加人参。

对于治疗标实证,如血瘀和水肿,必须要在扶正固本的基础上进行。对于慢性风心病心衰,出现全身水肿而以双下肢为甚者,若一般症状不重,邓铁涛教授常在益气扶正的基础上加用五苓散、五皮饮,以利水消肿。若心衰加重,出现气急喘促,怔忡躁烦,邓铁涛教授认为此乃心肾阳气大虚,水气射肺凌心所致,以独参汤合真武汤浓煎频服,扶正温阳,益气利水。在补气温阳治疗时,佐以行气药,如枳壳、橘皮之类,以达到补而不滞的作用。对利水和消瘀,强调中病则止,切勿过急过猛,利水过快易伤阴,祛瘀过剧多耗血破血。

3.孙建芝教授经验

孙建芝教授认为风心病轻症以邪实为主,重症多为本虚标窦。治疗的重点为补虚和活血化瘀通络两个环节。孙教授常将风湿性心脏病辨证分为4型:①心肺瘀阻型,以活血化瘀为治法。常用药:当归、丹参、川芎、红花、延胡索、五灵脂、葶苈子、车前子。兼气阴不足者可加党参、麦冬、五味子;兼心阳不足者加桂枝、炙甘草。②气血亏虚,以益气养血、宁心安神,佐以活血化瘀为治法。若气血双亏者,用归脾汤加减,常用药:黄芪、党参、白术、茯苓、当归、龙眼肉、柏子仁、酸枣仁、远志、广木香、丹参、红花、生龙骨、生牡蛎、炙甘草;阴血不足,兼心阳不振者,用炙甘草汤加减,常用药:炙甘草、党参、桂枝、生地黄、麦冬、阿胶、火麻仁、丹参、远志、石菖蒲。③心脾阳虚挟瘀型,以温阳健脾、活血利水为治法。症状轻者用四君子汤合桂枝甘草龙骨牡蛎汤加减。重者用制附子理中汤合五苓散加减,常用药:红参、白术、茯苓、干姜、制附子、桂枝、猪苓、泽泻、葶苈子、丹参、当归、红花、大枣。④心脾肾阳俱虚挟瘀型,戴阳于上者,面红如妆,舌质红,苔薄黄。以回阳救逆,活血利水为治法。选用人参四逆汤合真武汤加减,常用药:人参、白术、干姜、制附子、肉桂、茯苓、泽泻、丹参、红花、五灵脂、蒲黄、葶苈子、大枣。亡阳欲脱者,用参附汤回阳固脱,药用:人参、制附子、炮姜、山萸肉、肉桂;全身水肿明显者加椒目、沉香,以温阳行水;

喘而汗出,面红如妆,四肢厥冷,戴阳于上者,加五味子、蛤蚧,以回阳敛阴;喘促咳血,面红颧赤,脉细数无力或疾数散乱为阴盛格阳,加牡蛎。

孙建芝教授认为中西医结合治疗在风湿性心脏病治疗中具有很大的优越性:①注重辨病:在诊疗中先辨病,明确风湿性心脏病的受损部位、功能状态和有无并发症,对治疗和预后都有重要的指导意义。②辨证指导辨病:风湿性心脏病属于中医的"心悸""喘证""水肿""淤血"等范畴。治疗应根据临床证候,辨证分型论治。早期心肺瘀阻证多见,兼有不同程度的气阴不足,治疗以活血化瘀为主,佐以益气养阴。晚期以心脾阳虚挟瘀证、心脾肾阳俱虚挟瘀证多见,以温阳益气、化瘀利水为治法。③无证从病:部分风湿性心脏病患者经治疗后心功能改善,症状消失,若忽视继续治疗与调理,病情很容易复发加重,因此,必须无证从病,继续巩固治疗。

第五节 慢性肺源性心脏病

慢性肺源性心脏病,简称肺心病,是指由支气管肺组织、胸廓或肺血管病变致肺血管阻力增加,产生肺动脉高压,继而右心室结构和(或)功能改变的疾病。慢性肺心病是我国呼吸系统的一种常见病,多继发于慢性支气管、肺疾病,大多数是由慢性阻塞性肺疾病发展而来。它的发病率很高,尤其在吸烟人群中,且呈逐年增高的趋势。本病发展缓慢,临床上除原有肺、胸疾病的各种症状和体征外,主要是逐步出现的肺、心功能不全及其他器官受损的征象,表现是急性发作期与缓解期交替出现,肺、心功能不全亦随之进一步恶化,急性发作次数愈多,肺、心功能损害亦愈重。慢性肺源性心脏病临床上以反复喘咳、咳痰、气短、心悸、胸闷、发绀、浮肿等为主要表现,属于中医的"肺胀""喘病""咳嗽""水肿""痰饮""厥证""惊悸怔忡"等范畴。

一、临床诊断与鉴别诊断

(一)诊断标准

1.慢性肺源性心脏病的诊断

患者具有明确的肺、胸疾病或肺血管病变的基础(如慢性支气管炎、肺气肿、肺结核等);出现肺动脉高压、右心室肥厚、扩大或伴有右心功能不全的临床表现(如颈静脉怒张、肝大压痛、下肢浮肿等);结合心电图、胸部X线检查、超声心动图、血气分析等检查进行综合分析;并除外其他引起右心室肥大、右心衰竭的心脏病,诊断即可成立。本病为长期慢性经过,逐步出现肺、心功能衰竭及其他器官损害的征象。按其功能的代偿期与失代偿期进行分述。

(1)肺、心功能代偿期(包括缓解期):主要临床表现为慢性阻塞性肺气肿。其表现为咳嗽、咳痰、喘息,活动后感心悸、气短、乏力和劳动耐力下降。体检有明显肺气肿体征,由于胸膜腔内压升高,阻碍腔静脉回流,可见颈静脉充盈,桶状胸,呼吸运动减弱,语音震颤减弱,呼吸音减低,呼气延长,肺底听到哮鸣音及湿啰音,心浊音界缩小,心音遥远,肝浊音界下降,肝大伴压痛,肝颈静脉反流阳性,水肿和腹腔积液等,常见下肢水肿,午后明显,次晨消失。肺动脉瓣区可有第二心音亢进,提示肺动脉高压。三尖瓣区出现收缩期杂音或剑突下示心脏搏动,提示有右心室肥大。膈下降,使肝上界及下缘明显地下移,应与右心衰竭的肝淤血症相鉴别。

(2)肺、心功能失代偿期(包括急性加重期)

①呼吸衰竭:常见诱因为急性呼吸道感染,多为通气障碍型呼吸衰竭(Ⅱ型呼吸衰竭),低氧血症与高碳酸血症同时存在。低氧血症表现为胸闷、心慌、气短、头痛、乏力及腹胀等。当动脉血氧饱和度低于90%时,出现明显发绀。缺氧严重者出现躁动不安、昏迷或抽搐,此时忌用镇静或催眠药,以免加重二氧化碳潴留,发生肺性脑病。高碳酸血症表现为皮肤温湿多汗、浅表静脉扩张、脉洪、球结膜充血水肿、瞳孔缩小,甚至眼球突出、两手扑翼样震颤、头昏、头痛、嗜睡及昏迷。这是因二氧化碳潴留引起血管扩张、毛细血管通透性增加的结果。当严重呼吸衰竭伴有精神神经障碍,排除其他原因引起者称为肺性脑病。

②心力衰竭:肺心病在功能代偿期只有肺动脉高压及右心室肥厚等征象,而无心力衰竭表现。失代偿期出现右心衰竭、心慌、气短、颈静脉怒张、肝大、下肢水肿,甚至全身水肿及腹腔积液,少数患者还可伴有左心衰竭,也可出现心律失常。

2.肺心病的常规检查

(1)动脉血气分析:肺心病肺功能代偿期可出现低氧血症或合并高碳酸血症。当 $PaO_2 < 8kPa(60mmHg)$、$PaCO_2 > 6.66kPa(50mmHg)$,多见于慢性阻塞性肺疾病所致肺病。

(2)血液检查:缺氧的肺心病患者,红细胞及血红蛋白可升高,血细胞比容高达50%以上。合并感染时,白细胞总数增高,中性粒细胞增加,出现核左移现象。血清学检查可有肾功能或肝功能改变,也可出现高钾、低钠、低氯、低钙、低镁等改变。

(3)其他:肺功能检查对早期或缓解期肺心病有意义,痰细菌学检查对急性加重期肺心病可以指导抗菌药物的选用。

(4)胸部 X 线检查:除肺、胸基础疾病及急性肺部感染的特征外,尚可有肺动脉高压症。①右下肺动脉干扩张,其横径≥15mm;其横径与气管横径之比值≥1.07。②肺动脉段突出或其高度≥3mm。③中心肺动脉扩张和外周分支纤细,两者形成鲜明对比。④圆锥部显著凸出(右前斜位 45°)或"锥高"≥7mm。⑤右心室肥大征。以上 5 项标准,具有 1 项即可诊断肺心病。

(5)心电图检查:为右心房、心室肥大的改变,如电轴右偏,额面平均电轴≥

+90°，重度顺钟向转位（V_5：R/S≤1），Rv_1＋Sv_5≥1.05mV，aVR 呈 QR 型及肺型 P 波。也可见右束支传导阻滞及低电压图形，可作为诊断肺心病的参考条件。

（6）超声心动图检查：测定右心室流出道内径（≥30mm）、右心室内径（≥20mm）、右心室前壁的厚度（≥5mm）、左右心室内径的比值（<2.0）、右肺动脉内径或肺动脉干及右心房肥大等指标，以诊断肺心病。

（二）鉴别诊断

1.冠状动脉粥样硬化性心脏病

冠心病与肺心病多见于中年以上者，均可出现心脏扩大、心律失常及心力衰竭，两者心脏杂音不明显，肺心病心电图有类似心肌梗死图形，造成诊断的困难。鉴别要点为：①肺心病患者多有慢性支气管炎、肺气肿的病史和体征，而无典型心绞痛或心肌梗死表现。②肺心病心电图 ST-T 波改变多不明显，类似心肌梗死图形多发生于肺心病急性发作期，随病情好转这些图形可消失，肺心病也可出现多种心律失常，多在诱因解除后转为正常，即短暂而易变性是其特点。冠心病常有心房颤动及各种传导阻滞，与肺心病相比较恒定而持久。

2.风湿性心脏病

风心病二尖瓣狭窄可引起肺动脉高压、右心受累，心力衰竭时因心肌收缩无力不易听到典型杂音，易与肺心病混淆。临床风心病多见于年轻人，常有风湿性关节炎和心肌炎病史，心力衰竭时杂音减弱，心力衰竭控制后增强，其他瓣膜如二尖瓣、主动脉瓣常有病变，心电图、胸部 X 线检查、超声心动图有特殊改变，两者不难鉴别。

3.原发性心肌病

原发性心肌病常有心脏增大、右心衰竭。有助于心肌病的诊断要点为：①超声心动图表现为"大心室，小开口"。②心肌病无或仅有轻度低氧血症，没有慢性肺部疾病史；而肺心病常有明显缺氧和（或）CO_2 潴留。③缺乏肺部疾病在胸部 X 线检查及肺功能检查方面的特征。

4.缩窄性心包炎

缩窄性心包炎起病隐匿，临床表现有心悸、气短、发绀、颈静脉怒张、肝大、腹水，心电图低电压与肺心病相似。但无慢性支气管炎史，脉压减小，胸部 X 线检查显示心腰变直，心搏弱或消失，可见心包钙化，而无肺气肿及肺动脉高压，可与肺心病鉴别。

二、中医诊断

（一）诊断依据

（1）有慢性肺系疾病病史多年，反复发作，时轻时重，经久难愈。

（2）临床表现为咳逆上气，痰多，胸中憋闷如塞，胸部膨满，喘息，动则加剧，甚鼻煽气促，张口抬肩，目胀如脱，烦躁不安，日久可见心慌悸动，面唇发绀，脘腹胀满，肢体浮肿，严重者可出现喘脱。

（3）本病多见于老年人，常因外感而诱发。

（二）类证鉴别

1.喘证

喘即气喘、喘息，是以呼吸困难，甚则张口抬肩、鼻翼煽动、不能平卧等为主要临床特征的一种病证。严重者可由喘致脱出现喘脱之危重证候。

2.咳嗽

咳嗽是指肺气不清，失于宣肃，上逆作声而引起咳嗽为其证候特征。咳嗽、咳痰是本证的主要症状。内伤所致咳嗽，一般无外感症状，起病慢，病程长，常伴有脏腑功能失调的证候。

3.哮病

临床以喉中哮鸣有声，呼吸气促困难，甚则喘息不能平卧为特征。病理因素以痰为主，痰伏于肺，遇感诱发。

4.水肿

水肿是肺脾肾三脏亏损，三焦气化不利而致的眼睑或足胫肿胀，重则全身皆肿，腹大胀满，气喘不能平卧，小便短少，甚至伴有身体困重、腰膝酸软、面色㿠白等表现。

5.心悸

心悸是指多因久病体虚、心脏受损导致气血、阴阳亏虚，或邪毒、痰饮、淤血阻滞心脉，日久导致心失濡养，心脉不畅，从而引起的心中惕惕不安，不能自控的一种病证，常和惊悸合并称为心悸。

三、病因病机

1.久病肺虚

如内伤久咳、支饮、喘哮、肺痨等肺系慢性疾患，迁延失治，痰浊潴留，壅阻肺气，气之出纳失常，还于肺间，日久导致肺虚，成为发病的基础。内伤久咳、久哮、久喘、肺痨等多种慢性肺系疾患迁延失治，使肺体用俱损，一方面主气无权，宣降失司，气失敛降，肺气虚满而滞；另一方面肺气虚弱，气不布津，津液凝聚成痰，或肺阴亏虚，虚火灼津为痰，痰浊潴留，伏于肺间，壅阻肺气，肺气更加难以敛降。痰阻气行，气滞血瘀，或肺虚不能助心主治节而血行不畅，痰浊与淤血互结，痰瘀滞留于心肺，进一步加重肺气虚满，不能敛降，因虚致实，因实致虚，气虚、痰阻、血瘀三者相合为病而成肺胀。

2.感受外邪

肺虚久病,卫外不固,六淫外邪每易乘袭,诱使本病发作,病情日益加重。肺虚卫外不固,易致六淫外邪反复乘袭。肺中痰瘀内结也是外邪入侵的重要因素,因外邪每借有形质者为依附,易于形成内外相引。外邪犯肺,愈加闭郁肺气,损伤肺脏,加重痰、瘀的形成。反复感邪诱发本病,是肺胀日益加重的主要原因,六淫之中尤以风寒常见,故肺胀冬春寒冷时节最易复发。

本病病变首先在肺,继则影响脾、肾,后期病及于心。因肺主气,开窍于鼻,外合皮毛,职司卫外,为人身之藩篱,故外邪从口鼻、皮毛入侵,每多首先犯肺,以致肺之宣降功能不利,气逆于上而为咳,升降失常则为喘。久则肺虚,肺之主气功能失常,影响呼吸出入,肺气壅滞,还于肺间,导致肺气胀满,不能敛降。若肺病及脾,子盗母气,脾失健运,则可导致肺脾两虚。肺为气之主,肾为气之根,若久病肺虚及肾,金不生水,致肾气衰惫,肺不主气,肾不纳气,则气喘日益加重,呼吸短促难续,吸气尤为困难,动则更甚。心脉上通于肺,肺气辅佐心脏治理、调节心血的运行,心阳根于命门真火,故肺虚治节失职,或肾虚命门火衰,均可病及于心,使心气、心阳衰竭,甚则可以出现喘脱等危候。

四、辨证要点

(一)辨病势缓急

病情发作时的病机以痰阻或痰瘀互阻为关键,壅阻肺系,时或蒙扰心脑而致窍闭风动;邪盛正衰,可发生脱证之危候。病情缓解时,痰、瘀、水饮减轻,但痰、瘀稽留,正虚显露而多表现为肺、心、肾虚损,见于心肺气虚、肺肾气虚、心肾阳虚,多兼有痰瘀。

(二)辨虚实

肺胀的本质是标实本虚,要分清标本主次,虚实轻重。一般感邪发作时偏于标实,平时偏于本虚。标实为痰浊、淤血,早期痰浊为主,渐而痰瘀并重,并可兼见气滞、水饮错杂为患。后期痰瘀壅盛,正气虚衰,本虚与标实并重。本病的病机为本虚标实、虚实夹杂,本虚多为肺、心、肾的阳气虚损,邪实为痰、火、淤血。本病的证候大致为实证类(寒饮停肺证、痰热壅肺证、痰湿阻肺证、阳虚水泛证、痰蒙神窍证),虚证类(心肺气虚证、肺肾气虚证、肺肾气阴两虚证)和兼证类(血瘀证)共三类九证候。

(三)辨阴阳

本虚为肺、脾、肾气虚,晚期则气虚及阳,或阴阳两虚。其基本病机是肺之体用俱损,呼吸机能错乱,气壅于胸,滞留于肺,痰瘀阻结肺管气道,导致肺体胀满、张缩无力,而成肺胀。如内有停饮,又复感风寒,则可成为外寒内饮证。感受风热或痰郁化热,可表现为痰热证。痰浊壅盛,或痰热内扰,蒙蔽心窍,心神失主,则意识模糊、嗜睡甚至昏迷;痰热内闭,热邪耗灼营阴,肝肾失养,阴虚火旺,肝火挟痰上扰,气逆痰升,肝风内动则发生肢颤、抽搐;痰热迫血妄行,则动血而致出血。亦可因气虚日甚,气不摄血而致出血。病情进一步发展可阴损及阳,阳虚不能化气行水,成为阳虚水泛证;阳虚至极,出现肢冷、汗出、脉微弱等元阳欲脱现象。

(四)辨脏腑

慢性肺心病多由于肺脏疾患迁延失治,痰瘀稽留,正虚卫外不顾,外邪易反复侵袭,诱使本病反复发作。本病证候要素以痰、火、水饮、淤血、阳虚、气虚为主,病位肺、肾、心为主。痰、火(热)多表现于心、脑、肺而成痰浊蒙窍、痰浊蕴肺、痰热蕴肺;气虚多表现于肺、心、肾而成心肺气虚、肺肾气虚;阳虚、水饮多表现于心、肾而成心肾阳虚或伴水泛等;淤血多兼痰、阳虚、气虚、火(热)。

(五)辨兼症

本病是多种慢性肺系疾病后期转归而成,故有长期的咳嗽、咳痰、气喘等症状,胸肺膨胀和病变由肺及心的过程是逐渐形成的。早期除咳嗽、咳痰外,仅有疲劳或活动后有心悸气短,随着病程的进展,肺气壅塞肿满逐渐加重,叩之砰砰作响,自觉憋闷如塞,心悸气急加重或颜面、爪甲发绀;进一步发展可出现颈部脉动甚至右胁下癥积,下肢浮肿甚至有腹水。病变后期,喘咳上气进一步加重,倚息不能平卧,白黏痰增多或咳黄绿色脓痰,发绀明显,头痛,烦躁不安,神志模糊,或嗜睡或谵语,甚或出现咯血、吐血、便血等。舌质多为暗紫、紫绛,舌下脉络瘀暗增粗。

五、治疗原则

(一)祛邪安正,标本兼顾

肺胀的本质是本虚标实,肺脾肾等脏腑虚损产生痰饮、淤血等病理产物;而痰饮和淤血既是肺胀病的病理产物,又是致病因素,其反过来作用于肺,导致痰浊阻肺、呼吸不利、咳逆上气,甚则出现胸闷、咯血等表现,进而产生恶性循环,加重肺胀的表现。可见正虚与邪实互为因果,从而形成肺胀病本虚标实、虚实夹杂的复杂病症。肺胀之初,病浅症轻,喘息不著,平时易受风感冒,不耐操劳,稍劳则气短,此乃肺气虚弱,未及于肾。治宜益气补肺固表;肺胀日久,胸闷喘息,动则尤甚,此乃肺病及肾,下元亏虚,肾不纳气,治当补肾纳气为要。

(二)辨清轻重,缓急分治

感受外邪(风寒)是肺胀标实证候加重的重要诱因。因六气皆从火化,故肺胀临床标实见症中热证多于寒证,且寒证只是暂时的,久之多从热化。根据"热者寒之"的治疗原则,肺胀治标,临床运用清法(包括温清并用)多于温法。因痰为火之标,火为痰之本,故对痰热证或饮从热化为痰,多从清化治之。慢性阻塞性肺疾病发作期,无论证型偏寒、偏热,多与外感有关,只是感染的病原与感染程度不同而已,对寒热挟杂证,用清法(或温清并用)往往比温法效果更佳。

(三)审证求因,辨别脏腑

根据肺胀病肺虚感邪、肺虚导致他脏虚损及痰瘀互结等本虚标实的病因病机,从脏腑论治当泻肺化痰,或补益肺脾肾、益气活血化痰贯穿肺胀病治疗始终。肺病久虚、气机不畅并感受外邪导致肺气郁闭、痰浊壅滞,治以泻肺化痰。寒饮射肺证以温肺散寒、降逆平喘;久病肺虚影响其他脏腑生理功能,导致肺脾肾等脏腑皆虚,故治本当补益肺脾肾。

六、辨证论治

1.寒饮停肺证

(1)抓主症:喘满不得卧,咳嗽,痰多、色白、质清稀或呈泡沫状。

(2)察次症:气短、恶寒,遇寒发作或加重,周身酸痛,发热。

(3)审舌脉:舌体胖大,舌苔白,脉弦紧。

(4)择治法:辛温解表,温肺化饮。

(5)选方用药思路:本证为风寒束表,饮停于内,肺失宣发肃降,故选用小青龙汤加减,药用炙麻黄、桂枝、干姜、细辛、白芍、五味子、清半夏、炙甘草。本方用麻黄、桂枝相须为君药,发汗散寒以解表邪,且麻黄又能宣发肺气而平喘咳,桂枝温阳以利内饮之化;干姜温肺化饮的同时其温性亦有助于除表寒;细辛性善走窜,既走表又达里为臣药,温肺化饮,兼助麻桂解表;五味子味酸而收敛,酸敛护肺;芍药味酸而敛阴,酸敛合营,方中用此两药是为防诸药温燥之性伤津;清半夏燥湿化痰,和胃降逆,亦为佐药;炙甘草益气和中,调和诸药。

(6)据兼症化裁:饮郁化热,烦躁口渴者,减桂枝、干姜,加黄芩、桑白皮;咳而上气,喉中有水鸣声,加射干,喘息不得平卧,加白芥子、葶苈子;肢体疼痛者,加羌活、独活;头痛者,加白芷、葛根。

2.痰热壅肺证

(1)抓主症:喘促,动则喘甚,咳嗽,痰黏稠,痰黄,胸闷,口渴,尿黄,大便秘结。

(2)察次症:发热,烦躁,发绀,不能平卧,纳呆,咳痰不爽。

(3)审舌脉:舌质红,舌苔黄腻,脉滑数。

(4)择治法:清热化痰,宣降肺气。

(5)选方用药思路:本证为痰浊内蕴,日久郁而化热,痰热壅肺证,选用清气化痰丸加减。药用瓜蒌、胆南星、法清半夏、浙贝母、栀子、桑白皮、黄芩、杏仁、玄参、陈皮、桔梗。方中黄芩清泻肺中实火,为君药;陈皮、枳实理气降逆,调畅气机,为臣药;佐以瓜蒌仁霜清热化痰;清半夏、茯苓、胆南星燥湿化痰;杏仁宣肺、化痰、止咳。

诸药合用,共奏清热化痰、降气止咳之功。

(6)据兼症化裁:痰鸣喘息不得平卧者,加厚朴、紫苏子、葶苈子;咳痰黄多者,加薏苡仁、败酱草、鱼腥草、冬瓜仁;痰多黏稠、咳痰不爽者,减清半夏,加百合、百部、荸荠;胸闷痛明显者,加延胡索、枳壳;大便秘结者,加酒大黄、枳实、芒硝;热甚烦躁、面红、大汗出者,加生石膏、知母;热盛伤阴者,加天花粉、生地黄;痰少质黏、口渴、舌红苔剥、脉细数,为气阴两虚,减清半夏,加西洋参、沙参、麦冬;尿少浮肿者,加车前子、泽泻、大腹皮;兼有血瘀者,加赤芍、桃仁;外感风寒者,加麻黄、紫苏梗。

3.痰湿阻肺证

(1)抓主症:喘促,动则喘甚,咳嗽,痰黏稠,痰白,胸闷,胃脘痞满。

(2)察次症:咳痰不爽,气短,痰多,质清稀,乏力,纳呆,食少,腹胀,便溏。

(3)审舌脉:舌苔白腻,脉滑。

(4)择治法:燥湿化痰,宣降肺气。

(5)选方用药思路:本证为脾失健运,水液停聚,酿生痰湿,痰湿阻肺,选用清半夏厚朴汤和三子养亲汤加减。药用姜清半夏、厚朴、茯苓、葶苈子、白芥子、紫苏子、莱菔子、薤白、枳壳、生姜。方中清半夏化痰开结,降逆和胃,重在降逆;厚朴下气除满,以散胸中滞气,重在行气,两者相伍,一化痰结,一行气滞,痰气并治,使痰降则气行,郁开则痰降,共为君药。茯苓渗湿健脾,助清半夏祛湿化痰;苏叶芳香宣肺,顺气宽胸,宣通胸中之郁结之气,助厚朴顺气宽胸,共为臣药。生姜和胃降逆止呕,且制清半夏之毒,为佐药。五药辛苦合用,辛以开结,苦能降逆,温以化痰,共奏行气散结、降逆化痰之功。后方三药相伍,各有所长,白芥子长于豁痰,苏子长于降气,莱菔子长于消食,可温肺化痰、降气消食。

(6)据兼症化裁:脘腹胀闷,加木香、陈皮;口黏、纳呆者,加豆蔻、白术;大便秘结者,加焦槟榔、枳实;尿少浮肿者,加车前子、防己、大腹皮;外感风热者,减薤白,加金银花、连翘、僵蚕;外感风寒者,加麻黄、荆芥、防风。

4.阳虚水泛证

(1)抓主症:咳嗽,喘促,气短,肢体浮肿,胸闷,不能平卧。

(2)察次症:心悸,痰少,肢冷,畏寒,纳呆,神疲,尿少。

(3)审舌脉:舌苔白滑,脉沉。

(4)择治法:温补心肾,化饮利水。

(5)选方用药思路:本证为素体阳虚,肾气失于温化,水饮停聚,阳虚水泛,选用真武汤和五苓散加减。药用炮制附片、肉桂、细辛、茯苓、白芍、白术、猪苓、泽泻、防己、赤芍、生姜。本方以制附子为君药,本品辛甘性热,用之温肾助阳,以化气行水,兼暖脾土,以温运水湿;臣药以茯苓利水渗湿,使水邪从小便去;白术健脾燥湿。佐以生姜之温散,既助制附子温阳散寒,又合茯苓、白术宣散水湿。五苓散可利水渗湿,兼以温阳化气。方中重用泽泻为君,以其甘淡,直达肾与膀胱,利水渗湿;臣药以茯苓、猪苓之淡渗,增强其利水渗湿之力。佐以白术、茯苓健脾以运化水湿;方中又佐以桂枝温阳化气以助利水,解表散邪以祛表邪,《伤寒论》示人服后当饮暖水,以助发汗,使表邪从汗而解。

(6)据兼症化裁:畏寒肢冷甚者,去生姜,加干姜;血瘀而发绀明显者,加川芎、泽兰、益母草;水肿、心悸、喘满、倚息不得平卧、咳吐白色泡沫者,加椒目、葶苈子、牵牛子;脘腹胀满者,加大腹皮、焦槟榔、枳壳;恶心呕吐者,加姜清半夏、黄连、竹茹;浊邪上犯而呕吐严重者,可用大黄、姜清半夏水煎灌肠;浮肿消失者,重在温补心肾,可去猪苓、泽泻,加淫羊藿、人参;兼有伤阴而口渴、舌红者,减生姜、猪苓、阿胶、玄参,天冬。

5.痰蒙神窍证

(1)抓主症:喉中痰鸣,痰黏稠,喘促,动则喘甚。

(2)察次症:头痛,烦躁,恍惚,嗜睡,谵妄,昏迷,瘛疭甚者抽搐。

(3)审舌脉:舌苔白腻,脉滑、数。

(4)择治法:豁痰开窍醒神。

(5)选方用药思路:本证为痰浊壅盛或痰热内扰,蒙蔽心窍,心神失主,选用涤痰汤加减。药用法清半夏、橘红、郁金、天竺黄、枳实、人参、川芎、细辛、石菖蒲、远志。方中人参、茯苓、甘草补心益脾而泻火,陈皮、天南星、清半夏利气燥湿而祛痰,石菖蒲开窍通心,枳实破痰利膈,竹茹清燥开郁,使痰消火降,则经通而舌柔矣。

(6)据兼症化裁:舌苔白腻,脉滑者为痰湿,法清半夏易为姜清半夏,减天竺黄,加白芥子、莱菔子,或配合苏合香丸;痰热内盛、身热、谵语、舌红绛、苔黄者,减川芎、细辛,加水牛角、胆南星、连翘、黄连、炒栀子,或加用安宫牛黄丸、至宝丹;腑气不通者,加大黄、芒硝;抽搐明显者,加钩藤、全蝎、羚羊角粉。

6.心肺气虚证

(1)抓主症:喘促,动则喘甚,胸闷,气短。

(2)察次症:心悸,怔忡,乏力,动则气短、乏力、心悸加重,神疲,自汗,易感冒。

(3)审舌脉:舌质淡,舌苔白,脉细。

(4)择治法:补益心肺。

(5)选方用药思路:本证为久病心肺气虚,肺气亏耗,心神失养,宜补益心肺之气,故选用养心汤加减。药用人参、黄芪、当归、肉桂、茯苓、茯神、麦冬、远志、酸枣仁、柏子仁、五味子、清半夏、川芎、肉桂、甘草。方中黄芪、人参为君药,补脾益气。臣药以当归补血养心,与黄芪、人参配伍,以培气血不足;茯神、茯苓养心安神,以治神志不宁。佐以远志、五味子补心安神定悸;清半夏曲和胃消食,配黄芪、人参补脾和中,以资气血生化之源;肉桂引火归原,并可鼓舞气血而增本方温养之效;川芎调肝和血,且使诸药补而不滞;煎加生姜、大枣更增加益脾和中、调和气血之功。甘草调和诸药,且与参芪为伍,以增强益气之功,用为佐使。诸药配伍,补益气血,养心安神,故以"养心"名方。

(6)据兼症化裁:咳嗽痰多、舌苔白腻者,加法清半夏、厚朴、杏仁;动则喘甚者,加蛤蚧粉;面目虚浮、畏风寒者,加淫羊藿、泽泻、车前子;心悸、怔忡、自汗者,加煅龙骨、煅牡蛎、浮小麦;肢体浮肿者,加车前子、泽泻。血瘀较甚者,可选择补阳还五汤化裁。

7.肺肾气虚证

(1)抓主症:喘促,胸闷,气短,动则加重,咳嗽,面目浮肿。

(2)察次症:头昏,神疲,乏力,易感冒,腰膝酸软,小便频数,夜尿增多。

(3)审舌脉:舌质淡,舌苔白,脉沉、弱。

(4)择治法:补肾益肺,纳气平喘。

(5)选方用药思路:本证属久病耗气,肺气不足,肾气亏虚,失于摄纳,方选用人参补肺饮加减。药用人参、黄芪、熟地黄、五味子、紫菀、桑白皮。本方中人参、黄芪益气补肺;五味子收敛肺气,熟地黄滋肾填精;紫菀、桑白皮消痰止咳、降气平喘。诸药配伍,有补肺益气、止咳平喘之功效。

(6)据兼症化裁:咳嗽明显者,加白果、百部;咳嗽痰多,舌苔白腻者,加姜清半夏、厚朴、茯苓、白术;动则喘甚者,加蛤蚧粉;腰膝酸软者,加菟丝子、鹿角胶;小便频数明显者,加益智仁、莲子、桑螵蛸;畏寒、肢体欠温者,加淫羊藿、鹿角胶;面目虚浮、肢体浮肿者,加桂枝、车前子、泽泻。

七、中成药

(一)小青龙颗粒

药物组成:麻黄、桂枝、干姜、细辛、法清半夏、五味子、白芍、炙甘草。

功能作用:解表化饮、止咳平喘。用于风寒水饮,恶寒发热,无汗,喘咳痰稀。

用法用量:开水冲服,一次13克,每日3次。

(二)肺力咳胶囊

药物组成:黄芩、前胡、百部、红花、龙胆草、梧桐根、白花蛇舌草。

功能作用:止咳平喘、清热解毒、顺气祛痰。症见咳喘痰多,呼吸不畅,以及急、慢性支气管炎,肺气肿见上述症状者。

用法用量:口服,一次3~4粒,每日3次。

(三)补肺活血胶囊

药物组成:黄芪、赤芍、补骨脂。

功能作用:益气活血、补肺固肾。用于肺心病(缓解期)属气虚血瘀证,症见咳嗽气促,或咳喘胸闷、心悸气短、肢冷乏力、腰膝酸软、口唇发绀、舌淡苔白或舌紫暗等。

用法用量:口服,一次 4 粒,每日 3 次。

(四)祛痰止咳胶囊

药物组成:党参、清半夏、甘遂、芫花、紫花杜鹃、白矾。

功能作用:止咳化痰、降气平喘,见于慢性支气管炎及支气管炎合并肺气肿、肺心病所引起的痰多、咳嗽、喘息等症。

用法用量:口服,一次 6 粒,每日 2 次。

(五)参附注射液

药物组成:人参、制附子。

功能作用:益气温阳、回阳救逆、益固脱。其多用于阳气暴脱的厥脱症(感染性、失血性、失液性休克等);也可用于阳虚(气虚)所致的惊悸、怔忡、喘咳、胃疼、泄泻、痹症等。

功能作用:肌内注射,一次 2～4mL,每日 1～2 次。静脉滴注,一次 20～100mL(用 5%～10%葡萄糖注射液 250～500mL,稀释后使用)。静脉注射,一次 5～20mL(用 5%～10%葡萄糖注射液 20mL,稀释后使用)。

(六)痰热清注射液

药物组成:黄芩、熊胆粉、山羊角、金银花、连翘,辅料为丙二醇。

功能作用:清热解毒化痰。症见发热、咳嗽、咳痰不爽、咽喉肿痛、口渴、舌红、苔黄;肺炎早期、急性支气管炎、慢性支气管炎急性发作及上呼吸道感染属上述证候者。

功能作用:成人一般一次 20mL,重症患者一次可用 40mL,加入 5%葡萄糖注射液或 0.9%氯化钠注射液 250～500mL,静脉滴注,控制滴数每分钟不超过 60 滴,每日 1 次;儿童按体重 0.3～0.5mL/kg,最高剂量不超过 20mL,加入 5%葡萄糖注射液或 0.9%氯化钠注射液 100～200mL,静脉滴注,控制滴数每分钟 30～60 滴,每日 1 次;或遵医嘱。

八、单方验方

(1)在辨证用方的基础上选加具有辨病治疗作用的中药,如快速性心律失常表现为肾虚者可选加淫羊藿、冬虫夏草、宁心宝等;血虚者选加当归、川芎等;气虚者选加人参、黄芪、炙甘草等;有热者选加苦参、茵陈蒿、莲子心、黄连等;有痰者选加法清半夏、石菖蒲、山豆根;血瘀者选加三七、丹参、延胡索等;有风湿者选加防己、羌活、独活等;脾虚气滞者加甘松、佛手等;缓慢性心律失常表现为阳虚有寒者选加麻黄制附子细辛汤和心宝丸,在使用麻黄制附子细辛汤时,为防止其温燥伤阴,可于辨证用药的同时加石斛、沙参、天花粉及滋心阴口服液等养阴生津之药以和之。

(2)依据现代药理学研究进展,结合临床实践经验,按照传统的辨证组方原则或现代的西医用药原则组成新的处方。如有入选用具有强心作用的制附片、葶苈子;选用利尿作用的汉防己、桑白皮;选用具有补益抗菌作用的人参、黄芪;选用具有清热抗菌作用的黄芩、鱼腥草;选用化痰的浙贝母、川贝母;选用改善肺循环的赤芍、当归、桃仁;选用解除支气管痉挛的地龙组成抗肺心衰竭合剂。

(3)用辨证用药精神选择具有治疗肺心病的专方专药及其他治疗方法

①抗感染。a.清开灵注射液:40mL加入5%葡萄糖液250mL,静脉滴注,每日1次;b.穿琥宁注射液:400mg加入5%葡萄糖液250mL,静脉滴注,每日1次;c.鱼腥草注射液:40mL加入5%葡萄糖液250mL,静脉滴注,每日1次;d.抗病毒口服液:每次1支,每日3次;e.双黄连口服液:每次1支,每日3次;以上各药适用于肺心病急性感染期表现为风热犯肺、痰热壅肺者。

②除痰。a.蛇胆川贝液:蛇胆汁、川贝母、杏仁等。其功效为祛风止咳、除痰散结,用于肺心病急性感染期、咳喘者。口服,每次10mL,每日2次。b.川贝枇杷膏:川贝母、枇杷叶、沙参、桔梗、陈皮、清半夏、五味子、款冬花等。其功效为清热润肺、止咳平喘、理气化痰,用于肺心病感染咳嗽声嘶、痰稠难咳者。口服,每次10~20mL,每日3次。c.橘红痰咳膏:橘红等组成。其功效为理气祛痰、润肺止咳,用于急慢性支气管炎、感冒风寒咳嗽者。口服,每次10~20克,每日3次。d.猴枣牛黄散(猴枣、朱砂、全蝎、珍珠、猪牙皂、细辛等),每次1支,每日2~3次。其功效为除痰镇惊,适用于肺心病急性发作期痰涎壅盛者。

③定喘。a.益肺胶囊:川贝母、蛤蚧、知母、桑白皮等组成。其功效为补肾益肺、清热化痰、止咳平喘,用于肺心病缓解期,久病咳喘,胸满多痰。口服,一次4粒,每日3次,小儿酌减;30日为1个疗程。b.珠贝定喘丸:牛黄、珍珠、川贝、氨茶碱(每粒含8mg)、肉桂、五味子等。其功效为理气化痰、镇咳平喘、补气温肾,用于肺心病喘咳者。口服,每次6粒,每日3次。c.喘可治注射液(淫羊藿、巴戟天),适用于肺心病缓解期,预防呼吸道感染,肌内注射,成人每次4mL,每日2次,14日后改为隔日1次,30次为1个疗程;亦可将此注射液2mL作雾化吸入,隔日1次,15次为1个疗程。

④强心。a.心宝:洋金花东莨菪碱、人参皂苷、制附子提取物、肉桂提取物、蟾酥、麝香、鹿茸、三七等药物组成,适用于肺心病、心功能不全、心律失常、心率过慢者。口服,每次2~3粒,每日2~3次。b.生脉针:人参、麦冬、五味子等组成。其功效为益气固脱、养阴生津,适用于肺心病、心功能不全而见气阴两竭者。静脉注射:每次10~20mL,加入葡萄糖液中缓慢静脉注射,或40mL加入5%葡萄糖液

250mL,静脉滴注,每日 1 次。c.参附针:红参、制附子等组成。其功效为回阳救逆、益气固脱,用于肺心病、心功能不全、属阳虚所致的喘咳肢肿等。每次 10～20mL,加入葡萄糖液中缓慢静脉注射,或 30～40mL 加入 5% 葡萄糖液 250mL,静脉滴注,每日 1 次。

九、中医特色技术

(一)针灸及疗法

1.肺心病急性发作期

①体针疗法:取定喘、肺俞、尺泽、列缺、丰隆、天突,泄法行针,留针 15 分钟,中间捻针 2～3 次,每日 1 次,7 日为 1 个疗程。②耳针疗法:取平喘、肾上腺、肺、支气管、皮质下、神门、内分泌、交感。每次选 2～3 穴,留针 5～10 分钟,或用埋针、埋药。③皮肤针:在鱼际至尺泽的手太阴肺经循行处,或两侧胸锁乳突肌部。用七星针叩击上述部位,每处 15 分钟,顺序轻叩以皮肤微红为度。以上方法具有抗炎、扩张支气管、改善气道通气功能,适用于肺心病急性发作期症见呼吸困难、不能平卧、胸闷咳嗽、痰多等。

2.肺心病缓解期

①体针疗法:取尺泽、太渊、肺俞、肾俞、关元、定喘、足三里、三阴交。补法行针,留针 15 分钟,中间捻针 2～3 次,每日 1 次,7 日为 1 个疗程。②灸法:取大椎、肺俞、风门、膏肓俞、天突、命门、肾俞、关元、气海、三阴交等,每次选 4 穴。方法:艾炷如枣核大多可直接灸 5～7 壮,也可用隔药饼灸每穴 3～5 壮,以皮肤微红为度。③耳针疗法:取心、肺、脾、肾、神门、平喘、肺气肿点。用揿针或王不留行籽埋穴,每次 2～3 穴,每日自行按压 2～3 次,以耳红热为度。④穴位埋线疗法:取大椎、肺俞、膻中、定喘、厥阴俞、中府等穴。在选定穴位上,皮肤常规消毒,局部麻醉后,用缝皮针,将 0 号羊肠线埋于穴位下肌肉层内,一般用 3～4 穴,大部分选用胸背部穴位。每 20～30 日一次,连续数次。⑤穴位注射:取足三里、定喘。用胎盘组织液、黄芪注射液等,每次取 1～2 穴,每穴注射 0.5～1mL,逐日更换。⑥穴位敷贴疗法:取百劳、肺俞、膏肓俞。方法:方用延胡索、北细辛、白芥子各 30g,甘遂末 15g,共研末,加姜汁、面粉,制成直径为 2～2.5cm 药饼敷于穴位上,隔 2～4 日更换一次。或用方:清半夏 20g、细辛 10g、延胡索 10g、白芥子 20g,上药共研末,用鲜姜汁调成糊状,制成药饼,敷于穴位,习惯上在三伏天敷贴,每伏一次,每次 2 小时,3 次为 1 个疗程。⑦气功疗法:因气功在气的蓄养、调节方面有其独特方法和功效。常用内养功、自强功,重在练气、养气和逼气,采取一呼一停方式呼吸,每次30～60分钟,每日 4～6 次,引气入患病部位,意想改造病肺,然后拍胸吐气,意想病气呼出体外,以上方法具有增强免疫功能的作用,适用于肺心病缓解期。

（二）中药雾化吸入

寒性咳喘用麻黄、桂枝、杏仁、甘草各 10g,橘红 5g;热性咳喘用麻黄 5g、杏仁 10g、黄芩 10g、石膏 30g、桑白皮 15g、金银花 20g。两方分别水煎,共 2 次,合 2 次煎液,浓缩过滤沉淀取汁 500mL,装瓶,超声雾化口腔吸入,每次 40 分钟。

（三）艾灸

（1）艾灸取穴:肺俞、脾俞、肾俞、天突、中府、膻中、巨阙、气海、尺泽、内关、神门、足三里、丰隆。肺俞、脾俞、肾俞宣肺健脾补肾、调气利湿行水;天突宣肺化痰、宽胸降逆,治咳喘;膻中、巨阙宽胸利膈、化痰宁心;中府宣肺利气、止咳平喘;气海补肾纳气;尺泽清肺气;内关、神门宽胸宁心安神;足三里、丰隆健脾助运、化湿除痰。

（2）艾炷隔盐灸:急性发作时,在神阙穴隔盐灸 3～7 壮,每日 1 次。

（3）艾条温和灸:每次取 3～5 穴,各灸 15～20 分钟,每日或隔日 1 次,10 次为 1 个疗程,2 个疗程间休息 7 日。

（四）穴位按摩

1.基本证型

痰浊蕴肺、肺气闭郁。①症状:咳嗽阵作或昼夜频咳,痰多易咳或痰黏难以咳出,痰色白稠或黄白相间或脓性痰,胸闷、气喘,口腻,脘腹胀满,舌质淡、苔白腻、脉弦滑。以宣肺平喘、化痰止咳为主。②穴位按摩:肺俞、脾俞、定喘、太渊,每穴位各按摩 3 分钟左右,患者感到酸胀能忍受为止,每日 1 次,每次约 15 分钟。

2.兼有肺脾两虚证

①症状:气短难续、乏力、语声低微或声音嘶哑、面色萎黄、不思饮食,食入即满,大便稀溏或虚坐努责,舌淡,脉细弱。以宣肺平喘、化痰止咳、健脾益肺为主。②穴位按摩:肺俞、脾俞、足三里、合谷、三阴交,每穴位各按摩 1～3 分钟,患者感到酸胀不能忍受为止,每日 1 次,每次 15 分钟。

3.兼有阳虚水泛证

①症状:心慌、心悸、咳而上气,动则喘甚,不能平卧,身肿以下肢为甚,小便短少,颜面晦暗,形寒肢冷,舌淡胖或紫暗,苔白滑,脉沉细或结代。以宣肺平喘、化痰止咳、温阳利水为主。②穴位按摩:肺俞、脾俞、丰隆、内关、水分、中极,每穴位各按摩 1～3 分钟,患者感到酸胀能忍受为止,每日 1 次,每次 15 分钟。

十、预防调护

（一）精神调节

人的情志活动与内脏有着密切联系,如"心在志为喜""肺在志为忧""喜伤心""忧伤肺""悲为肺志,故悲忧皆伤肺"。肺心病患者因久患咳喘缠绵难愈,故多有心理压力和长期忧郁,医生、家属应对其抱有高度同情心并耐心帮助开导,尽可能舒其不畅,解其所忧,鼓励患者与疾病做斗争,增强其生活的信心,提高生活质量。患者如条件允许,可参加一些交往活动,找些亲朋好友倾诉自己的苦闷。

(二)生活起居

(1)搞好环境卫生,注意室内通风,在条件许可下改善居室环境,避免粉尘;注意调节衣着,防寒保暖,减少感冒;绝对戒烟,而且要避免被动吸烟。因为吸烟不仅影响气管壁纤毛活动,还可反射性引起支气管收缩,增加呼吸道阻力,降低肺泡巨噬细胞局部抗菌作用,影响 α 抗胰蛋白酶活力,使通气功能降低。

(2)积极进行呼吸肌锻炼,发挥腹肌的作用,增加膈肌活动度,使高度紧张的呼吸肌放松,进行平静不用力的腹式呼吸,在此基础上增加各种肢体活动和躯干活动。另外,患者可根据自身的身体状况做些体力活动,如散步、太极拳、八段锦、呼吸体操、气功锻炼或种花、植草,赏鱼等轻体育活动、轻体力劳动,注意避免过重的体力活动,以免增加患者心脏负担。

(三)饮食调理

1.饮食营养

肺心病患者营养普遍较差,据调查结果显示,此类患者热能及三大供热营养素:蛋白质、脂肪、糖类摄入明显不足,因多营养状况差,故导致肺心病患者免疫功能低下,易发生双重感染;呼吸肌肌力及贮备下降,不能有效地排痰和通气,从而易发展为呼吸衰竭;组织修复功能差,气管插管或切开部位黏膜易出现溃疡出血。因而营养支持疗法对肺心患者十分重要。8 种必需氨基酸摄入也明显不足,故肺心患者应加强营养支持,给予充足的营养物质。三大供热营养物质适宜的比例为:糖类占 $50\% \sim 60\%$,脂肪占 $20\% \sim 30\%$,蛋白质占 $15\% \sim 20\%$,即蛋白质至少 1g/(kg·d)。由于脂肪可产生高热量,对于呼吸衰竭患者,除饮食外,酌情静脉补充乳化脂肪是维持能量需要的环节之一。但糖类摄入量和比例不能过大,尤其存在 CO_2 潴留时,更应控制糖类的入量。

2.饮食宜忌

肺心病者大多体质虚弱、营养较差、消化吸收不良,因此既要注意营养补充,又要注意容易消化吸收,力戒烟酒,忌食肥腻、辛辣、燥热及过于寒凉之品,有心功能不全时应注意低盐饮食,明显水肿者,食盐量宜控制在每日 $2 \sim 3g$。少量多餐,不宜吃得过饱,以防胃过度扩张,抬高横膈,加重心脏负担。

3.中医食疗

饮食治疗根据不同的个体、不同病情而有差异,肺部感染痰稠难咯时可用沙参、贝母、枇杷、玉竹、石斛、南杏仁等清润化痰药材作辅助食疗。平素体质虚弱容易外感的患者,依据实际情况而选用益气固表、健脾化湿除痰、固肾纳气的中药作辅助食疗,如杏仁、陈皮、白果、人参、蛤蚧、冬虫夏草、肉苁蓉、紫河车、麦冬、枸杞子、茯苓、山药、莲子、芡实,以及竹丝鸡、乳鸽、禾花雀、羊肉等。

十一、名家发挥

(一)从痰瘀互结论治

姜良铎认为,肺心病病状繁杂,累及多个系统,因此主张以病证要素相参的方法系统辨证分析肺心病病机。就临床表现而言,咳、痰、喘、满(胸满、腹满)、肿(水肿)、悸(心悸)为肺心病的六大主症。从病位而言,主病位在肺、心,常累及肝、肾、脾,甚至涉及胃、肠、脑。而就病理因素而言,总属本虚标实,虚实夹杂。虚责之气、血、阴、阳;实责之痰(寒痰、痰浊、痰热)、瘀、水饮互结,然"痰瘀胶结"贯穿于始终。故治疗上须以化瘀通络,贯穿始终。低氧相关性肺动脉高压是肺心病发病过程中的重要环节,其形成过程中的诸多因素,如缩血管物质的增多、肺小动脉管腔狭窄或纤维化、肺泡毛细血管管腔狭窄或闭塞、肺泡毛细血管床的毁损、肺血管重塑、肺微小动脉原位血栓,以及血液高黏、高容状态等,均属于中医学"瘀"的状态。临床上,患者唇舌、肢端紫暗,舌下瘀点瘀络亦属常见。因此,姜老师提出化瘀通络方法宜贯穿于始终的观点,三七、地龙是姜良铎临证中常用于肺络淤血的药物。三七性温,味甘、微苦,归肝、胃、心、小肠经,具有止血、散瘀、消肿、止痛、补虚、强壮等功效。地龙性寒,味咸,归肝、肺、脾、膀胱经,具有活血通络、化痰平喘、利水消肿、清热定惊等功效。三七皂苷可明显抑制血栓形成,地龙具有抗凝、溶栓的双重作用,此外,地龙活血利水,具有利尿作用,可减少血容量。两者具有理想的活血化瘀、通络利水的作用。而需要强调的是,三七水溶性成分三七素能缩短凝血时间,它主要通过机体代谢、诱导血小板释放凝血物质而产生止血作用,可选择性修复受损毛细血管。因而具有抗凝(活血化瘀)与促凝(止血)双向调节作用,活血化瘀而不致出血,止血而不致留瘀,充分体现了中医药的特色与优势。

(二)从瘀论治

周庆伟认为,"久病必瘀","瘀"是形成肺心病的主要环节,故中医辨证在理气、化痰等基础上采用活血化瘀法,临床效果显著。在病机上认为:肺病及心,易虚易瘀。肺主气,司呼吸,朝百脉,助心主治节,内伤久咳、久喘、久哮等迁延失治,致肺气亏虚,日久累及脾、肾、心,故肺心病乃本虚标实。本虚为肺、心、脾、肾亏虚;标实乃外邪、痰饮、水气、淤血互结为患。故提出肺心治瘀,攻补兼施的治则。由于本病在急性发作期和缓解期都存在血瘀证,所以周老以活血化瘀法贯穿肺心病治疗的始终,病因病机相结合,随症加减,灵活运用。中医依据肺心病各期临床表现,辨证分型为痰瘀阻肺证、气虚或阳虚血瘀证、寒饮射肺证,分别予以理气化痰、活血化瘀、益气活血、温阳活血法治疗,各期突出活血化瘀法,临床效果显著。

（三）从痰饮论治

胡思荣认为，肺心病心力衰竭乃痰饮上凌心肺所致，西医之心肺功能受损、肝脏充血性肿大、缺氧的表现，与肺心病右心衰竭的临床表现极其相符。肺心病心力衰竭以咳逆倚息，短气不得卧，或伴有下肢水肿为典型病证，可见于多种心血管疾病的严重或终末阶段，至于其形成的病机，多为久病心阳受损、痰瘀壅滞、水饮内停所致，故多从痰饮认识肺心病心力衰竭。痰饮在上焦，取桔梗、厚朴宣通上下内外之肺气，恢复其通调之功能。痰饮在下焦者，胃虚者当阖阳明，顾护元气，同时予温药开饮，阖阳明以人参、茯苓为主药，温通胃阳则多选清半夏，方以大清半夏汤、小清半夏汤为主；脾阳不足，则失运化，故以健脾运中为法，所谓"外饮治脾"，多用外台茯苓饮、苓桂术甘汤之类，痰饮在下焦者，肾阳亏虚是痰饮病的主要病因，强调"内饮治肾"，而元气则禀于先天，藏于肾中，肾气不足，肾阳虚衰则元气衰，痰饮内生。故温煦肾阳则为从下焦论治痰饮的主要治法，常用真武汤、肾气丸、桂苓味甘汤等。

牟重临老中医认为，慢性肺源性心脏病患者由于阳气虚弱，易为外邪侵袭，外邪引动伏饮，出现表里同病；进而外邪化热壅肺，升降失司，炼饮成痰，表现虚实夹杂，寒热互见，病变波及数脏，标本俱急，治疗每须标本并举，温清兼施。治方仅防己、人参、石膏、桂枝4味，然融通阳利水、清热益气为一炉，变通灵活，立法严谨，为标本兼顾，攻补并进，寒热同用之良法。肺心病发作大多见痰饮内停，水瘀壅塞而致呼吸急迫，故治以涤痰逐饮，通畅呼吸道，改善肺之呼吸功能至为重要。牟老常用加味木防己汤治疗本病获得良效，基本方：木防己、生石膏、生晒参、桂枝、茯苓、薏苡仁、法清半夏、葶苈子、莱菔子。方中石膏与薏苡仁共捣，以增强清热降逆逐饮之功；茯苓祛水逐饮宁心；葶苈子涤痰肃肺，且能强心；莱菔子降痰下气，又可消除生晒参壅气之弊，两者相行而不悖，并无降低药效之嫌；法清半夏祛痰下气力雄，且能安神镇静。加味木防己汤对慢性肺心病急性发作属气虚热郁、饮停痰盛者，确有良效。然本病病机变化复杂，往往越至危重阶段，阳气愈虚，而痰水热瘀之标象愈急，救急拯危，治疗当着重于除痰祛水、清热逐瘀，往往标证一解，阳气随之而复。临床观察本方药具有强心、利尿，改善循环，通畅呼吸道等作用。

第六节　心脏骤停与心脏性猝死

心搏骤停是指心脏射血功能和有效循环的突然停止。心搏骤停发生后，由于脑血流突然中断，10秒左右患者即可出现意识丧失，经及时救治可获存活，否则将发生生物学死亡，罕见自发逆转者。导致心搏骤停最常见的原因为快速型室性心律失常（心室颤动和室性心动过速），其次为缓慢性心律失常或心室停顿，较少见的为无脉性电活动(PEA)。

心脏性猝死是指急性症状发作后 1 小时内发生的以意识突然丧失为特征的、由心脏原因引起的自然死亡。无论是否有心脏病,死亡的时间和形式均未能预料。心搏骤停常是心脏性猝死的直接原因。美国每年约有 30 万人发生心脏性猝死,占全部心血管病死亡人数的 50%以上,而且是 20～60 岁男性的首位死因。减少心脏性猝死对降低心血管病死亡率有重要意义。

本病属于中医学"飞尸"、"尸厥"、"猝死"、"暴死"等范畴。

一、病因和发病机制

(一)病因

心搏停止为心电图上无电活动,无脏器灌注,血压和脉搏不能测出,其原因包括严重广泛的心肌缺血,心室破裂,严重高血钾(血清 K^+>7mEq/L)或高血镁使心肌细胞膜过度极化。心搏骤停的原因主要分为心源性心搏骤停与非心源性心搏骤停,大多由于心血管疾病引起。

1.心源性心搏骤停

多由心脏结构异常所致。绝大多数心脏性猝死发生在有器质性心脏病的患者,如冠心病、肥厚型心肌病、心脏瓣膜疾病、心肌炎、非粥样硬化性冠状动脉异常、浸润性病变等。

在西方国家,心脏性猝死中约 80%由冠心病及其并发症引起,而这些冠心病患者中约 75%有心肌梗死病史。心肌梗死后 LVEF 降低是心脏性猝死的主要预测因素;频发性与复杂性室性期前收缩的存在,亦可预示心肌梗死存活者发生猝死的危险。各种心肌病引起的心脏性猝死占 5%～15%,是冠心病易患年龄前(<35岁)心脏性猝死的主要原因,如肥厚梗阻型心肌病、致心律失常型右室心肌病。此外有离子通道病,如长 QT 综合征、Brugada 综合征等。

2.非心源性心搏骤停

主要病因有严重的电解质紊乱、酸碱平衡失调,其他因素有严重创伤、窒息、电击、溺水、自缢等。

(二)发病机制

心搏骤停和心脏性猝死的发病机制是各种心脏结构异常加之某些触发性因素与功能性改变,可影响心肌的稳定性,诱发致命性心律失常,从而使心肌的电生理、机械功能和生化代谢异常,引起心搏骤停。

1.心电功能异常

心搏骤停为心脏疾病引起,80%患者由于心电功能异常,20%患者为机械收缩功能丧失,也可因循环衰竭或通气障碍引起明显的呼吸性酸中毒(心肺骤停)。不论心或肺何者先行衰竭,两者通常密切相关。心电功能异常为心脏猝死的最常见机制。

2.电机械分离

电机械分离指有心电除极而无机械收缩,其原发机制为心脏破裂、急性心脏压塞、心脏整体缺血、急性心肌梗死、心腔内肿瘤或血栓阻塞以及慢性心力衰竭。

3.循环休克

循环休克有许多原因,包括有效循环血容量降低(如由于大量失血、严重烧伤、胰腺炎使第三空间液体大量丧失),周围血管张力丧失使静脉回流减少(如败血症、过敏性休克、深低温、中枢神经系统损伤、药物或麻醉过量);或心室充盈或心室排出受阻(如心脏压塞、肺动脉巨大栓塞、张力性气胸),但舒张期动脉压过低为导致冠脉血流不足,心肌电不稳定和心搏停止的常见原因。

二、病理

(一)致命性快速心律失常

致命性快速心律失常心脏性猝死主要为致命性快速心律失常所致,它们的发生是冠状动脉血管事件、心肌损伤、心肌代谢异常和(或)自主神经张力改变等因素相互作用引起的一系列病理生理异常的结果。但这些因素相互作用产生致死性心律失常的最终机制尚无定论。

(二)严重缓慢性心律失常和心室停顿

严重缓慢性心律失常和心室停顿是心脏性猝死的另一重要原因。其电生理机制是当窦房结和(或)房室结功能异常时,次级自律细胞不能承担起心脏的起搏功能,常见于病变弥漫累及心内膜下浦肯野纤维的严重心脏疾病。

(三)非心律失常性心脏性猝死

非心律失常性心脏性猝死所占比例较少,常由心脏破裂、心脏流入和流出道的急性阻塞、急性心脏压塞等导致。

(四)无脉性电活动

无脉性电活动过去称电-机械分离,是引起心脏性猝死的相对少见的原因,其定义为心脏有持续的电活动,但没有有效的机械收缩功能,常规方法不能测出血压和脉搏。可见于急性心肌梗死时心室破裂、大面积肺梗死时。

三、临床表现

(一)临床分期

心脏性猝死的临床经过可分为四个时期,即前驱期、终末事件期、心搏骤停与生物学死亡。不同患者各期表现有明显差异。

1.前驱期

在猝死前数天至数月,患者可出现胸痛、气促、疲乏、心悸等非特异性症状。但亦可无前驱表现,瞬即发生心搏骤停。

2.终末事件期

指心血管状态出现急剧变化到心搏骤停发生前的一段时间,自瞬间至持续 1 小时不等。心脏性猝死所定义的 1 小时,实质上是指终末事件期的时间在 1 小时内。由于猝死原因不同,终末事件期的临床表现也各异。典型的表现包括:严重胸痛、急性呼吸困难、突发心悸或眩晕等。若心搏骤停瞬间发生,事先无预兆,则绝大部分是心源性的。在猝死前数小时或数分钟内常有心电活动的改变,其中以心率加快及室性异位搏动增加最为常见。因心室颤动猝死的患者,常先有室性心动过速。另有少部分患者以循环衰竭发病。

3.心搏骤停

心搏骤停后,脑血流量急剧减少,可导致意识突然丧失,伴有局部或全身性抽搐。心搏骤停刚发生时,脑中尚存少量含氧的血液,可短暂刺激呼吸中枢,出现呼吸断续,呈叹息样或短促痉挛性呼吸,随后呼吸停止。皮肤苍白或发绀,瞳孔散大,由于尿道括约肌和肛门括约肌松弛,可出现二便失禁。

4.生物学死亡

从心搏骤停至发生生物学死亡时间的长短取决于原发病的性质,以及心搏骤停至复苏开始的时间。心搏骤停发生后,大部分患者将在 4～6 分钟内开始发生不可逆脑损害,随后经数分钟过渡到生物学死亡。心搏骤停发生后,立即实施心肺复苏和尽早除颤,是避免发生生物学死亡的关键。心脏复苏成功后死亡的最常见的原因是中枢神经系统的损伤,其他常见原因有继发感染、低心排血量及心律失常复发等。

(二)体征

(1)意识突然丧失或伴有短暂抽搐,抽搐常为全身性,多发生于心脏停搏后 10 秒内,有时伴眼球偏斜。

(2)心音消失。

(3)大动脉搏动消失,脉搏扪不到,血压测不出。

(4)呼吸断续,呈叹息样,以后即停止,多发生在心脏停搏后 20～30 秒内。

(5)昏迷,多发生于心脏停搏 30 秒后。

(6)瞳孔散大,多在心脏停搏后 30～60 秒出现。但此期尚未到生物学死亡。如予及时恰当的抢救,有复苏的可能。

四、实验室及其他检查

（1）心室颤动或扑动，约占91%。

（2）心电机械分离，有宽而畸形、低振幅的QRS，频率20～30次/分，不产生心肌机械性收缩。

（3）心室静止，呈无电波的一条直线，或仅见心房波。心室颤动超过4分钟仍未复律，几乎均转为心室静止。

五、诊断与鉴别诊断

（一）诊断

1.主要症状扣体征

①意识突然丧失；②大动脉（如颈动脉和股动脉）搏动消失；③心音消失。

2.次要症状和体征

①呼吸呈喘息样，继而停止；②瞳孔散大；③发绀。

3.心电图检查

①心室颤动；②慢而无效的室性自身节律；③心室停顿。

心搏骤停的诊断较早而可靠的临床征象是意识突然丧失伴大动脉搏动消失。在拍喊患者以判断意识是否存在的同时，触摸其颈动脉有无搏动，若两者均消失，即可诊断，应立即施行心肺复苏术。

成人以心音消失、血压测不出诊断心搏骤停并不可靠。对怀疑心搏骤停患者反复听诊或测血压，会浪费宝贵时间，延误复苏。从瞳孔变化判断心搏骤停的可靠性也较小，瞳孔缩小不能除外心搏骤停，尤其是应用过阿片制剂或老年病人，瞳孔显著扩大也不一定发生在心搏骤停时，当心排出量显著降低、严重缺氧、应用某些药物包括神经节阻滞剂以及深度麻醉时，瞳孔也可扩大。

（二）鉴别诊断

1.血管抑制性晕厥

其短暂的意识丧失要与心搏骤停相鉴别。血管抑制性晕厥多见于年轻体弱的女性，系各种刺激（思虑、紧张、疼痛）导致外周血管扩张所产生的一时性大脑缺血症状。发作前有头晕、眼花、恶心、呕吐等胆碱能神经兴奋的先驱症状，发作时血压下降，心律减慢，卧位及头低位可自行恢复。

2.癫痫

大发作时表现为突然意识丧失，全身强直性抽搐伴呼吸停顿，应与心搏骤停相鉴别。但此时能听到心音，摸到脉搏，测到血压，能追溯到既往发作病史。

六、中医病因病机

中医学认为本病因宗气外泄,心脏脏真逆乱于外,真气耗散;或邪实气机闭阻,升降痞隔,阴阳偏竭不交,气机离决,神散而成。其病位在心,涉及肺、脾、肾,病机为虚实夹杂。

1.真气耗散

久患心胸隐疾,气机失调于内,或正虚内损于中,精气衰竭而未尽,复伤外在虚邪贼风,两虚相搏,使"阴气竭于内,而阳气阻隔于外,二气壅闭";或情志抑甚,气机厥逆,少阳生气不发,气机闭阻,心神失助,伏逆不出,开合之机骤停,猝使肺肾气厥精竭,心脑气散,神散而成。

2.邪实内闭

心脑脏器突为痰瘀、邪毒之邪所闭阻,脑之神机与心脏脏真之气相互对接受阻,枢机闭死或失散而致。或痰瘀内闭心脉,或气逆血冲,逆犯心之神机,开合之枢骤止,心气闭绝,血滞脉阻,神机化灭而成。

七、中医诊断及病证鉴别

根据突发意识丧失、面色苍白、口唇发绀、呼吸停止、小便失禁、四肢厥冷、脉绝等即可诊断为"飞尸"、"尸厥"、"猝死"、"暴死"。

1.厥证

厥证是指由于阴阳失调,气机逆乱所引起的,以突然昏倒、不省人事、四肢厥冷为主要表现的一种病证。发病前常有先兆;而后突然发生昏仆,不知人事;病情轻重不同。其中尸厥与本病的心跳、呼吸骤停相似,其他类型的厥证则与心搏骤停不同。

2.痫证

痫证是一种反复发作性神志异常的病证,临床以精神恍惚,甚则突然仆倒,昏不知人,口吐涎沫,两目上视,四肢抽搐,或口中如作猪羊叫声,移时苏醒后如常人为特征。本病可有意识丧失,昏不知人,但根据痫证典型的发病特点可以进行鉴别。

3.痉证

证是指筋脉失养或热甚动风所引起的项背强直,四肢抽搐,甚至角弓反张为主要临床表现的一种病证。心搏骤停可伴有抽搐,但与痉证的疾病性质和预后不同。

八、治疗

（一）治疗思路

心搏骤停的生存率很低，根据不同的情况，其生存率在5%～60%之间。抢救成功的关键是尽早进行心肺复苏（CPR）和尽早进行复律治疗。抢救要及时，争分夺秒进行心肺复苏，迅速建立有效的人工循环和气体交换；高级生命支持；复苏成功后维持有效的循环及支持对症处理为主。中医在心肺复苏中的主要切入点在复苏后，临床上根据各期病情变化采用中西医结合治疗，各自发挥优势，可以不同程度地减少并发症的发生，促进脑复苏，提高生存质量。

（二）西医治疗

心肺复苏又分初级心肺复苏和高级心肺复苏，可按照以下顺序进行。

1.识别心搏骤停

当患者意外发生意识丧失时，首先需要判断患者的反应，观察皮肤颜色，有无呼吸运动，可以拍打或摇动患者，并大声问"你还好吗？"如判断患者无反应时，应立即开始初级心肺复苏，并以最短时间判断有无脉搏（10秒钟内完成），确立心搏骤停的诊断。

2.呼救

在不延缓实施心肺复苏的同时，应设法（打电话或呼叫他人打电话）通知急救医疗系统（EMS）。

3.初级心肺复苏

初级心肺复苏即基础生命支持（BLS）。一旦确立心搏骤停的诊断，应立即进行初级心肺复苏。其主要措施包括开通气道、人工呼吸和人工胸外按压，简称为AB三步曲。首先应该保持正确的体位，仰卧在坚固的平面上，在患者的一侧进行复苏。

（1）开通气道：保持呼吸道通畅是成功复苏的重要一步，可采用仰头抬颏法开放气道。方法是：术者将一手置于患者前额用力加压，使头后仰，另一手的示、中两指抬起下颏，使下颌尖、耳垂的连线与地面呈垂直状态，以通畅气道。应清除患者口中的异物和呕吐物，患者义齿松动应取下。

（2）人工呼吸：开放气道后，先将耳朵贴近患者的口鼻附近，感觉有无气息，再观察胸部有无起伏动作，最后仔细听有无气流呼出的声音。若无上述体征可确定无呼吸，应立即实施人工通气，判断及评价时间不应超过10秒。

首先进行2次人工呼吸，每次持续吹气时间1秒以上，保证足够的潮气量使胸廓起伏。无论是否有胸廓起伏，2次人工通气后应该立即胸外按压。

气管内插管是建立人工通气的最好方法。当时间或条件不允许时，可以采用口对口、口对鼻或口对通气防护装置呼吸。口对口呼吸是一种快捷有效的通气方法，施救者呼出气体中的氧气足以满足患者需求，但首先要确保气道通畅。施救者用置于患者前额的手拇指与示指捏住患者鼻孔，吸一口气，用口唇把患者的口全罩住，然后缓慢吹气，每次吹气应持续1秒以上，确保呼吸时有胸廓起伏。施救者实施人工呼吸前，正常吸气即可，无需深吸气。无论是单人还是双人进行心肺复苏时，按压和通气的比例为30:2，交替进行。上述通气方式只是临时性抢救措施，应争取马上气管内插管，以人工气囊挤压或人工呼吸机进行辅助呼吸与输氧，纠正低氧血症。

（3）胸外按压：是建立人工循环的主要方法，胸外按压时，血流产生的原理比较复杂，主要是基于胸泵机制和心泵机制。通过胸外按压可以使胸内压力升高和直接按压心脏而维持一定的血液流动，配合人工呼吸可为心脏和脑等重要器官提供一定含氧的血流，为进一步复苏创造条件。

人工胸外按压时，患者应仰卧平躺于硬质平面，救助者跪在其旁。若胸外按压在床上进行，应在患者背部垫以硬板。胸外按压的部位是胸骨下半部，双乳头之间。用一只手掌根部放在胸部正中双乳头之间的胸骨上，另一手平行重叠压在手背上，保证手掌根部横轴与胸骨长轴方向一致，保证手掌用力在胸骨上，避免发生肋骨骨折，不要按压剑突。按压时肘关节伸直，依靠肩部和背部的力量垂直向下按压，按压胸骨的幅度为3~5cm，按压后使胸廓恢复原来位置，按压和放松的时间大致相等。放松时双手不要开胸壁，按压频率为100次/分。在胸外按压中应努力减少中断，尽量不超过10秒钟，除外一些特殊操作，如建立人工气道或者进行除颤。

胸外按压的并发症主要包括：肋骨骨折、心包积血或心脏压塞、气胸、血胸、肺挫伤、肝脾撕裂伤和脂肪栓塞。应遵循正确的操作方法，尽量避免并发症发生。

不推荐进行胸前叩击，因有可能使心律恶化，如使室性心动过速加快，转为心室纤颤，或转为完全性心脏阻滞，或引起心脏停搏。

（4）除颤：心脏体外电除颤是利用除颤仪在瞬间释放高压电流经胸壁到心脏，使得心肌细胞在瞬间同时除极，终止导致心律失常的异常折返或异位兴奋灶，从而恢复窦性心律。由于心室颤动是非创伤心搏骤停患者中最常见的心律失常，可以在EMS到达之前，进行一段时间CPR（例如5个循环或者大约2分钟）后。

4.高级心肺复苏

高级心肺复苏即高级生命支持（ALS），是在基础生命支持的基础上，应用辅助设备、特殊技术等建立更为有效的通气和血运循环，主要措施包括气管插管建立通气、除颤转复心律成为血流动力学稳定的心律、建立静脉通路并应用必要的药物维持已恢复的循环。心电图、血压、脉搏血氧饱和度、呼气末$PaCO_2$测定等必须持续监测，必要时还需要进行有创血流动力学监测，如动脉血气分析、动脉压、中心动脉压、肺动脉压等。

(1)通气与氧供:如果患者自主呼吸没有恢复,应尽早行气管插管,充分通气的目的是纠正低氧血症,予吸入氧浓度100%。院外患者通常用面罩、简易球囊维持通气,医院内的患者常用呼吸机,潮气量为6～7mL/kg或500～600mL,然后根据血气分析结果进行调整。

(2)2.电除颤、复律与起搏治疗:心搏骤停时最常见的心律失常是心室颤动。及时的胸外按压和人工呼吸虽可部分维持心脑功能,但极少能将心室颤动转为正常心律,而迅速恢复有效的心律是复苏成功至关重要的一步。终止心室颤动最有效的方法是电除颤,时间是治疗心室颤动的关键,每延迟除颤1分钟,复苏成功率下降7%～10%。心脏停搏与无脉电活动,电除颤均无益。

除颤电极的位置:放在患者裸胸的胸骨外缘前外侧部。右侧电极板放在患者右锁骨下方,左电极板放在与左乳头齐平的左胸下外侧部。其他位置还有左右外侧旁线处的下胸壁,或者左电极放在标准位置,其他电极放在左右背部上方。如采用双向波电除颤可以选择150～200J,如使用单向波电除颤应选择360J。一次电击无效应,继续胸外按压和人工通气,5个周期的CRP后(约2分钟)再次分析心律,必要时再次除颤。

心搏骤停后电除颤的时间是心肺复苏成功最重要的决定因素。电除颤虽然列为高级复苏的手段,但如有条件应越早进行越好,并不拘泥于复苏的阶段,提倡在初级心肺复苏中即行电复律治疗。

起搏治疗:对心搏停止患者,不推荐使用起搏治疗,而对有症状心动过缓患者,则考虑起搏治疗。如果患者出现严重症状,尤其是当高度房室传导阻滞发生在希氏束以下时,则应该立即施行起搏治疗。如果患者对经皮起搏没有反应,则需要进行经静脉起搏治疗。

(3)药物治疗:心搏骤停患者在进行心肺复苏时应尽早开通静脉通道。周围静脉通常选用肘前静脉或颈外静脉,手部或下肢静脉效果较差,尽量不用。中心静脉可选用颈内静脉、锁骨下静脉和股静脉。如果静脉穿刺无法完成,某些复苏药物可经气管给予。

①肾上腺素是CPR的首选药物,可用于电击无效的心室颤动及无脉室速、心脏停搏或无脉性电生理活动。常规给药方法是静脉推注1mg,每3～5分钟重复1次,可逐渐增加剂量至5mg。血管升压素与肾上腺素作用相同,也可以作为一线药药,只推荐使用一次,40U静脉注射。严重低血压可以给予去甲肾上腺素、多巴胺、多巴酚丁胺。

②碳酸氢盐:复苏过程中产生的代谢性酸中毒通过改善通气常可得到改善,不应过分积极补充碳酸氢盐纠正。心搏骤停或复苏时间过长者,或早已存在代谢性

酸中毒、高钾血症患者可适当补充碳酸氢钠，初始剂量 1mmol/kg，在持续心肺复苏过程中每 15 分钟重复 1/2 量，最好根据动脉血气分析结果调整补给量，防止产生碱中毒。

③抗心律失常药：给予 2～3 次除颤加 CPR 及肾上腺素之后仍然是心室颤动或无脉室速，考虑给予抗心律失常药。常用药物胺碘酮，可考虑用利多卡因。利多卡因，给予 1～1.5mg/kg，静脉注射，如无效可每 3～5 分钟重复一次，如果总剂量达到 3mg/kg 仍不能成功除颤，下一步可给予胺碘酮或溴苄胺治疗。胺碘酮首次 150mg 缓慢静脉注射（大于 10 分钟），如无效，可重复给药总量达 500mg，随后 10mg/(kg·d) 维持静脉滴注；或者先按 1mg/min 持续静脉滴注 6 小时，然后可 0.5mg/min 持续静脉滴注，每日总量可达 2g，根据需要可维持数天。

对于一些难治性多形性室速、尖端扭转型室速、快速单形性室速或心室扑动（频率＞260 次/分）及难治性心室颤动，可试用静脉 β 受体阻滞剂。美托洛尔每隔 5 分钟，每次 5mg，静脉注射，直至总剂量 15mg；艾司洛尔 0.5mg/kg，静脉注射（1 分钟），继以 50～300μg/min 静脉维持。由急性高钾血症触发的难治性心室颤动的患者可给予 10% 葡萄糖酸钙 5～20mL，注射速率为 2～4mL/min。异丙肾上腺素或心室起搏可能有效终止心动过缓和药物诱导的室性心动过速。当心室颤动（VF）或无脉室性心动过速（VT）心搏骤停与长 QT 间期的尖端扭转型室速（TDP）相关时，可以 1～2g 硫酸镁，稀释后静脉推注 5～20 分钟，或 1～2g 硫酸镁加入 50～100mL 液体中静脉滴注。

缓慢性心律失常、心室停顿的处理不同于心室颤动。给予基础生命支持后，应尽力设法稳定自主心律，或设法起搏心脏。常用药物为肾上腺素每隔 3～5 分钟静注 1mg 及阿托品 1～2mg 静脉注射。在未建立静脉通道时，可选择气管内给药，2mg 溶于 10mL 生理盐水中。心脏停搏或慢性无脉性电活动患者，考虑阿托品，用量为 1mg，静脉注射，可每 3～5 分钟重复使用（最大总量为 3 次或 3mg）。若有条件，缓慢性心律失常施行临时性人工心脏起搏，例如体外心脏起搏或床旁经静脉心内膜起搏等。上述治疗的同时，应积极寻找可能存在的可逆性病因，如低血容量、低氧血症、心脏压塞、张力性气胸、药物过量、低体温及高钾血症等，并给予相应治疗。

④其他药物：经过心肺复苏使心脏节律恢复后，应着重维持稳定的心电与血流动力学状态。儿茶酚胺不仅能较好地稳定心脏电活动，而且具有良好的正性肌力和外周血管作用。其中肾上腺素为首选药，升压时最初剂量 1μg/min，根据血流动力学调整，剂量范围 1～10μg/min。去甲肾上腺素明显减少肾和肠系膜血流，现已较少应用。当不需要肾上腺素的变时效应时，可考虑使用多巴胺或多巴酚丁胺，多巴胺建议剂量范围 5～20μg/(kg·min)，剂量大于 10μg/(kg·min) 时，可出现体

循环及腹腔脏器血管收缩;多巴酚丁胺是一较强的增强心肌收缩力的药物,无明显血管收缩作用,剂量范围 $5\sim20\mu g/(kg\cdot min)$。心搏骤停时纤溶治疗的作用不确定,但怀疑肺栓塞的患者可考虑使用。

5.复苏后处理

复苏后处理即延续生命支持(PLS)。PLS 的处理原则和措施包括维持有效的循环和呼吸功能,特别是脑灌注,预防再次心搏骤停,维持水、电解质和酸碱平衡,防治脑水肿、急性肾衰竭和继发感染等,其中重点是脑复苏,开始有关提高长期生存和神经功能恢复治疗。

(1)维持有效循环:应进行全面的心血管系统及相关因素的评价,仔细寻找引起心搏骤停的原因,尤其是否有急性心肌梗死发生及电解质紊乱存在,并作及时处理。如果患者血流动力学状态不稳定,则需要评估全身循环血容量状况和心室功能。对危重患者常需放置肺动脉漂浮导管进行有创血流动力学监测。为保证血压、心脏指数和全身灌注,输液,并使用血管活性药(如去甲肾上腺素)、正性肌力药和增强心肌收缩力(米力农)等。

(2)维持呼吸:自主循环恢复后,患者可有不同程度的呼吸系统功能障碍,一些患者可能仍然需要机械通气和吸氧治疗。PEEP 对肺功能不全合并左心衰的患者可能很有帮助,但需注意此时血流动力学是否稳定。临床上可以依据动脉血气结果和(或)无创监测来调节吸氧浓度、PEEP 值和每分通气量。持续性低碳酸血症(低 $PaCO_2$)可加重脑缺血,因此,应避免常规使用高通气治疗。

(3)防治脑缺氧和脑水肿:亦称脑复苏。脑复苏是心肺复苏最后成功的关键。在缺氧状态下,脑血流的自主调节功能丧失,脑血流的维持主要依赖脑灌注压,任何导致颅内压升高或体循环平均动脉压降低的因素均可减低脑灌注压,从而进一步减少脑血流。对昏迷患者应维持正常的或轻微增高的平均动脉压,降低增高的颅内压,以保证良好的脑灌注。主要措施包括:

①降温:复苏后的高代谢状态或其他原因引起的体温增高可导致脑组织氧供需关系的明显失衡,从而加重脑损伤。所以心搏骤停复苏后,应密切观察体温变化,积极采取降温退热措施。体温以 $33\sim34\,^{\circ}\!C$ 为宜。

②脱水:应用渗透性利尿剂配合降温处理,以减轻脑组织水肿和降低颅压,有助于大脑功能恢复。通常选用 20%甘露醇(1~2g)、25%山梨醇(1~2g)或 30%尿素(0.5~1g)快速静脉滴注(2~4 次/日)。联合使用呋塞米(首次 20~40mg,必要时增加至 100~200mg 静脉注射)、25%白蛋白(20~40mL 静脉滴注)或地塞米松(5~10mg,每 6~12 小时静脉注射)有助于避免或减轻渗透性利尿导致的"反跳现象"。在脱水治疗时,应注意防止过度脱水,以免造成血容量不足,难以维持血压的

稳定。

③防治抽搐：通过应用冬眠药物控制缺氧性脑损害引起的四肢抽搐以及降温过程的寒战反应。但无需预防性应用抗惊厥药物。可选用双氢麦角毒碱 0.6mg、异丙嗪 50mg 稀释于 5％葡萄糖液 100mL 内静脉滴注；亦可应用地西泮 10mg 静脉注射。

④高压氧治疗：通过增加血氧含量及弥散，提高脑组织氧分压，改善脑缺氧，降低颅内压。有条件者应早期应用。

⑤促进早期脑血流灌注：抗凝以疏通微循环，用 CCB 解除脑血管痉挛。

(4)防治急性肾衰竭：如果心搏骤停时间较长或复苏后持续低血压，则易发生急性肾衰竭。原有肾脏病变的老年患者尤为多见。心肺复苏早期出现的肾衰竭多为急性肾缺血所致，其恢复时间较肾毒性者长。由于通常已使用大剂量脱水剂和利尿剂，临床可表现为尿量正常甚至增多，但血肌酐升高（非少尿型急性肾衰竭）。

防治急性肾衰竭时应注意维持有效的心脏和循环功能，避免使用对肾脏有损害的药物。若注射呋塞米后仍然无尿或少尿，则提示急性肾衰竭。此时应按急性肾衰竭处理。

(5)其他：及时发现和纠正水电解质紊乱和酸碱失衡，防治继发感染。对于肠鸣音消失和机械通气伴有意识障碍患者，应该留置胃管，并尽早地应用胃肠道营养。

（三）中医治疗

1.辨证论治

(1)气阴两脱

证候：神萎倦怠，面色苍白，气短，肢体厥冷，尿少，舌深红或舌淡，苔少，脉虚数或脉微、伏。

治法：益气养阴。

方药：生脉散加减。

药用人参、麦冬、五味子。可予参麦注射液静脉滴注。兼瘀者可加丹参、当归；阴虚甚者可合炙甘草汤以滋阴养血，益气复脉；气虚明显者，生脉散合保元汤，以补养心气，鼓动心脉；兼有瘀者合丹参饮以活血复脉。

(2)阳气暴脱

证候：神志恍惚，默默不语，面色苍白，肢体厥冷，舌淡润，脉微欲绝或伏而难寻。

治法：回阳固脱。

方药：通脉四逆汤加减。

药用甘草、干姜、附子等。可予参附注射液静脉滴注。寒凝血阻者可加桂枝、当归;气虚外脱急者合红参大补元气,以振奋心阳,益气复脉;阴寒凝滞甚者加炙麻黄、细辛助附子温经散寒,宣通寒凝;气脱伤阴者加麦门冬、五味子、黄精以益气生津,滋阴敛气复脉。

(3)阴阳俱脱

证候:面色苍白,冷汗不止,四肢厥冷,呼吸气微,舌淡,脉微欲绝。

治法:益气养阴,回阳固脱。

方药:参附汤合生脉散加减。可予参麦注射液、参附注射液静脉滴注。

汗出亡阳者加煅龙骨、煅牡蛎等;舌质紫黯,瘀血甚者,加丹参、红花、赤芍;偏于气虚阳脱者,重用人参,加黄芪、炙甘草益气强心,桂枝、仙灵脾、巴戟天温补肾阳;偏于阴虚而脱者,加五味子、乌梅养阴收敛,黄精、熟地滋阴养血。

(4)痰瘀毒蒙窍

证候:神志恍惚,气粗息涌,喉间痰鸣,或气息低微,面晦或赤,口唇黯红,舌质隐青,苔厚浊,脉沉实或伏。

治法:豁痰化瘀解毒,开窍醒神。

方药:菖蒲郁金汤加减。

药用菖蒲、栀子、竹叶、丹皮、郁金、连翘、灯心、木通、淡竹沥、紫金片等。可予醒脑静或清开灵注射液静脉滴注。痰热甚者加胆南星、猴枣散以清热化痰;痰涎壅塞喉间甚者用苏合香丸以辛香解郁开窍;四肢厥冷者加制附子、桂枝,细辛以温阳散寒通脉。

2.急救治疗

痰瘀毒蒙窍,用清开灵或双黄连注射液静脉滴注。阳虚暴脱,用参附注射液静脉注射或滴注。气阴两脱,用参脉注射液静脉注射或滴注。兼有气滞血瘀者,可用灯盏花素或血必净静脉滴注。

九、转归、预防与调护

心搏骤停复苏成功的患者,其预后取决于抢救是否及时、心功能的状态和心电活动类型。急性心肌梗死早期的原发性心室颤动,为非血流动力学异常引起者,经及时除颤易获复律成功。急性下壁心肌梗死并发的缓慢性心律失常或心室停顿所致的心搏骤停,预后良好。相反,急性广泛前壁心肌梗死合并房室或室内阻滞引起的心搏骤停,预后往往不良。继发于急性大面积心肌梗死及血流动力学异常的心搏骤停,即时死亡率高达59%~89%,心脏复苏往往不易成功。即使复苏成功,亦难以维持稳定的血流动力学状态。其心室颤动的复发率亦很高;或由于严重的血流动力学障碍所致继发的心室停搏、缓慢心律失常、无脉搏性电活动,对复苏措施反应差。严重非心脏病变引起心搏骤停如恶性肿瘤、败血症、器官衰竭、终末期肺部疾病和严重中枢神经系统的疾病等致命性或晚期性疾病,复苏成功率极低,预后不良。如急性中毒、电解质紊乱、酸中毒、低氧血症等,由于暂时性的代谢紊乱所引起的心搏骤停,如能消除诱发因素,则预后较佳。

心脏性猝死的预防,很关键的一步是识别高危人群。鉴于大多数心脏性猝死发生在冠心病患者,减轻心肌缺血、预防心肌梗死或缩小梗死范围等措施应能减少心脏性猝死的发生率。除冠心病急性心肌梗死外,由任何其他原因所致的严重的基本病变以及有过心搏骤停史患者也是心脏性猝死的高危因素,是重点的预防对象。

参考文献

1.魏执真.名老中医魏执真心血管病经验发挥.北京:中国协和医科大学出版社,2017.

2.刘德桓,叶靖.刘德桓治疗心脑血管疾病临证经验集萃.北京:科学出版社,2017.

3.王阶.中医心血管疾病医案荟萃.北京:人民卫生出版社,2012.

4.刘红旭.心血管疾病中医药研究进展.北京:军事医学科学出版社,2016.

5.黄春林,邹旭.心血管科专病中医临床诊治(第3版).北京:人民卫生出版社,2013.

6.皮兴文.心血管病中医经验集成.武汉:湖北科学技术出版社,2010.

7.许彦来,樊红雨.高血压病.北京:人民军医出版社,2014.

8.卢红蓉.冠心病中医病因病机学说分析——基于省部级二等奖以上科技成果的文献分析.世界中医药,2014,9(11):1423-1428.

9.卢红蓉,李海玉,李志更,等.基于现代文献的冠心病中医病因病机概念研究.吉林中医药,2018,38(05):497-499.

10.龙云,黄河,祝海梅.冠心病慢性完全闭塞病变的介入治疗及中医诊治思路.中国中医急症,2018,27(06):1026-1029.

11.唐瑛,肖力强,江花,等.中医名家诊治冠心病心绞痛的用药规律研究.中西医结合心脑血管病杂志,2012,10(02):134-135.

12.安胜利,张贵平,周发祥.高血压病中医诊治新解.光明中医,2014,29(09):1830-1831.

13.余茂强,童晓云.中医诊治高血压病的思路与方法.河南中医,2015,35(02):315-317.

14.吴文娟,高娜,苟丽萍.浅述原发性高血压的中西医诊治.临床医药文献电子杂志,2017,4(68):13461-13462.

15.张宏敏.应激性心肌病的中医证型及诊治讨论.环球中医药,2014,7(S2):115-116.

16.李良,郑燕,李嵩岩.扩张性心肌病临床治疗体会.中国中医急症,2012,21(11):1879.

17.刘志雄.心律失常的辨证治疗效果观察.亚太传统医药,2013,9(05):105-106.

18.高琪,梁君昭.张素清诊治冠心病心律失常经验.湖北中医杂志,2018,40(09):15-17.